지금 바로 적용할 수 있는

김연흥 약사의
복약 상담 노하우

양약 · 생약 실전 가이드 북

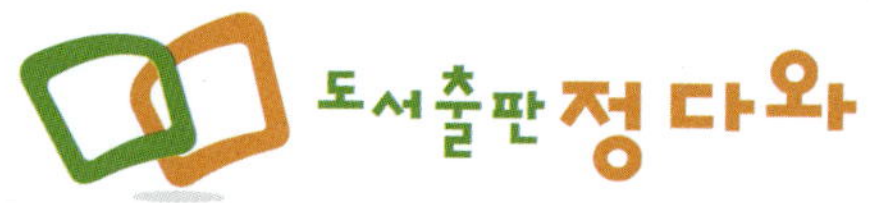

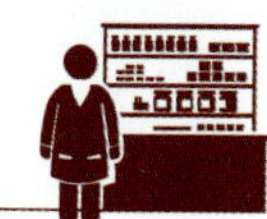

약사들의 직능 확대와
새내기 약사 배양에 도움이 될 가이드북

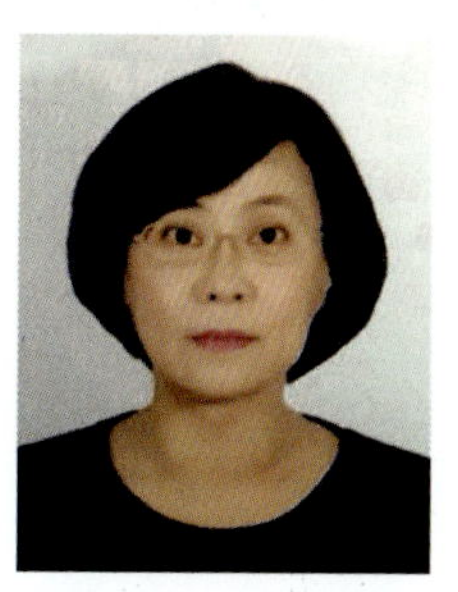

김연홍 약사가 책을 출간하게 되었다는 소식을 들었을 때 저는 대학시절 김 약사의 성실함이 먼저 생각났습니다. 개국 약사로 근무하면서 책을 낸다는 것은 약사로서의 자긍심과 책임감 없이는 쉽게 해낼 수 있는 일이 아니기 때문입니다.

무엇보다 이 글을 추천하고 싶었던 이유는 '약사가 약사로서의 일을 좀 더 잘 할 수 없을까', '처방조제와 복약지도, 그리고 다양한 정보 제공과 제대로 된 약료서비스를 더 잘 할 수 없을까' 라는 고민과 노력을 김연홍 약사가 지속적으로 해 왔다는 것을 알기 때문입니다.

의약분업 이후 처방조제에 쏠려있는 약국의 업무가 약사가 가지고 있는 본연의 업무 영역으로 확대되어야 하고 또한 발전시켜야 한다는 것은 모든 약사가 가지고 있는 생각일 것입니다. 이제 약사들은 환자 중심의 업그레이드 된 약료 서비스뿐 아니라 다양한 분야에서 전문화된 역할을 수행해야 하는 현실에 직면해 있습니다. 이를 위하여 생각에만 머무를 것이 아니라 김연홍 약사처럼 개척정신을 바탕으로 적극적으로 지식을 공유할 수 있는 시스템과 장을 마련해야만 합니다.

그러한 의도에서 출간된 이 책은 김 약사가 5년 여간 한국의약통신 파마시에 연재한 글을 집약한 것으로써 처방조제와 관련된 기존의 자료들과는 달리 경험에서 우러난 사례와 증상 및 적절한 양한방적 치료 방법을 제시하고 있어 쉽게 접근할 수 있을 것이라 생각 됩니다. 이처럼 정보를 공유하기 위해서는 정확하고 신뢰 있는 지식을 기반으로 해야 하며, 관련된 내용을 완벽히 그리고 정확히 인지해야만 합니다.

그래서 저는 '김연홍 약사의 복약상담 노하우'가 약사들의 직능 확대와 더불어 전문적이고 실력 있는 새내기 약사 배양에 도움이 될 것이라 믿어 의심치 않기에 이 책을 추천하고자 합니다.

2017년 8월

대구가톨릭대학교 약학대학 학장 마 은 숙

약국 실전 입문을 위한
멘토 역할로 손색 없어

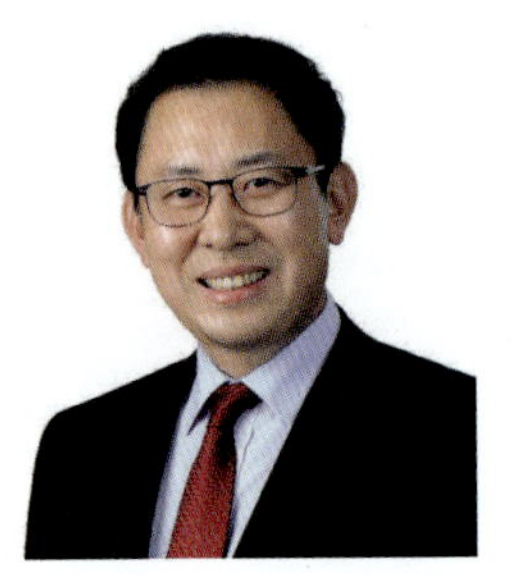

약대를 나와 약업에 종사한 지 수십 년이 흘러 많은 경험도 쌓고 안목도 넓어졌지만, 아직도 약국에서 환자와 만나는 일이 그리 쉽지만은 않은 일입니다.

그런데 김연흥 약사가 한국의약통신 파머시 저널에 5년여 간 연재한 '나의 복약지도 노트'를 접하면서 약국 실무에 많은 도움을 얻게 되었습니다.

이는 약업 실무 현장에서 피가 되고 살이 될 좋은 양식과도 같은 내용이었고, 저 역시 깊은 영향을 받아 더 많은 환자들과 관계를 넓혀갈 수 있었습니다.

그러던 차에 이번에 김연흥 약사가 다년간 연재했던 복약지도 노트를 수정 보완해 한층 더 다양한 내용들을 정리해 출간했다고 하니, 기쁜 일이 아닐 수 없습니다.

'복약 상담 노하우'는 아직은 약국 실무에 익숙지 않은 젊은 약사들을 비롯해서, 경험과 연륜이 축적된 원로 약사들에게까지 도움이 될 수 있는 책으로서, 약제의 기초이론부터 다변화된 시대에 발 맞춰 변해가는 질병의 흐름까지 포괄해 개국 약사가 성장할 수 있는 방법들을 제시해 주고 있습니다.

'의지가 힘이다'라는 말이 있습니다. 그리고 그 의지를 일으키는 것은 좋은 멘토의 유무에 달려있습니다. 저는 그 멘토의 역할을 '김연흥 약사의 복약 상담 노하우'가 해주지 않을까 생각합니다.

언제나 주경야독하여 환자의 안위를 생각하고 연구하는 김연흥 약사의 오랜 노력이 결실을 얻기 바라며, 다시 한 번 '복약 상담 노하우' 출간을 축하드립니다.

2017년 8월

경기도 약사회 회장 **최 광 훈**

추천사

현실적인 복약지도를 위해
이해를 돕는 노하우집

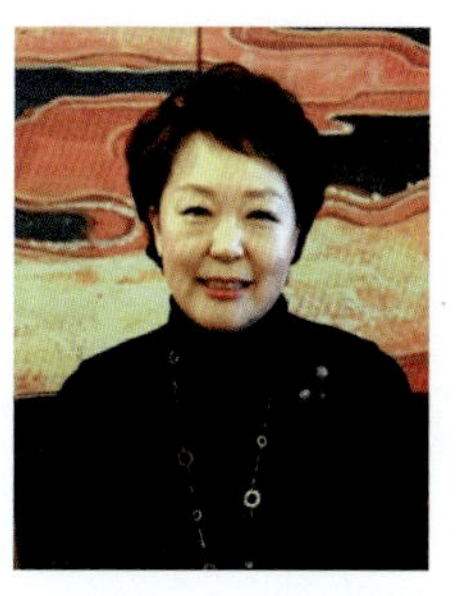

약사회 활동을 하며 알게 된 김연흥 약사는 열정이 넘치는 젊은 약사로 참 열심히 공부하고 자기가 아는 것을 주변 지인 약사들에게 아낌없이 나누어 주며, 자기관리도 철저히 하는 멋진 사람입니다.

안산시 약사회 학술위원장, 정책위원장을 역임하며 회무에 적극 참여하고, 2014년에는 세월호 봉사약국 운영에 책임감 있게 임하여 '청년약사상'을 수상하기도 했습니다. 하루 24시간이 모자를 만큼 바쁘게 사는 김연흥 약사가 이번에는 복약상담 노하우에 관한 책을 출간하게 됐다고 해서 참 많이 놀라웠고 4년 가까이 틈틈이 글을 써서 모아 정리했다는 그 노력에 칭찬과 격려를 아끼지 않을 수 없었습니다.

요즘 어디를 가나 화두가 되고 있는 4차 산업혁명 시대, 인공지능이 인간의 여러 직역을 대체하는 시대가 왔고 우리가 약사 업무의 기본이라 생각하는 조제 업무는 가장 먼저 인공지능으로 대체 되어질 업무가 되었습니다. 처방전 접수부터 조제까지. 아마도 입력되어진 내용대로의 복약지도라면 인공지능이 더 잘 할지도 모르지요. 그렇다면 이런 인공지능의 시대에 개국약사들은 어떻게 준비해야 할까요? 영양요법, 건강기능식품, 한방제제, 기타 다양한 제품의 취급 등이 활로가 될까요? 바로 이런 시점에서 '복약 상담 노하우'라는 책을 김연흥 약사가 출간하게 되었습니다.

처방전을 들고, 또는 다양한 증상을 호소하며 약국을 내방하는 고객들에 대한 근본적 이해와 그에 따른 일반 OTC, 한방제제, 건기식 등의 응용, 복약지도 등을 현실적으로 와 닿게 잘 정리한 책인 것 같습니다. 처방약만으로는 되지 않는 근원적 치료를 원하시는 약사님들의 이해에 많은 도움을 줄 수 있는 책이라 생각되니 읽어 보시기를 추천합니다.

2017년 8월
안산시 약사회 회장 **김 희 식**

추천사

약국 상담과 매출의 교과서
새내기 약사들의 지침서

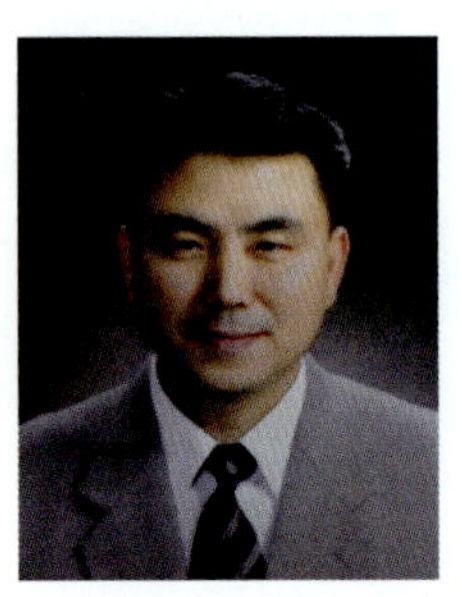

오랜만에 개국약사(관리약사 포함)님들의 약국 경영에 큰 도움이 될 수 있는 가뭄에 단비 같은 책이 나왔습니다.

저자인 김연흥 약사는 이제 갓 40을 넘은 청년약사입니다. 하지만, 그동안 개국약사로서 얼마나 치열하게 연구하고 또 많은 약국손님(환자)들과 부딪히며 생활하였는지에 대해서는 책의 내용에 고스란히 담겨 있습니다.

질병의 정의부터 치료까지 알기 쉽게 정리해 이제 갓 졸업한 새내기 약사들도 바로 사용할 수 있도록 돼있고, 이보다 더 좋은 점은 치료과정에 사용되는 한약제제, 건강기능식품, 영양제, 일반의약품 등을 총 망라해서 집대성함으로써 개국약사들의 약국 상담과 매출에도 지대한 영향을 미칠 것을 의심할 여지가 없습니다.

늘 창의적이고 도전적인 생각을 가지고 "약국을 어떻게 개선할 것인가?" "질병치료를 어떻게 할 것인가?"를 고민하고 또 토론 했던 후배인 김연흥 약사가 결국 이렇게 책을 냈다고 하니 "역시나 참으로 멋있는 사람이구나."라는 생각이 듭니다.

이런 젊은 후배 약사가 약국 현장에 있다는 사실만으로도 선배로서 감사할 따름입니다.

'김연흥 약사의 복약 상담 노하우'라는 책이 뒤따르는 젊은 약사들에게는 나아갈 길의 등불이 되길 바라고, 앞서 걷는 선배 약사들에게는 성장을 위한 마중물이 되길 바라며 추천사를 마칩니다. 감사합니다.

2017년 8월

약학 박사 김 승 재

보석은 흙 속에 묻혀 있어도
빛을 발합니다

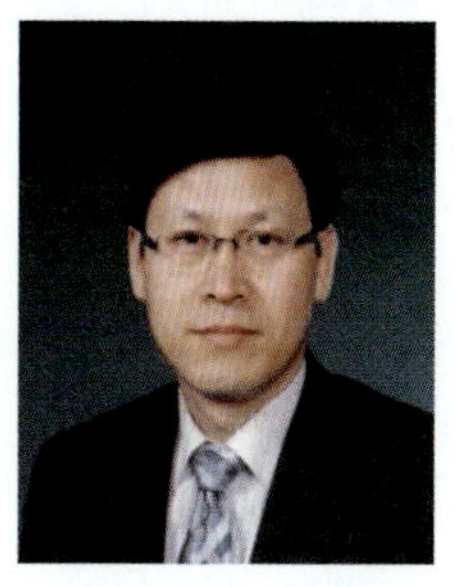

본인이 김연홍 약사를 처음 만난 지 이제 거의 10년이 다 되어갑니다.

인신시 분회장을 하면서 젊은 약사들을 회무에 적극 참여시켜 약사회에 활력을 불어넣고 경영 활성화의 일환으로 약사회에 스터디 그룹을 만들어 주경야독 하던 시절이었습니다.

보석은 흙 속에 묻혀 있어도 빛을 발한다고 합니다. 내가 아는 김연홍 약사는 자신이 경험하고 알고 있는 지식을 늘 함께 공유하고 서로 발전하고자 앞장서서 발표하고 정리하여 홈페이지에 올리는 열정이 넘치는 청년약사였습니다.

바쁜 약국경영을 하면서도 늘 연구하고 새로운 임상 경험을 정리하여 주위 동료 약사들에게 공유하던 주옥같은 자료들을 모아 이번에 책으로 발간한다고 하니 그 노력의 결실에 감탄하지 않을 수 없습니다.

'김연홍 약사의 복약 상담 노하우'에 대한 내용을 잠깐 들여다보면 약국에서 자주 접하는 질환들을 쉽게 정리하여 양·한방을 응용한 약료 노하우를 모두 공개하였습니다.

모쪼록 이 책을 활용하여 날로 어려워지는 약국 환경에 많은 도움이 되길 기대해 봅니다.

2017년 8월

약학 박사 오 흥 설

시작하는 글

'약사가 약사의 일을 잘 한다는 것은 어떤 것일까?'에 대한 의문에서 시작됐습니다.

대학 시절부터 고민하던 문제입니다. 대한민국에서 약사의 사회적 위치는 어디에 있으며, 약사의 정확한 업무영역은 어디까지인가가 항상 고민이었습니다. 의약분업 이전에는 그 역할이 아주 명확했습니다. 직접 조제가 가능했기 때문에, 한약, 양약(전문약 포함), 건기식 등을 열심히 공부하고 잘 활용할 수만 있으면 환자들에게 다양한 의료, 약료 서비스를 제공할 수 있었습니다. 하지만 지금과 같은 의약분업 시대에서 약사들의 업무는 처방조제와 복약지도, 그리고 일반약 판매로 제한되어 있습니다. 그래서 약사의 역할에 대해 혹자는 조제를 정확하게 하고 복약지도를 성실하게 하는 것이라고 단정 짓기도 하고, 혹자는 의약분업 이전과 마찬가지로 다양한 정보와 약료 서비스를 제공하는 것이라고 말하기도 합니다. 두 가지를 다 잘 할 수는 없을까? 처방조제와 복약지도, 그리고 다양한 정보제공과 제대로 된 약료 서비스를 다 잘 할 수는 없을까? 이것이 10여 년간 약사로 살면서 갖고 있던 일관된 질문이었습니다.

시중에 처방조제와 복약지도에 대한 자료들은 굉장히 많이 유통돼 있습니다. 쉽게 쓰인 책들을 비롯해서, 좀 더 전문적인 서적에 이르기까지 근래에 들어서는 정보를 접하는데 크게 어려움이 없습니다. 이에 반해 처방조제와 복약지도를 벗어난 약료 서비스에 대해서는 정보를 얻을 방법이 크게 없습니다. 그 이유는 아마도 의약분업 이후 모든 연구가 처방 조제 쪽으로만 맞춰졌기 때문이 아닐까 생각합니다. 하지만 현실적으로 약국이라는 공간이 처방조제만 하는 곳은 아니기 때문에 처방 조제에만 치우쳐 있는 자료들만 가지고는 약사의 업무를 완전하게 수행할 수 없습니다. 다행히 커뮤니티파머시나 피플스파머시, 24시 약사 등 선진화된 외국 자료가 국내에 소개되면서 이런 분위기에 긍정적인 자극제가 되었고, 국내에서도 많은 약사님들이 좋은 자료를 만들고, 보급하는데 앞장서고 있습니다. 하지만 그 자료가 간혹 국내 실정과 조금은 맞지 않거나 내용이 어려워서 일선 약사들이 이용하는데 불편할 때도 있습니다.

　4년 전 처음 한국의약통신 (주)비즈엠디에서 기고를 제안 받았을 때 재주가 부족함에도 불구하고 글을 연재하게 된 것은, 이런 분위기에 조금이라도 도움이 되길 바라는 마음이 있었기 때문입니다. 일선 약사가 직접 약을 쓰면서, 고민한 흔적을 주변 동료들과 공유하면 어떨까? 훌륭한 글은 아닐지라도, 일부의 약사들에게는 긍정적인 도움을 줄 수 있지 않을까라는 상상을 했습니다. 이 책에 소개된 글들은 실제로 약국에서 사용되지만 크게 관심을 갖기는 부족한 내용들을 다루고 있습니다. 순수 창작은 아니고 여러 책들의 개론서 정도로 이해하시면 될 것 같습니다. 지금까지 약사로 살면서 고민하며 읽었던 책들과 자료를 정리한 것입니다. 경험을 통해 배운 부분을 채운 곳도 있고 그 내용을 보완해서 올리기도 했습니다. 그래서 부족한 부분도 있고, 마음에 드는 부분도 있습니다. 다소 거칠기도 하고 서투른 부분도 있습니다. 따라서 이 책을 읽을 약사님들의 개인 의견과는 다소 차이가 있을 수 있습니다. 하지만 이 글을 읽고 조금이라도 도움을 받는 분이 있다면, 책을 쓴 의미는 충분하지 않을까 생각합니다.

　이 책이 약사의 역할이 조금 더 확대되기를 바라는 약사님들에게 긍정적인 에너지를 주는 입문서 정도의 역할을 할 수 있기를 기대합니다. 지난 4년간 부족한 실력임에도 불구하고 글을 쓸 수 있는 기회를 제공해 주신 (주)비즈엠디 정동명 사장님과 이 글이 독자들에게 잘 쓰일 수 있도록 편집해 주신 (주)비즈엠디 직원 여러분에게도 감사의 말씀을 전합니다.

2017년 8월

안산 백제약국에서

약사 **김 연 흥**

CONTENTS

지금 바로 적용할 수 있는

**김연흥 약사의
복약 상담 노하우**

CONTENTS

지금 바로 적용할 수 있는

**김연흥 약사의
복약 상담 노하우**

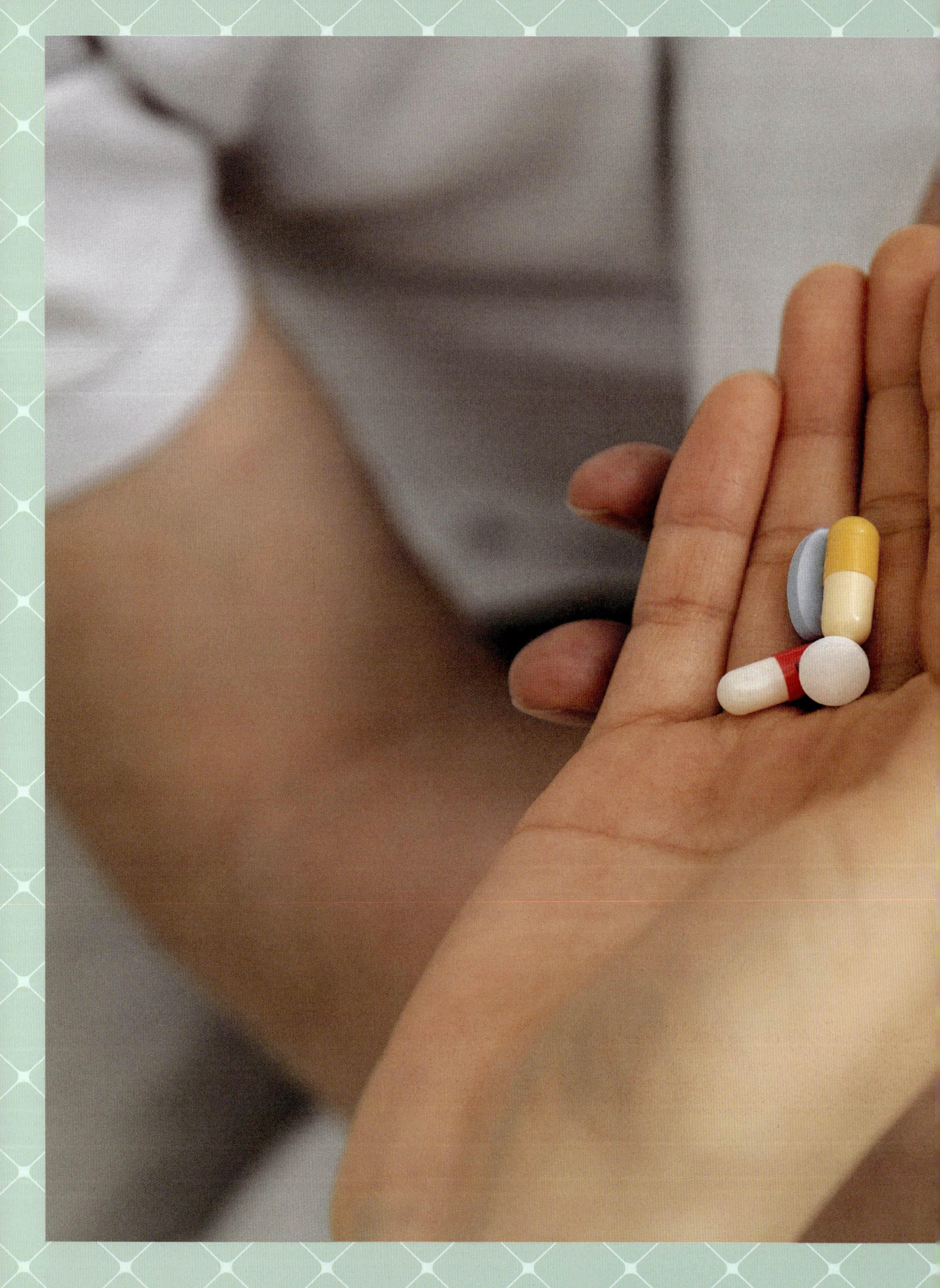

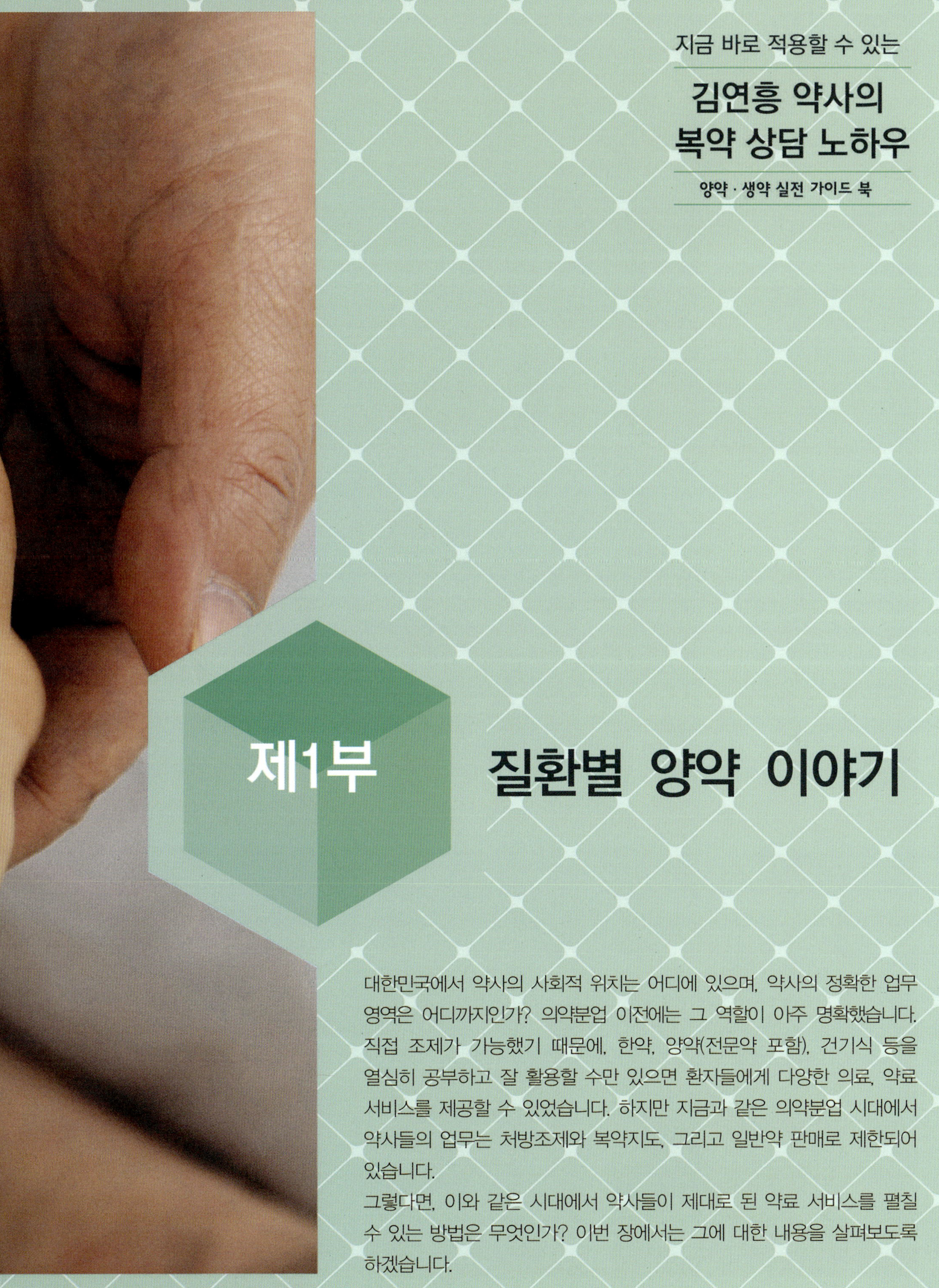

김연흥 약사의 복약 상담 노하우

양약 · 생약 실전 가이드 북

제1부 질환별 양약 이야기

대한민국에서 약사의 사회적 위치는 어디에 있으며, 약사의 정확한 업무 영역은 어디까지인가? 의약분업 이전에는 그 역할이 아주 명확했습니다. 직접 조제가 가능했기 때문에, 한약, 양약(전문약 포함), 건기식 등을 열심히 공부하고 잘 활용할 수만 있으면 환자들에게 다양한 의료, 약료 서비스를 제공할 수 있었습니다. 하지만 지금과 같은 의약분업 시대에서 약사들의 업무는 처방조제와 복약지도, 그리고 일반약 판매로 제한되어 있습니다.

그렇다면, 이와 같은 시대에서 약사들이 제대로 된 약료 서비스를 펼칠 수 있는 방법은 무엇인가? 이번 장에서는 그에 대한 내용을 살펴보도록 하겠습니다.

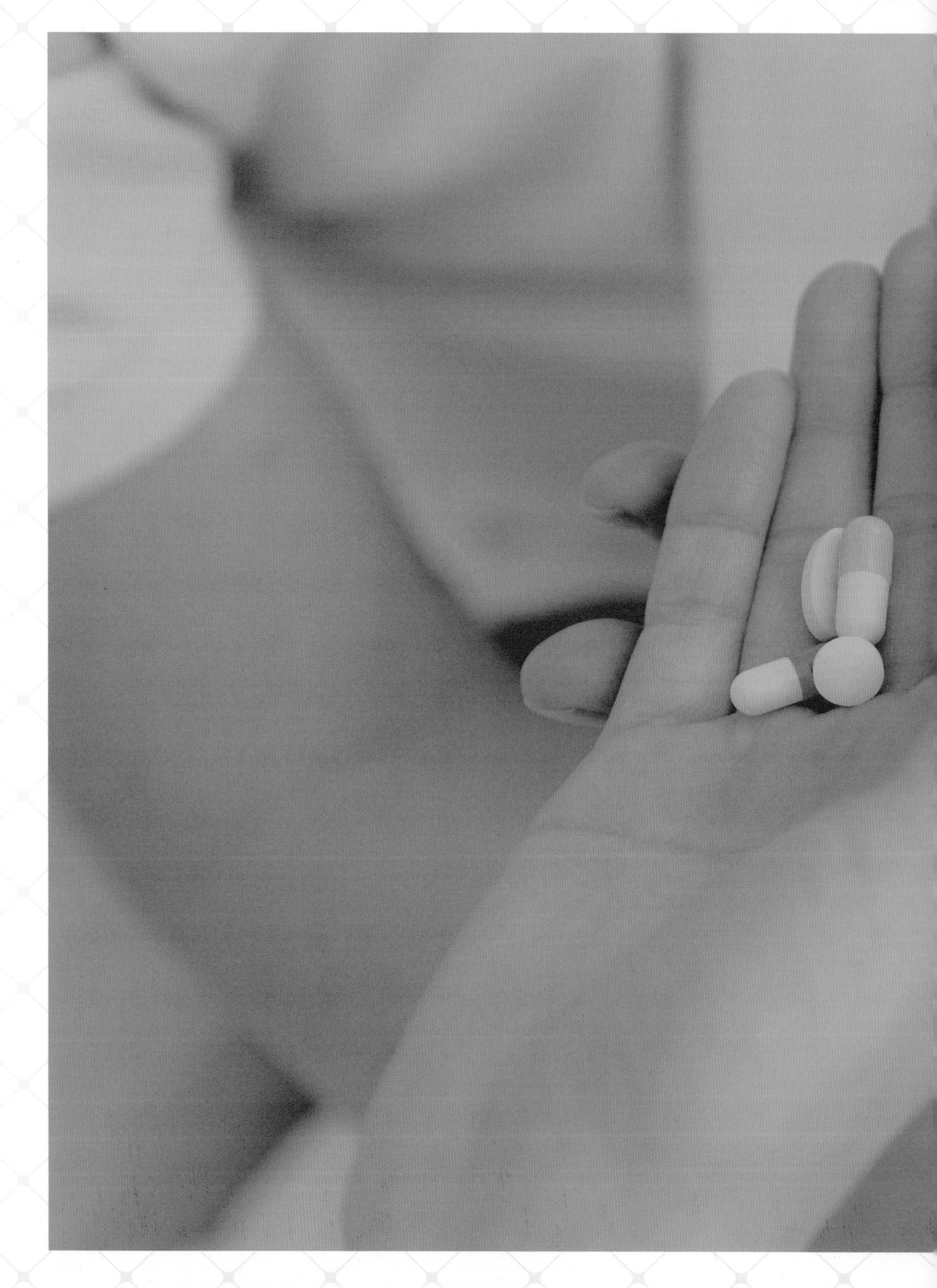

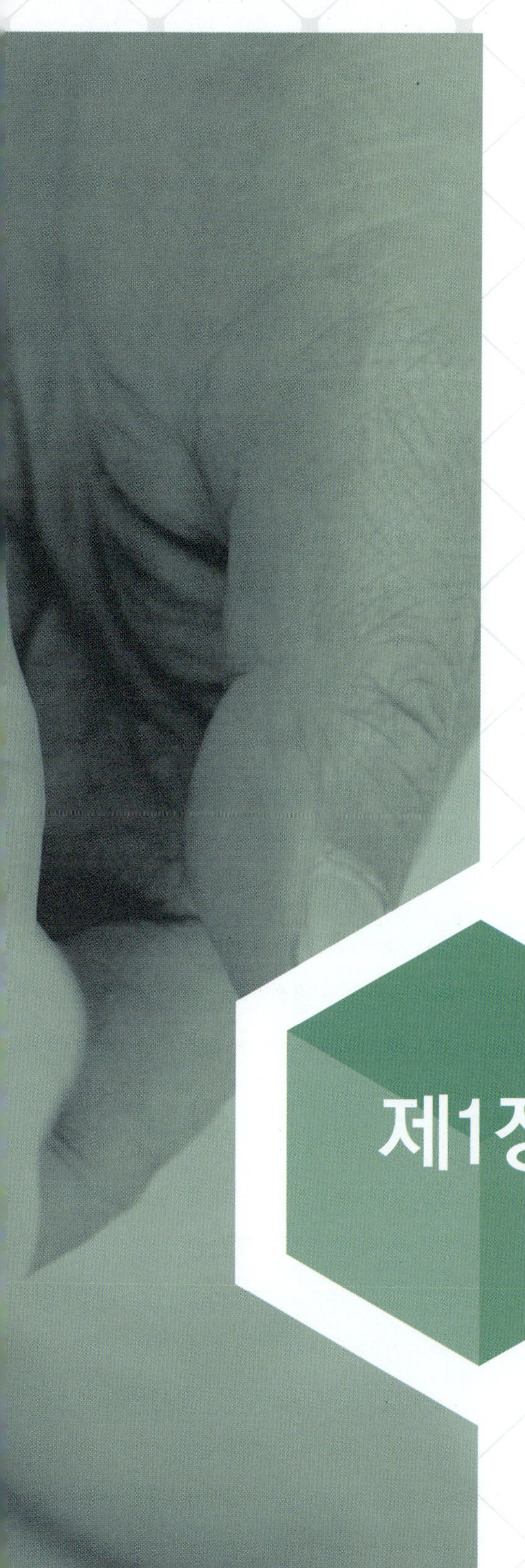

김연흥 약사의
복약 상담 노하우

양약 · 생약 실전 가이드 북

제1장

정신신경 및 소화기계

MEMO

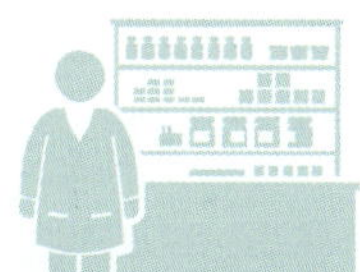

lecture 01 공황장애 극복

영양학 + 생약과립으로 공황장애를 극복합니다

젖산 수치 상승으로 흉부 통증 및 질식감, 불안감 느껴
시모탕·자감초탕에 조혈제 더하면 정신과 질환에 도움

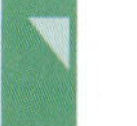

사례) 20대 초반의 청년이 약국에 들어옵니다. 식은땀을 흘리면서 어지럽다고 합니다. 호흡 곤란을 호소하며 토할 것 같다고도 합니다. 도와달라고 합니다.

무슨 유행처럼, 연예인들 사이에 흔한 질병이 된 공황장애 환자입니다. 예전에는 약국에서 자주 보기 어려운 질환이었지만 요즘은 스스로 공황장애가 있다고 밝히며 약을 구입하고자 하는 사람도 있습니다. 이럴 때 보통은 약사 스스로 위축이 돼서 약을 권하기 꺼리는 경우도 있는데, 공황장애의 본질을 알게 되면 약사도 충분히 환자에게 도움을 줄 수 있다는 것을 알 수 있습니다. 이번 시간에는 공황장애의 의미를 살펴보고 약국에서는 어떻게 이 질환에 접근할 수 있을지를 생각해 보도록 하겠습니다.

공황발작 시 보이는 증상들

- 흉부 통증 또는 가슴 답답함
- 질식감, 현기증
- 불안정감 또는 실신
- 죽음에 대한 두려움, 미칠 것 같은 두려움 또는 자제력 상실에 대한 두려움
- 비현실감, 낯설음, 이인증
- 얼굴 화끈 달아오름 또는 오한
- 토할 것 같은 느낌(오한) 또는 복부 불편함
- 감각 이상(마비감) 또는 찌릿찌릿한 감각
- 심장의 두근거림 또는 심장 박동수의 증가
- 땀 흘림
- 떨림 또는 전율

공황장애는 위에 소개된 증상이 4~13가지 정도 겹치면서 갑작스럽게 나타나는 것을 의미합니다. 증상은 10분 이내에 정점을 이루지만 수분 이내에 그 증상이 사라집니다.[1] 원인은 정확히 알려져 있지 않지만 유전적인 원인과 자율신경의 변화 등이 그 원인으로 지목되고 있습니다. 일란성 쌍둥이가 공황장애를 동시에 가질 확률은 30%에 지나지 않지만 가족력을 가질 확률이 높습니다. 급성 공황 발작은 노르아드레날린 분비와 연관이 있습니다. 나트륨 젖산을 정맥 주사하면 공황장애 환자의 3분의 2에서 공황발작을 일으키며 알파−2 아드레날린 길항제인 요힘빈과 이산화탄소 흡입도 공황발작을 일으킵니다.[2]

치료 방법

> 항우울제나 벤조디아제핀계 약물이 불안, 공포증적 회피, 공황 발작의 횟수와 강도를 예방하고 감소시킬 수 있습니다. Tricyclics, monoamine oxidase inhibitors, selective serotonine inhibitor와 같은 많은 종류의 항우울제가 효과가 있습니다. 벤조디아제핀은 항우울제보다 빨리 작용하지만 신체적 의존과 경면, 운동실조, 기억력 장애와 같은 부작용을 일으키기 쉽습니다. 약물 중단 시 종종 발작이 재발하므로 약물 치료는 장기간 유지되어야 합니다.

공황장애 환자는 대부분 벤조디아제핀과 알프라졸람, 항우울증 약물을 투약함으로써 증상을 호전시킬 수 있습니다. 그러나 이런 약물은 약국에서 임의대로 줄 수 없는 약이기도 하고 습관성과 의존성으로 인해 마냥 환영할 만한 약이라고 볼 수는 없습니다.

공황장애를 포함한 불안증은 카페인과 특정약물, 젖산의 혈중 유입 때문에도 일어납니다. 이 사실은 불안증(공황장애 포함)을 이해하는데 아주 중요한 단서를 제공합니다. 즉 불안증과 공황장애를 가진 환자에게 발작증상의 원인은 젖산수치의 상승이란 것입니다. 그리고 젖산은 산소가 부족할 때 생기는 혈당 분해의 최종 산물입니다.

그렇다면 젖산은 어떻게 해서 만들어지는 것일까요?

정상적 포도당 분해의 몇 단계는 피루브산이 생성될 때까지 산소 없이 일어납니다. 그 다음 단계에 이르러야 산소가 필요하며, 피루브산을 이산화탄소와 물로 분해합니다. 그러나 산소가 부족하면 피루브산은 일시적인 부산물인 젖산으로 전환됩니다. 원활한 순환이 이루어지면 젖산은 근육에서 제거되어 간으로 운반됩니다. 마지막으로 간에서 다시 피루브산 또는 포도당으로 전환이 됩니다.

앞선 설명을 보면 간 기능이 떨어지거나, 순환이 잘 되지 않을 때 젖산 제거가 어려워 보입니다. 젖산의 과잉이 불안증의 원인이라고 보면 불안증을 유발하는 조건을 이해할 수 있습니다.

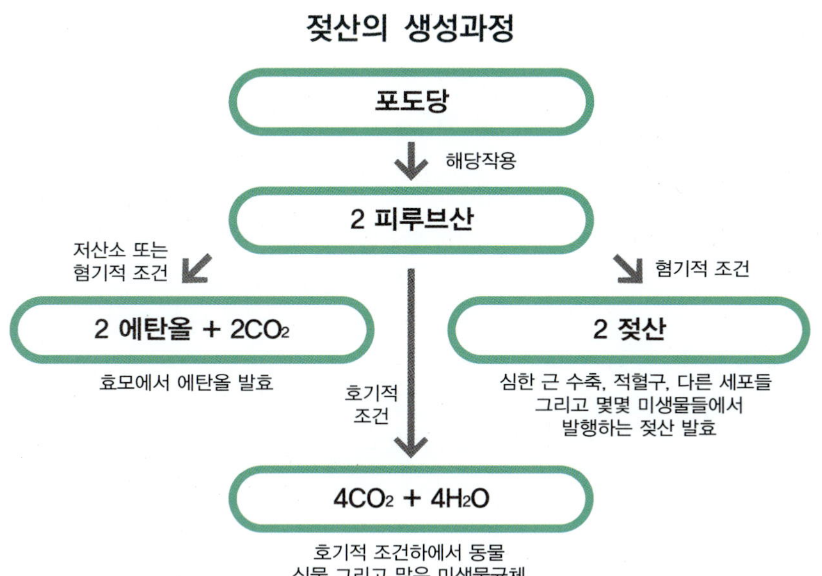

물안증을 유발하는 음식과 조건

1. 알코올
2. 카페인
3. 설탕
4. 비타민 B군 결핍
5. 칼슘 또는 마그네슘 결핍
6. 식품 알레르기원[3]

따라서 공황장애 환자와 복약지도를 할 때는 환자가 알코올과 커피를 줄이게 하는 것이 매우 중요합니다. 정도가 심하지 않은 환자의 경우 따로 약을 복용하지 않고도 불안증을 개선할 수 있습니다. 하지만 약국에 정도가 경미한 환자만 오는 것은 아니니 영양요법이나 한방제품을 이용해서 환자의 증상을 개선하는 방법을 고민해 볼 필요가 있습니다.

일차적으로는 마그네슘과 칼슘을 보충해서 혈액 순환을 돕고 비타민 B군을 추천하면 좋습니다. 필자는 이런 환자들에게 토노겐과 같은 포르피린 제품을 자주 추천하는데 그 효과가 아주 좋습니다. 그러나 그 증상이 경미하지 않을 때는 영양요법 외에 한약제품을 사용하면 좋은데, 우선은 천왕보심단과 같은 제품이 도움이 될 수 있습니다. 천왕보심단은 자율신경에 작용해서 불면, 초조, 가슴 두근거림 등에 도움을 주는 약인데, 불안증 환자들에게 추천하면 항상 일정 수준 이상의 효과를 보는 약입니다. 하지만 그 정도가 심해서 천왕보심단이나 헤마토포르피린 등으로도 개선이 되지 않는 경우도 있습니다. 이럴 때 추천할 수 있는 제품으로는 시모탕과 자감초탕의 조합이 큰 도움이 됩니다.

자감초탕

자감초, 생강, 계지, 맥문동, 마자인, 인삼, 아교, 생지황 혹은 건지황

기혈부족으로 가슴이 두근거리고, 결대맥, 부정맥이 나타나며 몸이 여위고 숨이 가쁘면서, 가슴이 답답하고 잠을 못 자는데, 가슴이 조여들고 아프거나 가슴이 빨래를 쥐어짜듯 아프고 압박감이 있을 때 씁니다.

1. 허증으로 영양이 쇠퇴하고 가슴이 뛰고 조여들고 아프며 피로, 수족의 번열, 구건, 기침, 가래, 피부 건조, 변비가 있는 노인 등에 쓴다.
2. 큰 병을 앓았거나 큰 수술을 받은 사람에게 위와 같은 증상이 나타날 때 쓴다.
3. 심장병, 폐결핵, 천식 등으로 가슴이 아프고 숨이 찰 때, 부정맥이 있을 때 쓴다.

자감초탕은 폐에 작용하는 약입니다. 그러나 처방에 대한 설명을 보면 마치 심장에 도움을 주는 약처럼 설명되어 있습니다. 우리는 영양을 음식과 공기를 통해서 공급받습니다. 물론 영양소는 음식물의 소화를 통해 들어오지만 폐에서 좋은 산소를 공급해 주지 못할 경우에는 결국 아무리 좋은 음식을 먹었다 한들 몸 전체에 좋은 영양소를 공급할 수 없습니다. 충분한 영양소와 산소가 도달하지 못하게 되면 인체 각 기관은 양질의 산소와 영양소를 요구하게 되고 우리 몸은 그것을 보상하기 위해 심박수를 늘리는 방법을 택하게 됩니다. 이 과정에서 심계항진(심장 두근거림)이 발생하게 되고 결과적으로 깊은 잠을 자지 못하게 되거나 가슴이 답답한 증상 등이 발생하게 됩니다. 피로감이 심해지고 혈압이 떨어지며 전체적으로 기능이 저하가 될 때 자감초탕은 아주 좋은 선택이 될 수 있습니다. 혈압이 낮고 기운이 극도로 떨어지는 사람에게 추천할 수 있습니다.[4]

시호가용골모려탕

시호, 반하, 대황, 용골, 모려, 황금, 인삼, 계지, 복령, 대추, 생강

시호제 중에서 신경증이 심할 때 사용한다. 시호탕과 소시호탕의 중간 정도이다. 현대적인 신경과민증에 쓰이며, 신경증이 비교적 심할 때 쓴다. 놀라기 쉽고 자주 변하고 침착성 없이 정신이 불안하고 사람을 피하고 싶으며, 죽고 싶은 충동을 느낄 때 사용한다.

시호제는 현대인의 스트레스로 인한 여러 질환에 좋은 효과를 보여주는 약입니다. 대시호, 소시호, 시호계지, 시호가용골모려, 시호계지건강, 가미소요, 가미귀비 등 시호제는 여러 가지로 나눠서 사용하는데, 이번에 소개할 처방은 시모탕입니다. 시모탕은 시호제 중에서 특히 정신적 스트레스에 도움을 주는 처방

으로 특이하게도 용골과 모려가 포함된 처방입니다. 용골과 모려는 요즘 개념으로는 칼슘에 해당하는 약으로 진정기능이 있어서, 정신적 스트레스에 도움을 주는 것으로 알려져 있습니다. 시호는 염증을 없애고 간 기능 장애를 개선하는 효과가 있습니다.

결국 자감초는 폐 기능을 개선시켜 산소의 이용률을 증가시키고 시모탕은 스트레스를 완화시키며 간 기능을 개선하는 작용을 하기 때문에 젖산을 제거하는데도 도움이 될 것으로 보입니다. 따라서 자감초탕과 시모탕은 그 의미를 정확하게 파악하고 보면 공황장애에 아주 좋은 처방이 될 것입니다.

공황장애 환자는 결국 젖산이 과다하게 쌓이고 그것을 제거하지 못할 때 그 증상이 악화되는 것입니다. 젖산이 과도하게 발생하지 않고 잘 제거될 수 있도록 하는 것이 치료의 목적이라고 생각하며, 약사들의 복약지도나 상담도 이 점에서 시작이 되어야 할 것입니다.

과도한 음주를 피하고, 담배와 커피를 줄이고, 적당한 유산소 운동을 즐기며, 혈액이 잘 순환될 수 있도록 영양을 선택해야 합니다. 증상이 심하거나 잘 호전되지 않으면 마그네슘과 칼슘 비타민 B군을 적절히 권하면서 생약을 선택하면 좋다고 생각합니다.

> **Point**
> 1. 벤조디아제핀과 알프라졸람. 항우울증 약물이 증상을 호전 시킵니다.
> 2. 알코올과 커피를 줄이게 하는 것이 매우 중요합니다.
> 3. 잘 호전되지 않을 경우 마그네슘과 칼슘, 비타민 B군을 권합니다.

---

1) 머크메뉴얼
2) 해리슨 내과학
3) 자연의학 백과사전 마이클 T. 머레이 조셉 E. 피쪼르노
4) 방제에서 사람으로 윤영배

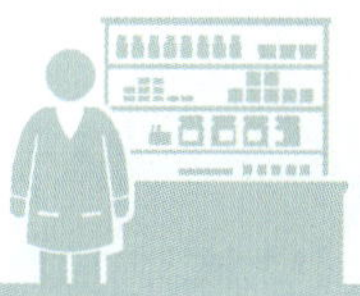

소화기능 장애 사례 분석

'소화가 안돼요'에 숨겨진 진짜 病을 찾아야 합니다

속이 메슥거리고 장도 편치 않을 경우 설사 상태 확인
여성의 소화기능 장애는 저산증 확률 증가

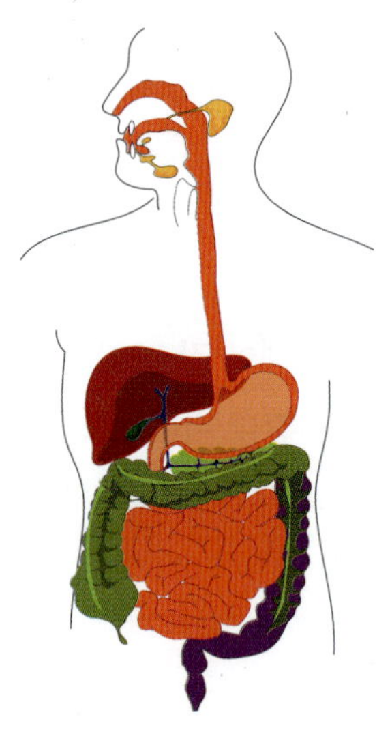

요즘 들어 가슴이 답답하고 소화가 되지 않는다고 약국을 내방하는 환자가 많습니다. 날씨가 추워져서 그런 것 같습니다. 이런 환자들이 약국에 오면 보통 약국에서는 한 번 먹을 소화제와 물약 소화제를 주는 정도에서 환자와의 상담을 마치는 경우가 많습니다. 하지만 환자의 설명을 자세히 들여다보면 훨씬 다양한 증상의 질환을 소화불량이라고 말하는 경우가 있습니다. 위장 관계 약물, 특히 소화기능 장애에 대한 약물은 감기약과 더불어 약국 OTC 시장에서 가장 큰 비중을 차지합니다. 그 이유는 정말로 소화기능에 문제가 있는 경우도 많겠지만, 많은 수의 환자들이 매우 다양한 형태의 질환을 소화가 되지 않는다고 표현하기 때문이기도 합니다. 우리 약사들은 환자들이 소화가 되지 않는다고 말할 때, 그 이면에 어떤 의미가 숨어있는지 찾아내야 합니다. 그래서 이번 시간에는 약국에 소화기능 장애로 방문할 수 있는 환자의 사례를 몇 가지 소개해 보면서 어떻게 환자에게 접근할 것인가를 살펴보도록 하겠습니다.

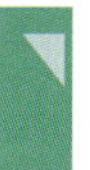

사례1) 가슴이 답답하고 메슥거린다고 한다. 기운도 없고 식욕도 떨어진다고 말한다.

필자는 이런 종류의 환자가 오면 몸살이 걸린 것이 아닌가를 우선적으로 확인합니다. 몸살이 나거나 심한 스트레스, 지나친 업무 과다 등으로 시달릴 때 인체는 코르티솔(cortisol) 분비를 촉진해 스트레스에 대항하게 합니다. 그러나 그 일련의 결과로 혈당이 올라갑니다. 인체는 올라간 혈당을 조절하기 위해서 췌장을 자극해 인슐린 분비를 촉진하기도 하지만 위장 기능을 억제시켜 소화가 잘 되지 않는 상태를 만들게 됩니다. 소화기능을 떨어뜨려 혈당을 조절하려는 인체의 방어 작용 이라고 할 수 있습니다.

시호증(어지럽거나 열감이 있거나 입이 텁텁하거나 기운이 없다)을 호소하면서 소화가 되지 않고 가슴이 꽉 막힌 듯 답답하다고 하면 소시호탕을 추천합니다. 위장 기능 조절제와 같이 쓰면 좋습니다. 이 경우엔 혈당을 올릴 수 있는 단 음식이나 과자, 인스턴트 음식 등은 피하도록 합니다. 소화기능이 떨어져 있기 때문에 부담이 적은 음식을 권하는 것이 좋습니다. 환자는 단순 소화제를 사려고 약국에 왔는데, 약사가 그 이상을 이야기 해줄 때 감동을 받습니다.

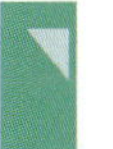

사례(2)   노령의 환자가 가족들과 생일파티를 한 뒤 어지럽다고 한다.

나이가 들수록 소화효소의 양은 줄어들게 됩니다. 특히 입(침의 분비)에서부터 소화가 이루어지는 탄수화물과 달리 췌장에서 분비되는 효소에 전적으로 의존하는 지방과 단백질 소화의 경우는 나이가 들수록 힘들 수밖에 없습니다. 물론 고령의 환자의 경우엔 치아가 약해지고 침 분비량도 부족한 경우가 많은데 이 경우엔 탄수화물의 소화도 쉽지 않을 수 있습니다. 따라서 나이가 들수록 과식을 조심하는 것이 좋습니다. 위 환자의 경우엔 환자의 생일파티를 맞이해 뷔페에 가서 평상시에 잘 먹지 않던 고단백 식이를 한 것이 문제가 된 것 같습니다. 충분한 양의 효소가 분비되지 않는 상태에서 과식을 했으니 소화기관에 무리가 가게 되었고, 그로 인해 어지럼증이 온 것으로 예상할 수 있습니다. 물론 그 증상에 쓰면 적당한 반하백출천마탕이나 위령탕을 생각할 수도 있지만, 한약을 구비하지 않은 약국에서는 소화효소제를 우선적으로 고려하는 것이 좋습니다. 체기를 다스리는 생약 소화제를 주면서 충분한 양의 소화효소를 추천하면 좋습니다. 그리고 이런 환자에게는 소식을 권할 것과 약국에서 판매하는 효소 제품을 평소에 꾸준히 복용하도록 추천하는 것이 좋습니다.

사례(3)   음주가 잦은 중년 남성이 메슥거리고 장이 편치 않다고 한다.

연말에 많이 보게 되는 환자 유형입니다. 속이 메슥거린다고 하고 장도 편치 않다고 말하면서 소화제를 찾습니다. 이런 경우엔 우선 설사 상태를 확인 하는 것이 좋습니다. 물처럼 쭉 쏟아지지만 아침 설사로 끝난다면 윤장환 제품이 좋고, 변의 상태가 푹 퍼지고 자주 화장실을 가게 되며 뒤가 개운치 않고 장명이 심하다면 반하사심탕이 적당합니다. 윤장환은 사물탕에 오령산을 섞은 개념인데 장의 혈액 순환을 개선시키고 장을 따뜻하게 만들어 주기 때문에 만성적으로 장이 차가운 사람들에게 좋은 약입니다. 이외에도 이중탕, 진무탕과 같은 약들이 있긴 하지만 약국 임상에서는 대부분 윤장환으로도 충분한 효과를 볼 수 있습니다.

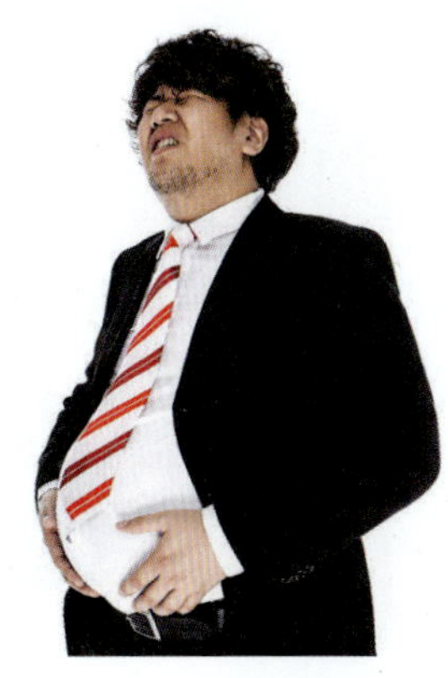

평장환 등 다양한 이름으로 나오니 관심을 갖고 사용해 보시길 추천합니다. 반하사심탕은 상대적으로 변이 물처럼 흐르는 느낌이라기보다는 연변(푹 퍼지는 느낌)이 많고 자주 화장실을 가게 되는 증상에 적합합니다. 장에 변이 남아있고 가스가 차기 때문에 배에서 소리도 자주 납니다. 위장 기능 조절제에 반하사심탕을 함께 주고, 정장제도 같이 주면 좋습니다. 반하사심탕을 쓰면 명치가 답답한 느낌과 울렁거림도 좋아지게 됩니다. 자꾸만 침을 뱉고 싶다면 이것도 반하사심탕증일 수 있습니다.

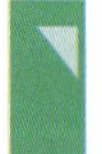

사례4) 오메가-3를 사간 손님이 복용 후 비린내가 난다고 한다.

오메가-3를 판매하다 보면 오메가-3를 복용하고 비린내가 올라온다고 말하는 환자가 제법 됩니다. 약사들은 이럴 경우에 오메가-3를 판매하는데 자신감을 잃어버리거나 자신이 판매한 오메가-3 제품의 품질이 나쁘지 않은가 의심을 하게 됩니다. 물론 오메가-3의 품질이 충분히 좋지 않을 경우도 있습니다. 산패가 진행된 오메가-3는 비린내가 많이 납니다. 하지만 좋은 품질의 오메가-3를 취급하고 있고 대부분의 환자들에게서 비린내 부작용이 없는데 몇몇 환자만 비린내를 호소한다면, 환자의 소화효소의 분비에 문제가 있는 것은 아닐까 의심해볼 필요도 있습니다. 오메가-3를 복용해보면 컨디션이 좋을 때는 비린내가 나지 않지만, 피곤하거나 소화기능이 떨어져 있을 때는 불편함을 느끼는 경우가 있습니다. 충분량의 담즙산이 분비되지 않는지, 리파아제의 분비량이 너무 적은 것은 아닌지 한 번 의심해 본다면, 환자의 불평을 현명하게 해결해줄 수 있습니다. 오메가-3를 복용하고 제대로 흡수가 되지 않는다면 이 또한 문제일 수 있습니다. 잘 흡수될 수 있도록 돕는 것도 약사의 역할이라고 생각합니다. 실제로 담즙산과 리파아제의 분비량이 충분하지 않다면 지용성 비타민의 흡수에도 문제가 있을 수 있고 그로 인한 결핍증도 예상할 수 있습니다. 소화효소와 담즙산 보충제의 섭취를 권해 볼 수 있습니다.

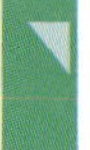

사례5) 어깨가 잘 뭉치는 여성의 만성적 소화기능 장애

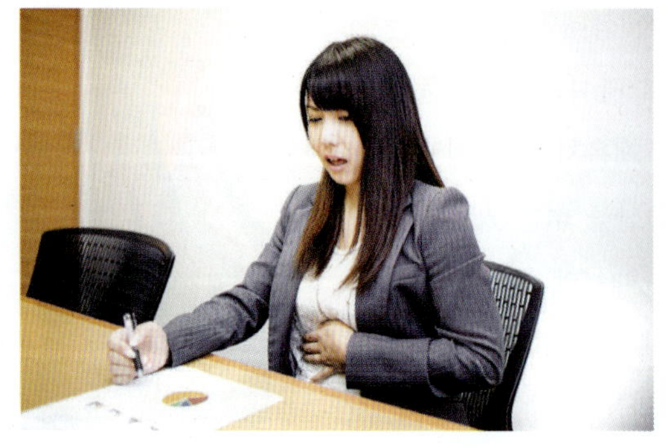

여성이 소화기능 장애가 있다고 한다면 저산증일 확률이 높다고 생각하고 상담을 하셔도 좋습니다. 환자의 얼굴을 봤을 때 코밑 부분에 혈관이 확장돼 있고, 상담하는 중간 중간 구취도 올라오고, 모발이 가늘고 손톱도 바짝 깎은 상태라면 저산증으로 인해 단백질과 철분이 부족한 것이 아닌 가 의심해 볼 필요가 있습니다. 음식을 통해 섭취된 단백질은 위장에서 충분량의 위산과 만나야

표면적이 증가하고, 효소에 의해 쉽게 섭취될 수 있는 형태로 바뀝니다. 또한 단백질 내에 함유되어 있는 철분 역시 위산 분비량이 적다면 쉽게 이용될 수 없기 때문에 빈혈의 원인이 되기도 합니다. 이로 인해 단백질과 철분이 부족해지면 우선적으로 위장관에 충분한 산소를 공급하는데 장애가 올 수 있어서 소화 기능이 떨어지게 되고, 또한 만성적인 위무력의 원인이 되기도 합니다. 따라서 빈혈이 있으면서 소화기능이 약한 여성의 경우엔 저산증에 대한 접근이 그 치료의 시작이 될 수 있습니다. 우리나라에선 염산 보충제가 나오지 않기 때문에 비타민C 과립을 추천하는 것이 하나의 방법이 될 수 있다고 생각합니다. 또한 홍초나 매실 추출액을 식전에 복용하도록 하는 것도 좋은 방법입니다. 한약으로는 안중조기환이 적당합니다. 환자가 어깨 결림이나 변비 같은 생리기능장애도 호소한다면 조경종옥탕을 주는 것도 나쁘지 않습니다.

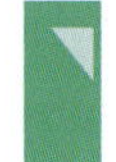

사례(6)   구취가 많이 난다

이 경우는 소화장애라고 말하기는 좀 부족한 감이 없지 않지만 약국에서 종종 질문을 받게 되는 경우라서 소개해 보고자 합니다. 결론적으로 말하자면 구취 제거에는 인진호탕과 향사평위산을 같이 사용하면 좋습니다. 윤영배 선생님의 '방제에서 사람으로'에 소개된 방법인데, 상당히 효과가 좋습니다. 인진호탕은 황달에 많이 쓰이는 처방인데 간염, 피부 소양감 등에 쓰이는 약이며, 특히 일본에서는 식중독증에 가장 많이 쓰이는 약입니다.[1] 여기에 음식물의 소화를 도와주는 향사평위산을 함께 주면 숙식 제거에 도움을 주는데 응용할 만합니다. 구취가 심한 사람의 경우 정상적인 사회생활도 불가할 정도도 있는데, 인진호탕에 향사평위산을 쓰기만 해도 대개가 증상이 좋아집니다. 이담제를 같이 주셔도 좋습니다. 또 다른 경우에 구취와 더불어 잇몸이 많이 부은 환자의 경우엔 위열을 꺼줄 수 있는 청위산이나 사위탕 처방을 사용하기도 합니다.

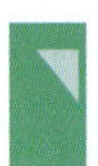

사례(7)   혀에 백태가 많이 낀다.

가끔 환자들이 혀를 보여주면서 설태가 너무 심하게 낀다고 하소연하곤 합니다. 설태는 그 모양과 색으로 건강상 문제를 짐작할 수 있게 하는데, 이번에는 그 중 지도설에 대해 설명해 보고자 합니다. 지도설은 설태가 지도 모양처럼 생긴 것을 말합니다. 주로 알레르기성 질환, 기관지 천식 등에 잘 나타납니다.[2] 이와 같은 설상의 형성에는 영양 부족이나 기혈 부족을 그 원인으로 말하고 있지만, 현대의학적인 개념에서 보자면 지도설은 저산증과 소화기능 저하로 인한 효모균의 과잉 증식이 그 원인이라고 합니다. 한방의 관점 에서는 위장의 습열을 그 원인이라고 말하고 양방에서는 과민성 대장 증후군을 그 원인이라고 합니다. 얼핏 보면 다른 이야기처럼 들리지만 둘 다 소화흡수장애에 대한 이야기로 위장 기능의 저하로 인한 미생물의 과잉 증식이 그 원인입니다. 치료에 도움이 되는 방법은 저산증을 개선시키기 위해 비타민C 과립이나 홍초액 등을 식전에 복용하도록 하고, 고단위 프로바이오틱과 소화 효소제를 보충하도록 하면 좋습니다. 실제로 지도설을 빠르게 개선시키는 방법으로 고함량의 프로바이오틱을 혀에 직접 발라주는 것도 좋은데, 그로 인해 효모균을 억제할 수 있기 때문입니다. 앞서 지도설이 아토피와 기관지 천식에서 많이 볼 수 있다고 했는데 아토피나 기관지 천식도 소화기능 저하나 저산증에서 자주 볼 수 있는 질환인 만큼 그 의미가 다르지 않습니다. 지도설 환자에게 자신감을 갖고 상담에 임해도 크게 틀릴 일은 없다고 생각합니다.

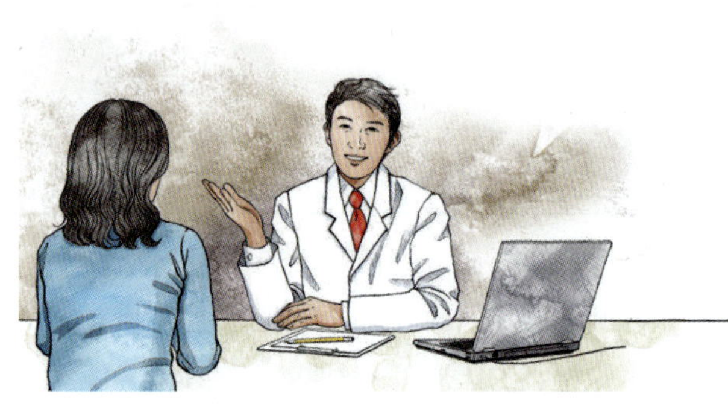

몇 가지 소화기능장애로 인해 만날 수 있는 환자의 유형에 대해 설명해 봤습니다. 위의 내용들은 최근 약국에서 상담했던 내용들을 정리한 것입니다. 따라서 많이 부족하고 오류가 있을 수도 있습니다. 하지만 이 글을 읽는 동료 약사님들에게 조금이라도 임상적 도움이 되기를 바라는 마음에 소개해 봤습니다. 단순한 증상에도 다양한 관점을 갖는 것이 중요하지 않을까 생각합니다. 약국 임상의 폭은 스스로 넓혀갈 수 있습니다. 다양한 임상 경험들을 꼼꼼히 되짚어 봄으로써 약국만의 차별화된 임상 영역을 구축해 나가야 하겠습니다.

Point

1. 변이 물처럼 쏟아지지만 아침 설사로 끝난다면 윤장환 제품, 변의 상태가 퍽 퍼지고 자주 화장실을 가게 되며 뒤가 개운치 않고 장명이 심하다면 반하사심탕이 적당합니다.
2. 빈혈이 있으면서 소화기능이 약한 여성의 경우엔 저산증에 대한 접근이 치료의 시작입니다.
3. 구취 제거에는 인진호탕과 향사평위산을 같이 사용하면 좋습니다.

1) 임상방제학강좌 노영범
2) 설진입문 마루야마 아키사다

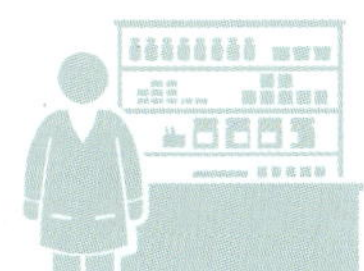

복통의 유형과 원인

복통의 특징을 찾아 정확한 가이드라인을 세워줘야 합니다

배꼽 위가 아프면 '소화 불량', 등까지 통증 퍼지면 '담낭염'
니트로글리세린 혀 밑에 넣으면 심근허혈 가능성 확인 가능

사례1) 환자가 복통을 호소합니다. 아랫배가 당기고 아프다고 합니다. 통증이 어떻게 진행되는가를 물어보니, 오른쪽 아랫배에서 시작된 통증이 배꼽 쪽으로 이동한다고 말을 합니다.

사례2) 우측 늑골 밑이 경련이 나는 듯 아파서 밤새 잠을 자지 못했다고 합니다. 60대 여성으로 통증이 심해서 허리를 잘 펴지도 못합니다. 등까지 통증이 퍼진다고 합니다.

사례3) 가슴의 답답함을 호소하는 여성이 왼쪽 어깨까지 저리다고 합니다. 평소에 혈압과 당뇨를 앓고 있는 60대의 여성으로 다소 비만합니다.

사례4) 20대 초반에 생리통이 사라졌던 여성이 30이 넘어서 다시 시작됐다고 합니다. 무엇이 문제일까요?

앞서 소개한 사례들은 일상적으로 약국에서 접할 수 있는 내용들입니다. 복통은 복통인데, 각각 다른 질환을 예상할 수 있는 복통들입니다. 복통은 약국에서 자주 볼 수 있는 질병의 유형입니다. 일차적으로는 소화불량과 위염에서 담석증과 담낭염으로 인한 통증, 위·십이지장 궤양, 충수돌기염, 신장통, 심근허혈로 인한 통증에 이르기까지 다양한 종류의 복통이 존재합니다. 적당히 진경제나 진통제만 주고 환자를 돌려보내기에는 찝찝한 부분이 있는 상태들이 있습니다. 하지만 복통에 대해 약국에서 선택할 수 있는 약과 상담에는 분명히 한계가 있습니다. 그러나 다행인 것은 각각의 복통이 가지고 있는 나름의 특징들이 존재하고 있어서, 환자가 말하는 복통을 통해 질환을 어느 정도는 예측할 수 있습니다. 그 통증을 확인함으로써 환자가 보다 정확한 진료를 받을 수 있도록 가이드 해 주는 것 역시 약사의 역할이라고 생각합니다. 또한 제한된 정보를 분석해서 복통의 원인을 예측해 보는 것은 나름 재미있습니다. 그래서 이번 시간에는 약국에서 자주 접할 수 있는 복통의 유형을 정리해 봄으로써 상담 시 발생할 수 있는 실수를 줄이는데 도움이 되는 방법을 알려드리고자 합니다.

📋 소화불량·위염

　소화불량 환자들은 배꼽 윗부분에 불쾌함을 호소합니다. 트림, 속 쓰림, 방귀 등의 증상이 수반되는 경우가 많고 제산제를 복용하면 증상이 완화됩니다. 구역, 구토까지 수반되는 경우는 많지 않으며 소화효소와 제산제가 포함된 제품을 추천하면 좋아집니다. 소식할 것을 추천하고, 자극적인 음식이나 카페인, 단 음식 등이 증상을 악화시키므로 피하도록 권하는 것이 좋습니다.

📋 급성 담낭염과 담석증

　남성보다는 여성에게서 빈발하며 나이가 들수록 발병 빈도가 높습니다. 기름진 음식을 먹으면 발생하기 쉬우므로 통증이 발생하기 전에 기름기 많은 음식을 먹었는가를 확인 하는 것도 판단에 도움이 됩니다. 통증은 우상복부에서 발생하며 경련성 통증이고 간혹 열이 나기도 합니다. 진경제나 사역산으로 증상을 호전시킬 수 있으나, 가능하면 병원 검사를 추천하는 것이 좋다고 생각합니다. 판단함에 있어 그 통증의 위치(우상복부)가 중요하며, 통증이 극심하고 지속적이며 오른쪽 등까지 통증이 퍼진다는 점을 기억하면 좋습니다. 담낭 내에 합병증이 생기지 않는 한 발열과 오한은 보이지 않습니다.

📋 궤양

　위궤양과 십이지장궤양이 있는데, 30~50대 성인 남성에게서 호발 합니다. 통증은 대개 심와부에 위치하고 있고 음식이나 제산제로 호전됩니다. 타는 듯한, 긁는 듯한, 배고픈 성격의 통증으로 표현됩니다. 경과는 대개 만성 재발성이고, 약 반수의 환자가 특징적 증상을 호소합니다. 위궤양의 증상은 흔히 일정하지가 않습니다. 하지만 십이지장궤양의 통증은 일정한 양상을 띠는데 통증은 아침 기상 시에는 없다가 늦은 아침에 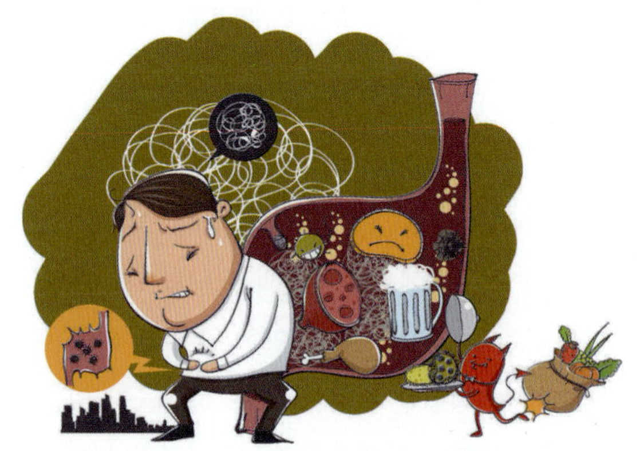 생기고 음식 섭취로 호전되었다가 식후 2~3시간 지나서 다시 나타납니다. 밤잠을 깨울 정도의 통증도 흔합니다. NSAID와 카페인이 증상을 악화시킬 수 있고 제산제의 보충은 증상을 완화시킵니다.

췌장염

췌장염의 통증은 상복부에 갑작스레 발생하는 통증으로 환자의 반수에서 통증이 등 쪽으로 방사되어 나갑니다. 구토가 수반되기도 하고 호흡을 몰아 쉬기도 합니다. 또한 구토를 한다 해도 통증이 완화되지 않는 특징을 보입니다. 급성 췌장염은 장기간에 걸친 음주 경력을 보이는 환자들에게서 많이 볼 수 있습니다. 통증은 시작 후 몇 분 이내에 최고조에 달하며 몇 시간에서 며칠에 걸쳐 통증이 지속될 수 있습니다. 앉아 있거나 앞으로 구부린 자세가 통증을 줄일 수 있으나 기침, 격렬한 운동, 심호흡 등은 통증을 악화시킵니다.

신장통(Kidney pain)

신장 통증은 보통 옆구리나 12번째 늑골과 정골 능선(iliac crest) 사이의 등 쪽에서 느껴지는데, 가끔 명치 쪽으로 퍼지기도 합니다. 통증에 민감한 신장의 피막이 신장되는 것이 통증의 원인으로 여겨지는데, 신우신염, 급성 사구체신염, 급성 요관 폐쇄 등과 같은 신실질의 부종을 초래하는 질환 시 신통증이 올 수 있습니다. 가끔 12번째 늑골과 요추 사이에 형성된 늑골 척추각 부위에서 신장의 심한 압통을 조래할 수 있습니다. 신우나 요관의 염증이나 갑작스런 팽창은 옆구리 또는 늑골하부에 통증을 초래할 수 있는데, 이들은 동측의 장골와(iliac fossa)로 전파될 수 있고, 가끔 상부 대퇴부, 고환 또는 여성 생식기의 음순으로 퍼집니다. 통증은 보통 간헐적이지만 완전히 사라지지 않을 수도 있습니다. 다시 말하자면 통증이 등에서 시작되어 사타구니 쪽으로 번지는 형태라고 볼 수 있습니다.

심근허혈(협심증, 심근경색)

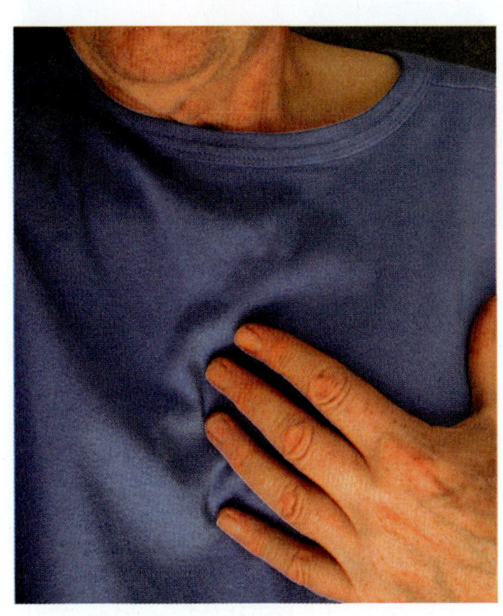

협심증과 심근경색은 흉통을 초래하는데, 초기에는 소화불량으로 인한 상복부의 통증과 구별하기 어렵습니다. 심근허혈로 인한 통증은 목, 턱, 왼팔의 안쪽으로 퍼져나갑니다. 심첨 부위가 불편한 경우는 거의 없기 때문에 이 부분이 아프다고 정확하게 지적하거나 타는 듯한 또는 예리한 통증을 호소할 때는 오히려 협심증이 아닙니다. 일반적으로 협심증의 통증은 격심한 활동에 의해 촉진되고, 휴식을 취한지 몇 분 후에 진정됩니다. 환자는 안색이 창백하고 무력감과 빈맥 증상을 보입니다. 정확한 확인을 위해서는 니트로글리세린 처방 의약품을 혀 밑에 넣고 관찰해야 합니다.

🗒 대상포진

대상포진과 관련된 통증은 대개 발진 후에 발생되는 것이 일반적이나, 발진 이전에 통증이 수반되기도 합니다. 위치에 따라서 흉통일 경우 협심증과 혼동될 수도 있고 우측 하복부의 통증일 경우 충수염과 혼동될 수도 있습니다. 통증은 일반적으로 피부 발진보다 4~5일 선행하는데 감각 이상, 압통, 동통이 경도에서 고도까지 흔하게 나타나며 신경 분포를 따라 전신적으로 또는 신경에 국한되기도 하며 전달통으로 나타납니다. 피부의 병변은 나타

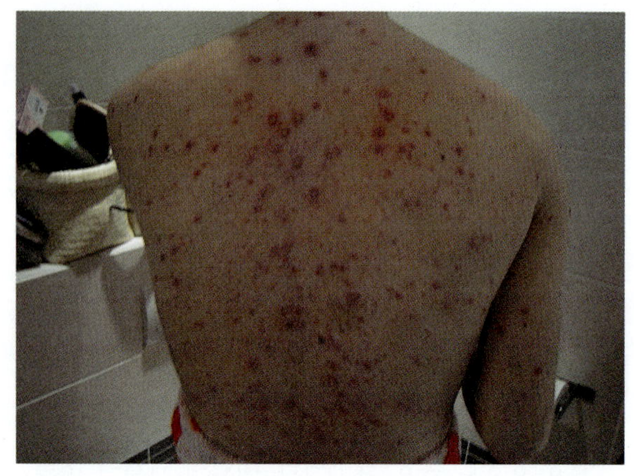

나지 않고 신경 침범만 발생될 수 있습니다. 동통은 30세 이하에서는 없거나 경미하며 특히 60세 이상의 노인에서 볼 수 있는 만성기의 PHN(포진 후 신경통)의 증상은 피부병변 소실 후 수 주에서 수년간 지속될 수 있습니다.

🗒 과민성 장증후군

과민성 장 증후군은 10~20대에 발생하며, 불규칙적으로 증상이 재발합니다. 만년에 발생되는 경우는 드물고, 대개 증상은 각성 상태의 환자에게서 발생되며 수면 상태의 환자가 깨는 경우는 거의 없습니다. 증상은 스트레스 혹은 음식물 섭취로부터 시작될 수 있습니다. 과민성 장 증후군의 특징을 보면 배변 후 통증의 감소, 배변 습관의 변화, 복부 팽만, 대변 내의 점액, 배변 후에도 완전하지

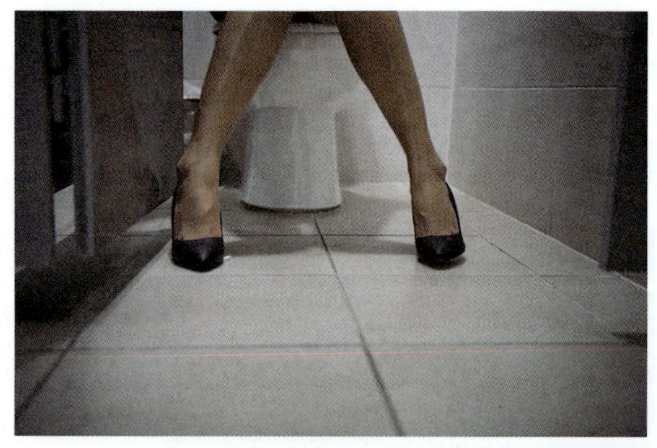

못한 배변 느낌 등입니다. 더 많은 증상을 가지고 있으면 있을수록 환자가 과민성 장 증후군일 가능성이 높아지게 됩니다.

🗒 충수염

급성 충수염의 50%에서만 특징적인 증상과 징후가 보입니다. 특징적인 소견은 상복부 혹은 배꼽 주위의 갑작스런 복통이 있은 뒤 짧은 오심과 구토가 있고 수 시간 후 우하복부로 통증이 이동됩니다. 그리고 우하

복부의 압통과 반사통, 기침 시 국한된 통증과 미열(37.7~38.3℃), 백혈구 증가가 충수염의 특징입니다. 특징적인 우하복부 압통은 맥버니점(McBurney's point)에 있습니다. 로브싱 징후(Rovsing's sign, 좌하복부를 촉진 시 우하복부에서 통증을 느끼는 것)가 있을 때는 충수염의 가능성을 생각하고, 요근징후(psoas sign, 우측 고관절을 수동적으로 펼 때 장요근이 펴짐으로 인한 통증의 증가) 혹은 내전근(adductor) 통증(대퇴부를 굴곡 시킨 상태에서 내회전시 유발되는 통증)은 충수의 해부학적 위치와 염증 과정이 진행되었음을 나타냅니다. 몸을 움직이면 통증이 악화되는 경향이 있고, 구토가 동반될 수 있습니다. 젊은 남성에게서 자주 발생합니다.

📋 자궁내막증

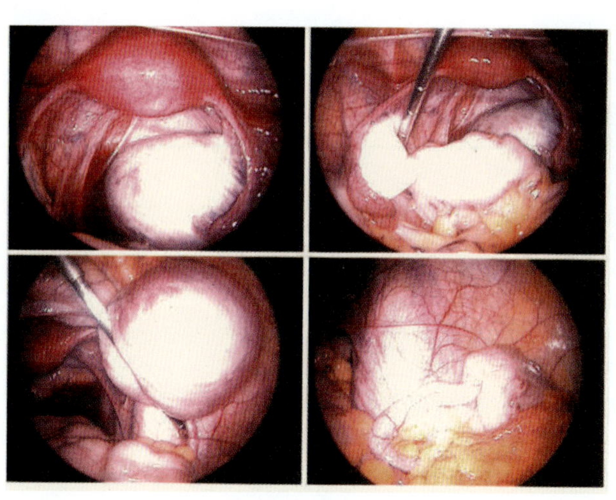

임상 증상은 골반통, 골반 내 종괴, 월경의 변화 그리고 불임입니다. 경도의 자궁내막증을 가진 여성이 참을 수 없는 통증을 호소하는 경우도 있고, 매우 심한 자궁내막증을 가진 여성이 증상이 없는 경우도 있습니다. 수년간 월경통이 없다가 월경 전이나 월경 중에 생기는 골반통과 성교통이 생길 수 있습니다. 그런 월경통은 진단에 중요한 단서가 됩니다. 병변이 대장이나 방광에 있는 경우에는 배변 중에 통증을 유발할 수 있고 복부 팽만, 생리 중 항문 출혈, 배뇨 중 치골 상부 동통이 있을 수 있습니다. 난소나 자궁부속기에 이식된 자궁내막 조직은 자궁내막종이나 자궁부속기 유착을 유발하여 골반 내 종괴를 형성합니다. 간혹 자궁내막종에서 유출이나 파열이 생기면 급성 복통을 일으킵니다. 등과 허벅지까지 연관통이 발생할 수 있습니다.

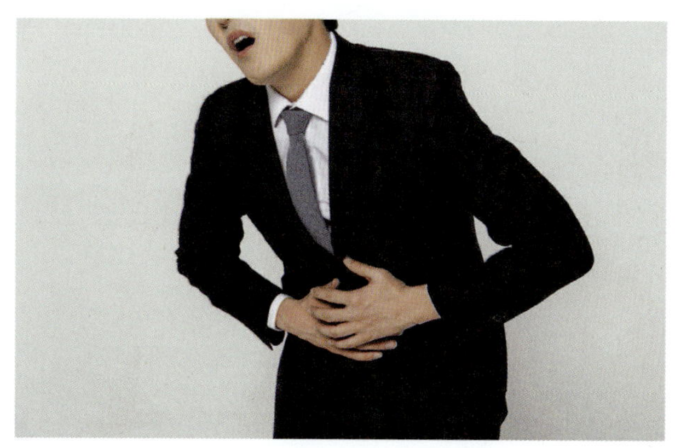

이상으로 약국에서 쉽게 볼 수 있는 복통의 몇 가지 유형에 대해 정리해 봤습니다. 물론 보다 전문적으로 들어간다면 몇 가지 더 추가해야 하겠지만 우선은 약국에서 접할 수 있는 질환에 대해서만 간단히 알아봤습니다. 단순한 경험이나 상식만을 가지고 복통을 살피기에는 복통은 종류도 많고 그렇게 단순하지도 않습니다. 또한 적절한 치료 시기를 놓쳤을 경우에 돌이키기 어려운 상태로 진행될 수도 있습니다. 약사들이 복통에 대해 전문적인 시각을 가져야 할 이유입니다. 약국은 환자들이 편하고 쉽게 방문할 수 있는 공간입니다. 의료기관 중에 약국만큼 접근성이 용이한 기관은 없다고 생각합니다. 그런 약국에서 정확한 질병에 대한 사전 정보를 제공하고 질병 치료에 대한 정확한 가이드라인을 제시할 수 있다면 대한민국에서 약사들에 대한 신뢰도는 더욱 더 올라가지 않을까 생각합니다. 우리가 할 수 있고 해야 할 일들이 무엇인지를 분명히 알고 준비하는 것이 다변화 되는 의료시장에서 우리가 생존할 수 있는 가장 확실한 방법이 아닐까 생각해 봅니다.

Point

1. 궤양성 통증은 대개 심와부에 위치하고 있고 음식이나 제산제로 호전됩니다. 타는 듯한, 갉는 듯한 배고픈 성격의 통증으로 표현됩니다.
2. 췌장염의 통증은 상복부에 갑작스레 발생하는 통증으로 환자의 반수에서 통증이 등 쪽으로 방사되어 나갑니다.
3. 심근허혈로 인한 통증은 목, 턱, 왼팔의 안쪽으로 퍼져 나갑니다.

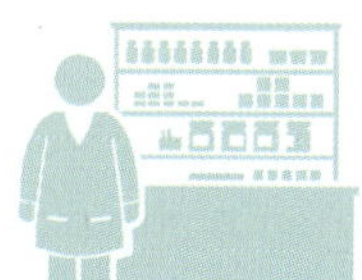

lecture 04 담석증의 원인과 치료

담석증, 여성이 남성보다 3배 더 높습니다

간 질환 남성 전유물 No. 경구 피임약 복용, 노화 원인
몸 상태 맞게 식이섬유, 이담제 섭취하고 커피 피해야

다소 초췌해 보이는 나이 든 여성이 약국에 들어섭니다. '피로회복제나 달라고 하겠지?'라고 생각하고 있었는데, 담석증 치료제를 달라고 합니다. 담석증을 비롯한 대부분의 간장 질환이 술이나 기름진 음식으로 인해 비롯된다고 보는 고정관념이 있습니다. 간장약 하면 우루사가 생각나듯이 과거 우루사 광고의 주인공이었던 백일섭 할아버지의 푸짐한 몸매가 같이 떠오릅니다. 간장약은 술 좀 좋아하는 체격이 있는 남성에게 권할 약이라고 생각을 합니다. 광고로 만들어진 이미지 때문입니다. 하지만 최소한 담석증에 한해서만큼은 여성이 남성보다 3배 이상 많이 걸립니다. 이 사실은 간장약이 술 좋아하는 체격이 좋은 남성에게만 권할 약이 아니라, 여성에게도 적극적으로 적용할 수 있는 약이라는 새로운 관점을 갖게 합니다. 이번 시간에는 담즙의 조성과 역할 등에 대한 기본적인 이해와, 담석증이 생기는 원인 및 치료법에 대해 알아보도록 하겠습니다.

담즙의 성분

담즙의 주성분은 담즙산염(bile salt), 담즙색소(bile pigment) 그리고 콜레스테롤(Cholesterol)입니다. 담즙은 황금색을 띠고 pH는 7.8~8.6이며 등장성입니다.[1] 담즙의 독특한 색깔은 담즙색소와 담즙산이 있기 때문입니다. 담즙색소에는 빌리루빈(bilirubin)과 빌리베르딘(biliverdin)이 있는데 주성분은 bilirubin으로 혈색소가 분해되어 만들어진 것입니다. 혈색소는 수명이 다 하면 골수, 비장, 간 등에서 파괴됩니다. 그 중 철분은 체내 여러 곳에 저장되고 bilirubin은 혈액을 통해 간에 도달해서 담즙 성분이 됩니다. 담관을 통해 십이지장 내로 배출된 bilirubin은 화학 변화를 일으켜 스테르코빌린(stercobilin)으로 돼 대변색을 나타내고 혈관을 통해 신장으로 가는 bilirubin은 우로빌리노겐(urobilinogen)이라는 물질로 변화되어 배설됩니다. 이 urobilinogen은 공기 중에서 산화되면 우로빌린(urobilin)으로 변하여 오줌의 색깔을 나타내게 합니다. 만약 담관 폐쇄로 인해 담즙의 분비가 이루어지지 않으면 지방이 소화되지 않아 대변의 색깔이 회색으로 변하며 오줌의 색깔은 더 진해지게 됩니다.

담즙의 생리작용

① **지방의 소화 촉진**

담즙 성분 중 소화에 관여하는 것은 담즙산염으로 지방의 표면장력을 낮춰 유화(emulsification) 상태를 만들며, 이로 인해 지방의 표면에 리파아제(lipase) 작용을 쉽게 받게 하여 지방산과 글리세롤로 전환시켜 물에 쉽게 녹아 소장벽에서 흡수토록 합니다.

② **지용성 비타민 흡수를 촉진합니다.**

③ **Fe, Ca의 흡수를 촉진합니다.**

④ **가벼운 연변작용을 합니다.**

⑤ **장관 내 부패를 방지합니다.**

⑥ **담즙색소, 호르몬, 독물, 약물 등의 배설작용을 합니다.**

담즙산은 지방의 소화에 관여한 다음 약 90%는 장에서 재흡수 돼 문맥을 통해 간으로 되돌아가 다시 담즙의 성분으로 재활용됩니다.

담석의 종류

담석은 구성 성분에 따라 콜레스테롤성 담석과 색소성 담석으로 구분할 수 있습니다. 하지만 그 구분이 약국에서는 크게 의미가 있다고 생각하진 않습니다. 순수한 콜레스테롤성 담석이나 순수한 색소성 담석만 존재하지 않고 두 가지 형태의 담석이 혼재된 경우가 많기 때문에 약국에서는 담석증을 혼합형 담석으로 가정하고 접근해도 좋습니다.

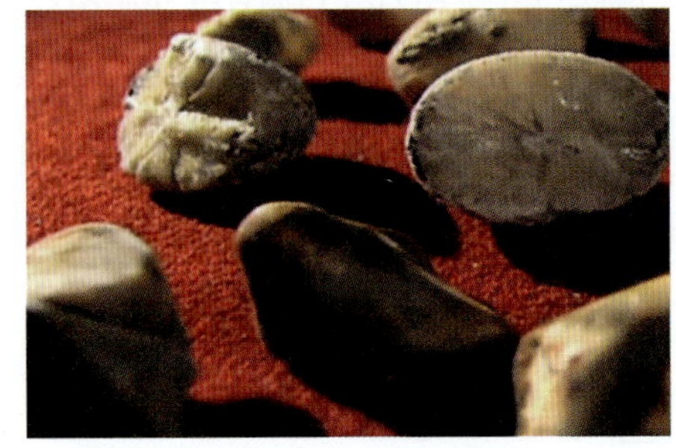

담석의 원인

① 담즙의 과포화

② 담석의 핵화 및 형성

③ 담석의 비대화

콜레스테롤성 담석과 혼합형 담석은 담낭 안의 콜레스테롤 수치가 상승하면서 형성됩니다. 담즙의 용해도는 콜레스테롤, 담즙산, 레시틴(포스파티딜콜린)과 물의 상대적인 농도에 의해 조절되는데, 콜레스테롤성이 지나치게 높거나, 레시틴이 부족하면 콜레스테롤이 과포화되면서 담석이 형성되기 시작합니다. 콜레스테롤성 담석과 혼합형 담석을 일으키는 주요 위험 요인은 식이, 성(sex), 인종, 비만, 고칼로리 섭취, 에스트로겐, 위장관 질환(크론병), 약물, 연령 등입니다.

제1부

질환별
양약 이야기

> - 담석 발생 빈도는 여성이 남성보다 2~4배 높습니다. 에스트로겐으로 인한 담즙의 유동성 저하와 콜레스테롤 합성 증가가 그 원인으로 짐작됩니다. 임신, 경구 피임약, 에스트로겐의 상승이 주된 요인입니다.
> - 비만은 담즙 내 콜레스테롤 분비를 촉진합니다.
> - 위장관 질환이 있을 경우엔 담즙산의 재흡수에 이상이 생기면서 담즙산의 양과 담즙 분비 속도가 느려집니다. 그 결과 담석 위험이 상당히 커집니다.
> - 담석증은 연령이 높아지면서 증가합니다.

앞서 살펴본 바와 같이 담석증의 원인은 고지방식이나 비만이 그 유일한 원인은 아닙니다. 위장관 기능이 약해도 담석증이 올 수 있고, 경구 피임약의 복용, 인구 고령화 등도 담석증의 원인이라고 볼 수 있습니다. 물론 우리 약사들이 이런 내용을 알고 있다고 헤도 환자를 이해시키기는 어려울 수 있습니다, 광고로 만들어진 '간질환 = 건장하고 살찐 남성'의 공식만 알고 있는 환자들에게 술도 마시지 않고 야윈 여성이 담석증을 앓을 수도 있다는 사실을 이해시키는 일은 나름 어려워 보이기도 합니다. 하지만 '간질환 → 남성약'이라는 고정관념을 깰 필요가 있지 않을까 생각합니다. 약사들 스스로 만든 고정관념만 없다면 여성 환자에게 간장약을 설명하는 것이 어려운 일은 아닐 것입니다.

📋 담석 예방에 영향을 미치는 약물과 음식

- 식이섬유질

  식이섬유를 보충하면 담즙산 합성 능력이 좋아집니다. 또한 장의 세균에 의해 생성되는 디옥시콜린산의 형성을 막아주고 배변을 통해 체외로 배출해주는 역할을 합니다. 디옥시콜린산은 담즙 콜레스테롤 용해도를 떨어뜨립니다.
- 커피는 담낭 수축을 유도하기 때문에 담석증 환자에게 좋지 않습니다.
- 레시틴

  담즙 내에 레시틴 농도가 낮을 경우 담석증이 발생할 확률이 증가합니다.
- 비타민C

  비타민E나 비타민C를 보충해 주면 담석증 예방에 도움이 됩니다.
- 어유
- 이담제

  이담제는 담낭 수축을 자극해 담즙 흐름을 촉진합니다.

- 담즙 분비 촉진제
  간에서 담즙 분비를 촉진합니다. 엉겅퀴 추출물, 민들레, 강황, 아티초크, 볼도 등이 담즙 용해도를 높여 담석을 용해합니다.
- 담즙산
  우루소데옥시콜린산을 꾸준히 복용하는 것은 담석의 용해에 효과적입니다.
- 항지간인자
  콜린, 메티오닌, 베타인, 엽산, 비타민B12 등을 보충하면 담석 치료에 도움이 됩니다.[2]

📋 담석증 일반약으로 치료하기

앞서 살펴본 바와 같이 담즙은 우리 몸에서 매우 중요한 역할을 하고 있습니다. 소화에 관계된 역할 이외에도 독성물질의 배출과 배변 촉진(담즙은 장액의 분비를 촉진해서 배변을 돕는다), 그리고 철분과 칼슘 지용성 비타민의 흡수에 이르기까지 인체에 중요한 여러 역할을 하고 있습니다. 하지만 여러 이유로 인해 담즙의 유동성에 문제가 생기면 담석증이 발생하게 되고, 그로 인해 담낭을 떼어내야 되는 일이 발생하곤 합니다. 담즙이 이렇게 중요한데 말입니다. 의학의 발달로 수명이 연장됨에 따라 담석증의 발병률은 더욱 증가할 것이며, 에스트로겐의 무분별한 사용으로 담석증 환자는 더욱 더 증가할 것입니다. 담석의 치료는 단순히 고열량 식이로만 접근할 문제가 아니고 환자의 건강 상태나 식습관을 살펴볼 필요도 있습니다.

첫째, 폐경 이후 여성이 갱년기용 약으로 에스트로겐을 복용하고 있고, 만성적인 소화장애를 호소할 경우엔 이담소화제인 가레오나 우루사가 좋습니다. 이담소화제는 담즙산 분비가 잘 되지 않는 사람들에게 좋은 약입니다. 이 약에 적합한 사람들은 상대적으로 나이가 많고 지방질의 소화가 잘 안 되며 피부가 건조한 편입니다. 담즙 분비를 돕는 가레오와 판크레아틴 성분의 소화제를 같이 주면 효과가 좋습니다. 에스트로겐의 과잉이 담즙의 유동성을 제한하기 때문에 콜린, 엽산, 비타민B12를 추천하는 것도 좋습니다. 이런 물질들이 모이면 5-SAM이 만들어지기 때문입니다. 5-SAM은 여성호르몬을 분해하는데 도움이 됩니다. 간장약 중 앞의 세 가지 성분을 함유한 제품을 추천하시면 좋습니다. 실제로 앞에 소개된 성분이 있는 간장약은 남성에게 필요하지 않은 에스트로겐의 분해에도 도움을 주기 때문에 남성 성기능 개선에도 도움을 줍니다.

둘째, 만성적인 장염을 가진 환자의 경우엔 담즙의 원활한 재흡수에서 문제가 생기기 쉬울 것입니다. 이런 경우라면 고단위의 프로바이오틱과 충분량의 오메가-3, 담즙산 제제, 충분 양의 비타민C를 보충하면 도움이 될 수 있습니다. 담석증이 있는 환자 중에서 만성적인 소화기능장애를 가진 사람이 많은데, 이런 경우엔 기본적으로 장 기능을 정상화 시켜주는 게 우선이 아닐까 생각합니다.

셋째, 나이가 들어가면서 자연적으로 생기는 담석장애의 경우엔 담즙의 생성 자체가 어려워진 경우이기 때문에 이담제와 담즙산 보충제를 고려할 수 있습니다. 담즙은 세제와 같은 역할을 합니다. 지방을 분해해서 작은 조각으로 만드는 일을 하는데 더불어 담즙 배설을 통해 몸속의 독소물질들을 대변으로 내보내는 역할도 합니다. 노인의 담즙 배설 장애는 담석통도 문제이지만 몸속의 독을 제거하는데 문제가 생겼다는 의미이기도 합니다. 담즙산 보충제(우루사 류)와 이담제(담낭을 자극해서 담즙 배출을 도움)를 추천하는 것이 좋을 것 같습니다. 물론 비타민C를 같이 주셔도 좋습니다.

넷째, 전형적인 고지방식을 하는 사람들의 경우라면 정제당을 줄이고 천천히 살을 뺄 것을 권하는 것이 좋습니다. 급격한 다이어트는 모든 담즙 성분의 분비량을 줄어들게 하는데, 담낭 안의 담즙산이 줄면 상대적으로 콜레스테롤이 높아지는 결과가 올 수 있기 때문에 급격한 다이어트는 조심하는 편이 좋습니다. 하지만 충분한 시간을 갖고 천천히 다이어트를 할 경우엔 콜레스테롤은 낮게 유지되면서 담즙산은 정상치로 회복되기 때문에 담석의 생성을 억제할 수 있습니다. 약국에 방문하는 환자가 담석을 없애겠다고 극도로 칼로리를 제한하는 다이어트를 한다면 알려줘야 할 내용입니다.

이렇게 여러 경우의 담석증 환자에 대한 약물요법을 일반약 중심으로 알아봤습니다. 이외에도 인진호탕(황달에 좋은 약입니다)도 좋은 약이고 레시틴과 메티오닌과 같은 약들도 담석 치료에 좋은 물질들입니다. 또한 제가 소개하지 못한 더 좋은 많은 방법들도 있을 거라 생각합니다. 약사들에게는 아직 환자들에게 줄 수 있는 좋은 약들이 많이 있습니다. 하지만 약사 스스로 고정관념에 갇혀서 특정 질환에 대해 한두 가지 약으로만 국한된 단순한 접근만 한다면 환자에게 신뢰를 얻기도, 좋은 효과를 얻기도 어렵다고 생각합니다. 스스로 한계를 세우지 말고 좋은 약을 발견해 나가면서 임상의 폭을 넓히는 노력을 게을리 하지 말아야 겠습니다.

Point

1. 폐경 이후 갱년기용 약으로 에스트로겐을 복용하고 있고, 만성적인 소화장애를 호소할 경우에는 이담소화제인 가레오, 우루사가 좋습니다.
2. 담즙의 원활환 재흡수에 문제가 있는 만성적인 장염 환자에게는 고단위의 프로바이오틱과 충분량의 오메가-3, 담즙산 제제, 충분량의 비타민C를 보충하면 좋습니다.
3. 나이가 들면서 자연적으로 생기는 담석장애의 경우에는 이담제와 담즙한 보충제가 좋습니다.
4. 급격한 다이어트는 담석증을 악화시킬 수 있습니다.

1) 인체생리학 정영태 정경아
2) 자연의학 백과사전 마이클 T. 머레이 조셉 E. 피쪼르노

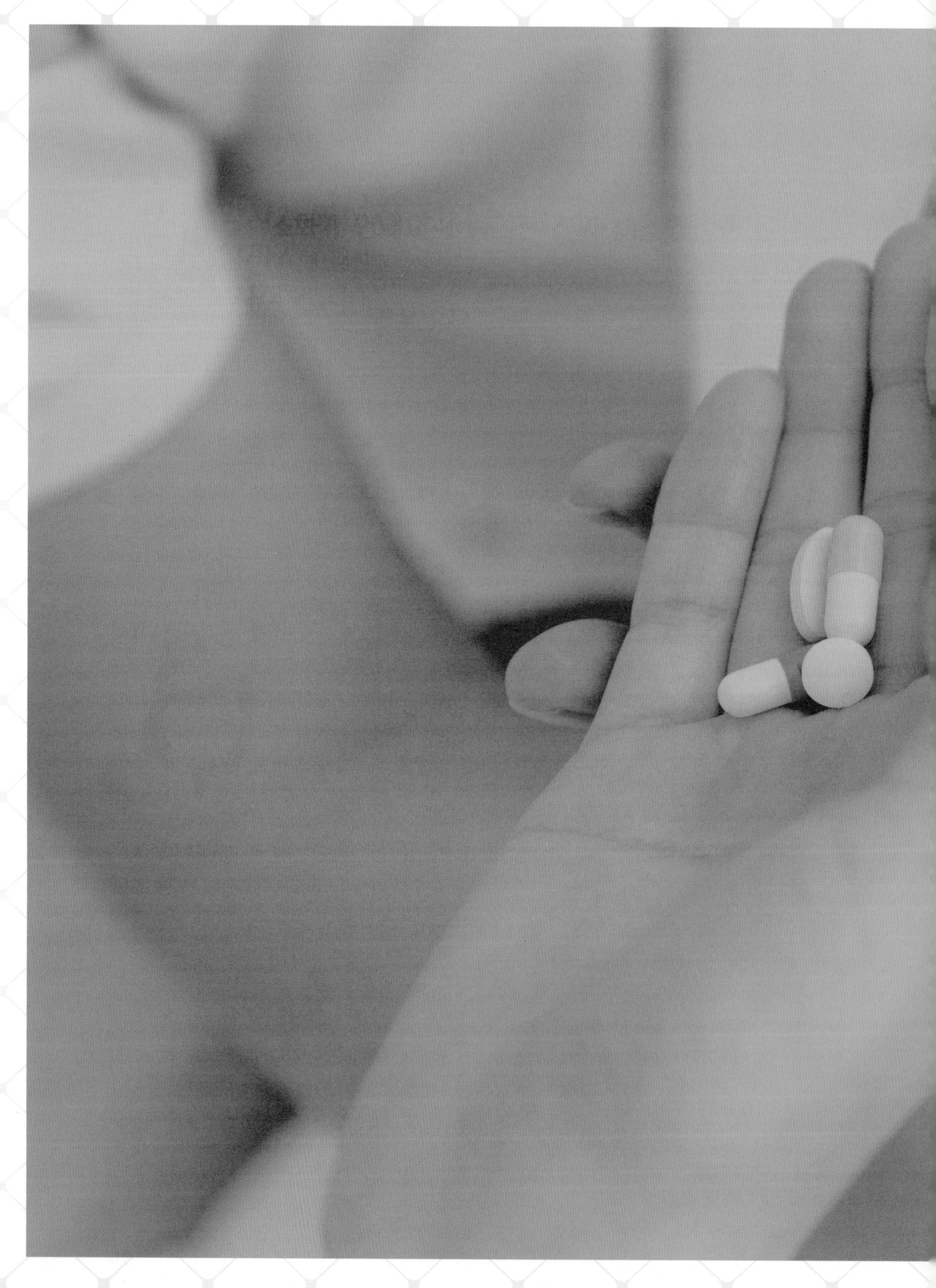

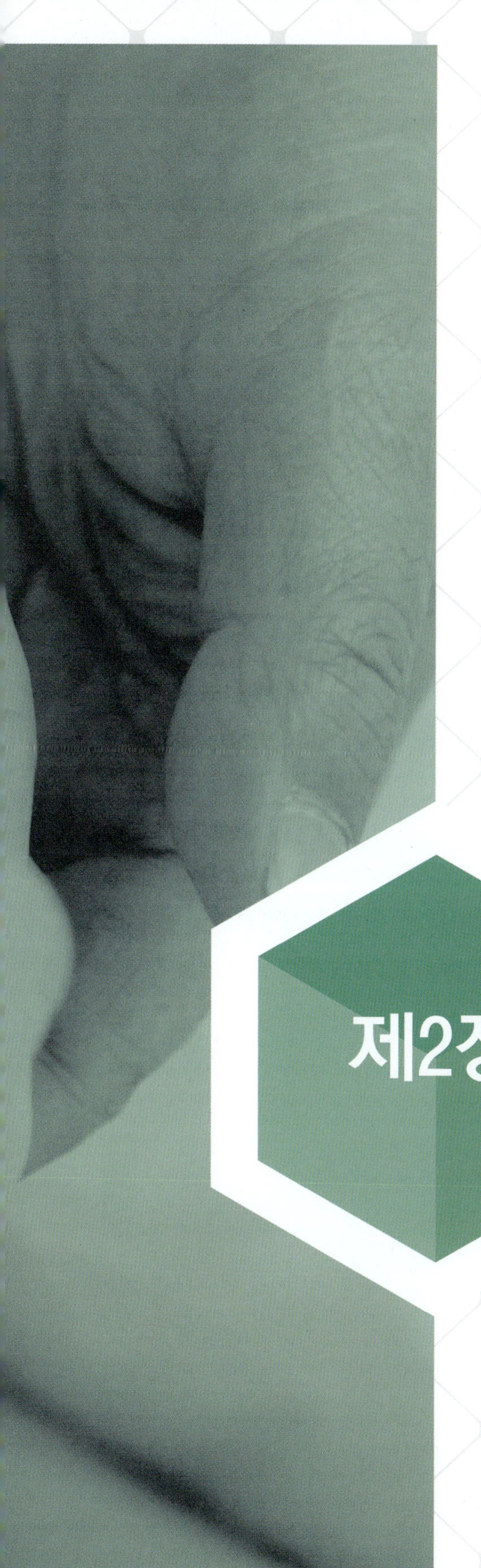

제2장 운동계 및 시청각계

MEMO

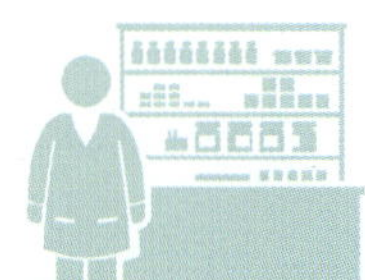

lecture 01 팔다리 저림과 마비 증상

팔다리 저림과 마비 증상에는 비타민 B군을 응용합니다

손목 관절 압박 증후군. 비타민 B2, 비타민 B6 함께 복용해야
갑상선 기능 항진증으로 인한 주기성 마비, 베타 아드레날린 차단제 투여

필자가 약국을 운영하는 안산은 시화·반월공단이 인접해
있어서 상대적으로 다른 지역에 비해 근육통과 수족 저림을
호소하는 환자들이 많은 편입니다. 호소하는 증상이 항상
같지 않기 때문에 약을 선택할 때는 항상 신중해 질 수
밖에 없습니다. 그래서 이번 시간에는 팔다리의 저림,
마비감과 관련된 질환들 중 약국에서 자주 접할 수 있는
질환들을 살펴보고 그에 대해 약국에서 할 수 있는 일들은
무엇이 있을지 한 번 살펴볼까 합니다.

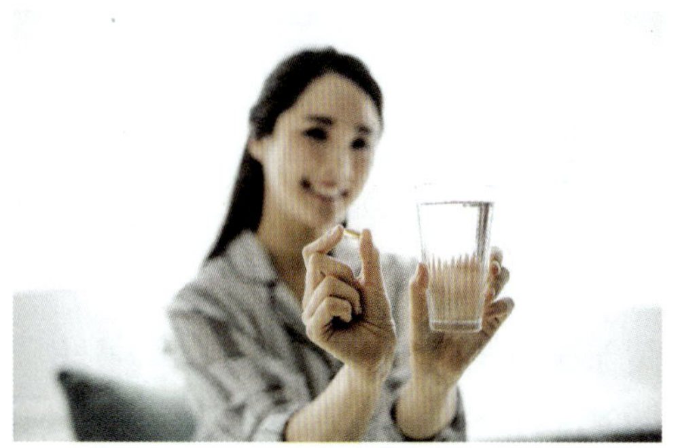

사례1) 치과에 근무하는 A양은 한쪽 손, 특히 손가락 끝이 저리다고 말을 한다.

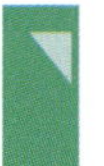

경견완 증후군, 경부 퇴행성 척추증

경견완 증후군은 치위생사와 같이 불편한 자세를 오랫동안 유지해야 하는 직업에서 발생할 수 있는 질환
으로 경추의 추간판이 손상되거나 신경이나 혈관이 건이나 뼈 인대에 압박을 받을 경우에도 발생할 수
있습니다. 목덜미나 어깨가 결리거나 팔이 마비되는 경우는 보통 경견완 증후군으로 볼 수 있으며 일정
근육에만 부담이 가는 직업에 종사할 경우에 이 질환에 노출되기 쉽습니다. 목을 움직이면 증상이 악화될
수 있으며 목 뒤에서부터 어깨에 걸쳐 이상 증상이 나타나기도 합니다. 이 질환은 정형외과적으로 치료를
받도록 추천하는 것이 좋습니다. 하지만 환자가 병원 치료를 받는 도중에 약물적 치료를 원한다면 오약순기산,
오적산 등을 고려할 수 있습니다. 필자의 경우엔 작약감초와 진통제가 포함된 약에 오약순기산을 자주

응용합니다. 계지가출부탕도 아주 좋습니다(진무탕에 갈근탕을 써도 효과가 아주 좋습니다). 추간판이 손상된 경우는 어렵겠지만 신경이나 혈관이 압박을 받아서 아픈 경우라면 따뜻한 찜질과 가벼운 스트레칭이 도움이 될 수 있습니다. 또한 평소에 자세를 바르게 하도록 조언을 하고 베개는 낮게 목 안쪽으로 베도록 추천하시면 좋습니다.

사례2) 미용실에서 근무하는 B양은 손이 저리고 손에 힘이 없고 통증이 느껴진다고 말한다.

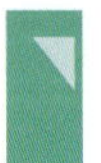 손목 관절 압박 증후군(수근관 증후군)

손목 관절 압박 증후군은 손목의 뼈와 인대 사이를 통과하는 신경(정중신경)이 압착되어 나타나는 흔한 통증성 질환입니다. 특히 30대에서 50대 여성에게 흔히 발생합니다. 원인으로는 류마티스성 관절염, 당뇨, 갑상선 기능 저하증, 거인증, 유전분증, 임신(수근관 부종)을 들 수 있습니다. 증상은 정중신경이 지배하는 손과 손목의 영역(무지, 시지, 중지, 약지의 요골측의 수장)에 무감각과 자통을 유발합니다. 그러나 종종 수부 전체를 침범하기도 합니다. 전형적으로 환자는 타는 듯 하거나 쑤시는 동통과 손의 무감각과 자통으로 밤에 잠에서 깨고, 동통을 완화시키고 감각을 회복하기 위해 손을 흔듭니다. 가벼운 손목 부목, 특별히 밤에만 사용하는 부목, 1일 2회의 피리독신(pyridoxine) 50mg 그리고 소염진통제가 도움이 됩니다. 또한 지속적인 자극을 줄이기 위해 컴퓨터 자판의 위치를 바꾸는 등의 생활교정으로도 증상을 완화시킬 수 있습니다. 이런 방법으로도 증상이 호전되지 않을 경우엔 코티코스테로이드 주사를 사용해야 하며 다시 반복적으로 재발된다면 수술 및 내시경 등을 이용한 외과적 수근관 감압이 추천됩니다. 손목 보호대를 하도록 추천하는 것이 좋고, 약국에서 판매하는 고함량 비타민B 제품을 추천하면 좋습니다. 비타민B2와 비타민B6를 함께 복용하면 효과가 더 크므로[1] 적극적으로 응용하면 좋겠습니다. 또한 냉온찜질과 브로멜라인 손목 스트레칭도 권장하면 좋습니다.

사례3) 공단에서 용접 일을 하는 직장인 C씨는 한쪽 다리가 저리다고 말한다. 쭈그린 자세로 오랜 시간 일하다 보니 허리 통증과 다리 저림이 고질병이다.

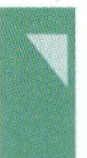 추간판 헤르니아, 척추관 협착증

추간판 탈출증은 추간판의 퇴행성 변화에 의해서 섬유륜의 내측 또는 외측 섬유의 파열로 수핵이 일부 또는 전부가 탈출을 일으켜 척수가 경막이나 신경근을 압박하여 신경 증상을 유발하는 질환으로, 탈출되는 정도에 따라 팽윤, 탈출, 부골화된 추간판 등으로 나눕니다. 30대와 50대 사이에 호발하고, 남성에게 많습니다. 이환부위는 제4~5번 요추간, 제5요추~제1천추간, 제3~4요추간의 순서이고, 다발성으로 생기는 일도 있습니다. 평균 신장보다 큰 사람, 비만한 사람과 운전기사나 장시간 앉아서 일해야 하는 사람에게 잘 발생하며, 임신 경력과 흡연 또한 추간판 헤르니아의 원인으로 알려져 있습니다. 추간판의 퇴행성 변화는 수핵으로부터 시작되는데 성장이 끝난 20세 전후에 시작됩니다. 성장이 끝난 시기를 정점으로 하여, 수핵 내의 콘드로이틴황산(chondroitin sulfate)과 수분 함량이 서서히 감퇴되어 탄력성이 줄어들게 됩니다. 수분이 감소되면서 농축된 수핵은 끈적거리는 덩어리로 변합니다. 수핵을 싸고 있던 섬유륜은 탄력성을 잃고, 인대가 치밀하게 덮고 있지 못해 약한 후외측과 후방측이 쉽게 찢어집니다. 이곳을 통해서 수핵이 돌출됩니다. 수핵의 탈출은 척추의 굴신 운동, 무거운 물건을 들어 올리는 동작, 때로는 추락하거나 넘어질 때, 갑작스런 자세 변경 등에서도 흔히 발생됩니다. 처음에 나타나는 증상은 요통이지만 전형적인 경우는 신경근이 자극을 받게 되어 무릎 밑에서 발가락 끝까지 방사되는 방사통이 있습니다.[2] 약국에서는 소경활혈탕과 작약감초를 기본으로 접근하면 효과가 좋고, 환자에게 디스크에 도움을 주는 운동법이나 자세 등을 소개해 주는 것이 좋습니다. 추간판의 퇴행성 변화에 도움을 주기 위해 chondroitin sulfate의 꾸준한 복용을 추천하면 좋고, 마그네슘과 토코페롤 복합제를 추천해도 좋습니다.

🟩 맥켄지 운동

맥켄지 운동은 척추를 신전시킴으로써 추간판 내압은 상승시키지 않고 수핵을 전방으로 이동시키고 신경근 긴장을 감소시키며 요배근을 강화시키는 효과가 있습니다. 가벼운 운동을 통해 증상을 호전시킬 수 있는 좋은 방법입니다. 협착증이나 후관절 증후군이 있는 경우에는 주의를 요하지만 환자들에게 소개할 만한 좋은 방법입니다.

맥켄지 운동

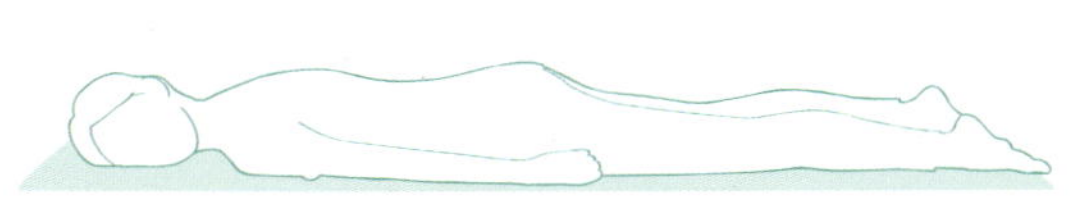

① 완전히 엎드려 호흡하며 척추를 이완시켜줍니다

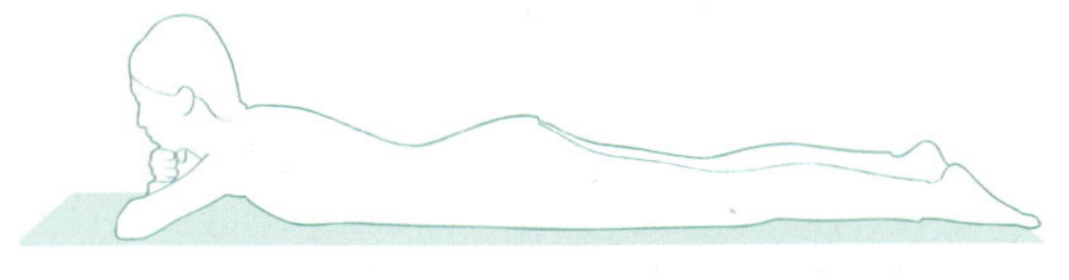

② 두 주먹을 턱 아래 괴고 허리를 약간 위로 젖히며 호흡을 계속합니다

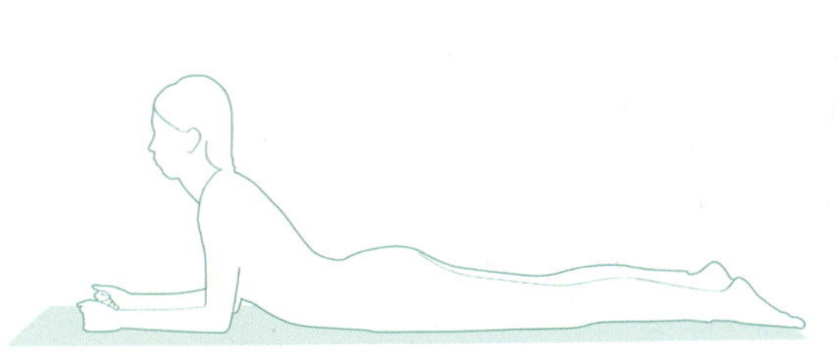

③ 팔꿈치로 상체를 지지하면서 호흡하고, 숨을 끝까지 천천히 내뱉는 것이 좋습니다

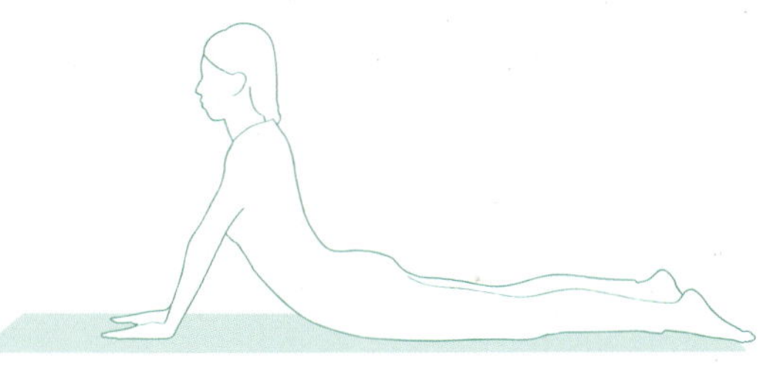

④ 통증이 전혀 없을 때 팔을 완전히 펴는 동작을 해도 괜찮지만 무리해서 이 동작을 할 필요는 없습니다

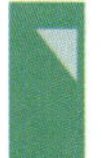

사례4)　평소에 술을 자주 마시는 D씨는 손과 발끝이 심하게 저리다고 말한다. 본인은 술이 원인이라고 생각한다.

레이노병, 알콜성 신경염, 각기병

① **각기병:** 티아민 결핍증에 의한 말초신경 변성 증후군을 건성 각기병이라고 부릅니다. 이 변화는 양측성이며 대칭적이고 주로 하지를 침범합니다. 발가락의 감각 이상으로 시작하여 발의 작열감 (특히 밤에 심함), 장딴지 근육의 경련, 다리의 동통 등이 생깁니다. 장딴지 근육의 압통, 웅크린 자세에서 기립의 어려움, 발가락의 진동 감각의 감소, 발바닥의 감각 이상이 초기의 징후입니다. 경미한 말초신경병증은 발목 반사의 소실로 진단 내릴 수 있습니다. 지속되는 결핍은 무릎 반사의 소실, 장딴지 근육 및 대퇴 근육의 위축이 발생하고, 결국에는 발가락 하수증과 족 하수증이 발생합니다. 다리의 증상이 완전히 발현된 이후에 팔까지 침범하게 됩니다.[3]

② **독성 신경염(알콜성 신경염):** 이 병변은 다발성 신경염의 형태로 발생합니다. 중금속, 납, 비소, 알콜, 일산화탄소, 기타 특수 유기화합물, 전염성 독소 등에 의합니다. 국소 또는 전신 말초 신경에 자극성 염증을 일으킵니다. 이는 약물의 국소 주입 또는 전신 섭취 등으로 발생합니다. 국소 신경의 주된 변화는 신경 축생의 변성입니다. 일반적으로 독성이 심하지 않거나 농도가 옅은 경우 회복이 잘 됩니다. 일반적으로 내과적인 치료와 예방이 중요하며, 일단 신경염이 발생되면 외과적인 치료보다는 물리 치료가 필요합니다. 과도한 음주나 영양 부족으로 인한 각기병이나 알콜성 신경염의 경우는 충분한 휴식과 비타민 B군의 보충을 통해 치료될 수 있습니다. 음주가 원인일 경우엔 다발성으로 신경염이 수반되지만 금주를 하고 충분한 수면을 취하면 해결될 수 있는 증상이기 때문에 크게 걱정할 필요는 없습니다. 금주를 하고 증상이 잘 해결된다면 음주 횟수와 양을 줄일 것을 권하는 것이 좋습니다.

③ **레이노병:** 수지부 및 선단부(ex. 코, 혀)에 발생하는 세동맥의 경련으로 간혈성의 창백과 청색증을 지니는 질환을 말합니다. 69~90%가 젊은 여성에서 보고되는데 원인은 알려져 있지 않습니다. 냉감이나 정서적 흥분으로 증상이 악화될 수 있으며, 통증은 별로 없지만 지각 이상은 일반적인 증상입니다. 수지부 동맥, 세동맥의 혈관 수축이 발생하여 수 분에서 수 시간 지속되는데 조직의 손상을 일으키지는 않습니다. 손을 다시 따뜻하게 할 경우 색조와 감각이 정상으로 회복됩니다. 레이노 질환은 국소 냉감 또는 카테콜라민의 분비, 교감신경의 항진을 유발하는 경우 혈관 경련이 쉽게 일어날 수 있습니다. 증상이 진행될수록 동맥 내막이 두꺼워지고 작은 동맥에 혈전이 생성됩니다. 레이노 질환은 증상이 심하지 않은 상태일 때는 몸의 냉기를 피하는 것만으로도 조절이 가능합니다. 니코틴이

혈관 수축을 유발하기 때문에 담배를 끊어야 합니다. 일부 환자에서는 이완기법이 도움이 되기도 하고 경구로 취침 시 프라조신(prazosine) 1~2mg을 투여하거나 칼슘 길항제인 니페디핀(nifedipine)을 하루 3번, 한 번에 10~30mg을 처방할 경우 도움이 됩니다. 펜톡시필린(pentoxifylline) 400mg bid/tid, 페녹시벤자민(phenoxybenzamine) 10mg po tid 또는 구아네티딘(guanethidine) 10mg po tid 역시 도움이 됩니다. 프로스타글란딘의 사용에 대한 연구들은 극적인 결과를 보이고 증상이 심한 환자들에게는 국소적 교감신경 절제술이 도움이 됩니다.[4] 몸을 차갑게 하거나 교감신경이 지나치게 항진되는 상황은 레이노 질환에 좋지 않은 영향을 미칠 수 있습니다. 약국 약으로는 당귀사역가오수유생강탕과 팔미지황탕 온경탕을

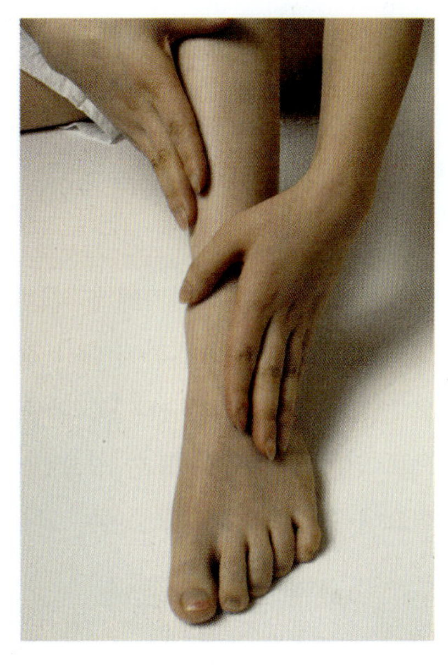

적극적으로 사용해 볼만 합니다. 필자는 당사오와 팔미를 자주 응용하는데, 겨울에 한기를 심하게 느끼는 여성들에게 탁월한 효과가 있습니다.

사례5) 평소에 약국에 자주 들리는 직장인 E씨. 갑자기 팔다리에 힘이 빠지며 마비가 되는 증상이 나타난다고 말한다.

갑상선 기능 항진증으로 인한 주기성 마비

갑상선기능항진성 주기성 마비로 인한 마비는 임상적으로는 저칼륨성 주기성 마비와 차이가 없습니다. 젊은 라틴 아메리칸이나 아시아계 남성에게 호발하며 갑상선중독증 환자의 약 10%에서 발생합니다. 갑상선중독증을 수개월 이상 모른 채로 지나기 쉽고, 갑상선자극호르몬 수치의 감소가 갑상선중독증의 유일한 증거일 수 있습니다. 갑상선중독증 치료가 안정될 때까지 베타 아드레날린 차단제(β-adrenergic blocking agent)의 투여는 마비의 강도와 빈도를 낮추는데 유용합니다.[5] 갑상선 기능 항진증으로 인한 주기성 마비의 경우는 환자에게 다른 종류의 갑상선중독증의 증상을 갖는가를 확인하는 게 중요합니다. 증가된 식욕에도 불구하고 설명되지 않는 체중 감소를 일으킵니다. 또한 활동이 과다해지고 신경질적이게 되며, 쉽게 피로를 느끼며 불면증, 집중력 장애가 흔합니다. 또한 빈맥과 심계항진을 자주 보이고 수장홍반, 손톱 박리증, 간혹 가려움증과 두드러기 등도 보일 수 있습니다. 위장관 통과시간이 줄어들어서 설사나 경한 지방변이 나올 수 있습니다. 이런 증상과 더불어 주기적으로 팔다리에 마비감이 올 경우는 갑상선 증상으로 보고 환자에게 내분비 검사를 받도록 추천하는 것이 좋습니다.

📋 정리

이 외에도 저림과 마비 증상을 유발하는 질환은 더 있지만, 우선적으로 약국에서 접할 수 있을만한 질환에 대해서만 정리를 해 보았습니다. 살펴본 바와 같이 저림과 마비 증상에 있어서는 약국에서 직접 관리를 해 줄 수 있는 질환과 그렇지 못한 질환이 있습니다. 직접 관리를 해 줄 수 있는 질환에 있어서는 약물적 접근을 통해 환자에게 적합한 제품을 권하는 것이 좋겠고 그렇지 못하는 질환이라 할지라도 약국에서 먼저 환자에게 질환에 대한 정보를 제공할 수 있다면 좋겠습니다. 기본적으로 비타민 B군을 적극적으로 응용하고 마그네슘과 토코페롤, 생약제제를 추천하는 것이 바람직해 보입니다. 또한 교감신경 과항진으로 인한 혈관 수축 또한 중요한 원인이므로 교감신경 과항진을 낮추는 방법에 대해서도 많은 고민이 필요해 보입니다. 생약 중에는 교감신경의 항진을 낮추는 약이 많으니 관심을 기울여야 하겠습니다.

> **Point**
>
> 1. 수근관 증후군에는 1일 2회 피리독신 50mg, 그리고 소염진통제를 사용합니다.
> 2. 추간판의 퇴행성 변화에는 소경활혈탕과 작약감초를 기본으로 사용하면 좋습니다.

---

1) 자연의학 백과사전 마이클 T. 머레이 조셉 E. 피쪼르노
2) 정형외과학 대한정형외과학회
3) 머크메뉴얼
4) 머크메뉴얼
5) 해리슨내과학 E.Braunwald

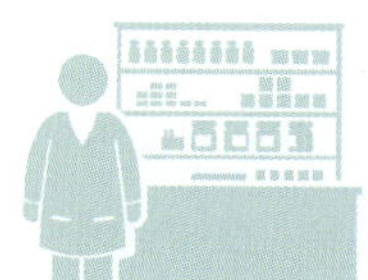

비타민D의 응용과 이해

비타민D, 다양한 질환에 적절히 취급해야 합니다

나이 많거나 몸무게 늘수록 비타민 합성 방해돼 결핍
면역이나 암 질환, 만성 통증과 계절성 우울증에 큰 도움

얼마 전 비타민D에 대한 방송이 나온 이후로 약국에 비타민D를 문의하는 손님이 급증했습니다. 우리가 학창시절 배운 비타민D에 대한 내용은 골밀도 증가와 관련된 내용이 대부분이었지만 요즘 사람들의 관심은 비타민D의 골밀도 증가 효과뿐만 아니라 다양한 효능들에도 집중되어 있습니다. 비타민D는 알면 알수록 매력적인 물질임은 분명합니다. 하지만 우리가 기본적으로 알고 있는 비타민D에 관한 내용을 보완하지 않으면 시대의 흐름을 따라가지 못할 것 같습니다. 그래서 이번 시간에는 우리가 알고 있는 비타민D에 대한 내용들을 되짚어보고 또 앞으로 알아야만 될 내용들에 대해서도 살펴보도록 하겠습니다.

비타민D

지금까지 발견된 프로비타민D는 D2에서 D7까지 다양합니다. 자외선 조사를 통해 비타민 D2에서 D7까지 얻을 수 있지만, 그중에서 생물학적 활성이 높은 것은 D2와 D3 뿐입니다. 효모에서 많이 발견되는 에르고스테롤(Ergosterol)과 동물의 피부에 많이 있는 7-데하이드로콜레스테롤(7-Dehydrocholesterol) 이 각각 비타민D2(Ergocalciferol), 비타민D3(Cholecalciferol)로 전환됩니다. 비타민D2는 비타민D3로 전환 돼야 이용 가능해집니다. 우리가 관심을 가져야 할 비타민D는 비타민D3(Cholecalciferol)로 비타민 D3의 결정체는 4,000만IU/g가 국제적 표준치입니다. 7-Dehydrocholesterol이 자외선B(UV-B)와 만나면 비타민D3가 합성되는데, UV-B는 파장 290~315nm의 좁은 영역에 있고, 또한 옷과 유리를 통과하지 못하기 때문에 실내 생활을 주로 하는 현대인은 비타민D3를 충분히 합성하기 어렵습니다. 소장에서 흡수된 비타민D는 간에서 수산화 과정을 거쳐 25D(25-Hydroxycholecalciferol)로 전환되게 됩니다. 비타민D 검사를 할 때는 이 25D를 검사하는 것입니다. 따라서 검사 결과 비타민D가 부족하다고 말하는 것은 이 25D가 부족하다는 뜻입니다.[1] 또한 이들은 신장으로 가서 1.25-D3로 전환됩니다. 이렇게 활성화된 칼시트리올 (calcitriol)은 혈액으로 유입되어 단백질과 결합하여 필요한 곳으로 이동하게 됩니다. 간과 신장의 기능이 정상이 아닐 때는 위의 과정에 문제가 생기기 때문에 신기능이 저하된 환자에게는 1-Hydroxycholesterol

(원알파)을 투여해야 하며, 신기능과 간기능이 모두 저하되어 있다면 1.25-Dihydroxycholecalciferol (본키)을 투여해야 합니다.[2]

비타민D는 지용성 비타민이므로 소장에서 흡수되기 위해서는 담즙이 필요하며, 장 내에 지방이 있을 경우 흡수가 증가됩니다. 따라서 지방의 흡수를 방해하는 요인이 있다면(고지혈증약 복용, 스테로이드제, 호르몬제, 미네랄 오일 등의 섭취와 담낭 제거 시술을 받은 자 등) 비타민D의 흡수도 방해받게 됩니다. 비타민D는 소장의 상피세포에서 칼슘이온의 운반에 필요한 단백질(CaBP, calcium-binding protein)의 생합성을 촉진시키며, 이들 단백질이 많이 형성될 때 칼슘의 흡수는 증가합니다. 비타민D에 의해 인의 흡수도 촉진되며, 이들 두 무기질의 농도가 증가함으로 인해 뼈의 정상적인 석회화가 이루어집니다.[3] 비타민D는 파골세포를 자극해 뼈의 칼슘 방출을 증가시킴으로써 혈청 중 칼슘과 인산염의 농도를 적절한 수준으로 유지시킵니다. 혈청 중 칼슘 또는 인산염의 농도가 저하되면 부갑상선이 반응해 부갑상선 호르몬이 분비됩니다. 이 호르몬은 신장의 하이드록시(Hydroxy) 효소를 자극하여 25D가 1.25D로 전환되도록 합니다. 따라서 비타민D는 뼈에서 혈액으로 칼슘과 인산염의 방출을 촉진하는 동시에 신장의 대사를 촉진하는 역할을 합니다.[4] 또한 비타민D는 신장에서 칼슘과 인산염의 재흡수를 촉진하기도 합니다. 적당한 칼슘과 인산염의 농도 유지는 뼈의 석회화에 필수적입니다. 이와 같이 비타민D는 소장에서 칼슘의 흡수를 돕고, 신세뇨관에서 인산염의 재흡수를 돕습니다. 뼈의 성장에 필요한 연골 형성에 영향을 주는 조골세포에 직접 작용하기 때문에 어린이의 성장 및 뼈, 치아의 발육에 영향을 미칩니다. 근육의 약해짐을 방지하고, 심박동을 정상화합니다. 골다공증, 저칼슘혈증 치료에 이용되며 면역을 증강시킵니다. 갑상선 기능을 돕고, 정상적인 혈전을 생성시킵니다. 이와 같은 미네랄의 균형을 이루는 작용 외에도 세포분열에 필요한 여러 중요 유전인자의 역할을 정상화하는데 필수 성분입니다. 비타민D의 권장소비량은 하루 400IU이고 최근 권장되는 양은 2,000IU에서 5,000IU까지 다양합니다. 하루 30,000IU 정도까지 복용해도 문제 없다는 논문들이 나오고 있으니 용량에 대해서는 크게 걱정하지 않아도 좋을 것 같습니다. 하지만 지용성 비타민이기 때문에 물론 부작용도 있습니다. 그 증세는 식욕감퇴, 메스꺼움, 구토, 갈증, 설사, 허약, 체중 감소 등이 있습니다. 또한 뼈 조직뿐 아니라 심장과 근육 등의 각종 연조직에 칼슘이 침착됩니다. 특히 신장에 석회화가 일어나 기능장애를 일으켜 요독증을 일으키는 경우도 있습니다. 이때는 비타민D의 투여를 중단하고 칼슘 함유량이 적은 식사를 하면 없어집니다.

여기까지가 전통적으로 약사들이 알고 있는 비타민D에 대한 내용들입니다. 지금까지는 앞에 소개된 내용 정도만 정확히 알고 있어도 문제될 것이 없었지만 최근의 비타민D에 대한 응용과 이해는 이 내용을 살짝 뛰어넘어야 될 것 같습니다. 따라서 지금부터는 약사들이 좀 더 신경 써서 알아두면 도움이 될 비타민D와 관련된 내용에 대해 소개하고자 합니다.

비타민D 합성에 방해가 되는 요인들

1. 위도
2. 계절
3. 고도
4. 시간
5. 대기오염
6. 구름 덮인 하늘
7. 햇빛 차단제의 사용
8. 피부의 멜라닌 양
9. 나이
10. 몸무게
11. 몸을 덮고 있는 옷의 양

1번부터 7번까지는 그 이유를 쉽게 예상할 수 있을 것 같아 따로 부연설명을 하지는 않겠습니다. 하지만 8, 9, 10항은 그 이유를 쉽게 이해하지 못할 수도 있으니 그 이유를 설명해 보도록 하겠습니다.

피부의 멜라닌 양

멜라닌은 피부색을 표현해주는 피부 속의 색소입니다. 또 그 멜라닌은 UV-B를 흡수해서 비타민D의 생산을 방해하기 때문에 검거나 어두운 피부를 가진 사람들이 비타민D를 합성하기 더 어렵습니다. 미국에 사는 흑인이 백인보다 비타민D의 혈중 농도가 낮다는 사실은 유명합니다.

나이

나이든 사람일수록 비타민D가 결핍될 위험성이 더 높아집니다. 나이가 들어감에 따라 햇빛에 노출되더라도 피부의 비타민D 생성량이 줄어들게 되는데, 그 이유는 UV-B를 접하고도 비타민D를 생성할 수 있는 효율이 떨어지는 것과 나이가 들수록 햇빛에 노출되는 시간이 줄어드는 것 등이 원인이라고 할 수 있습니다. 그래서 나이가 든 사람일수록 비타민D가 더 필요합니다.

몸무게(체지방량)

콜레스테롤에서 비타민D가 만들어지기 때문에 언뜻 생각하면 체중이 많이 나가는 사람이 비타민D를 더 잘 생성할 것으로 생각하기 쉽지만, 생성된 비타민D가 지방세포에 흡수돼 신체 각 조직과 기관이 비타민D를 사용하기 더 어려워집니다. 따라서 체중이 많이 나가는 사람이 더 많은 비타민D를 섭취해야 합니다. 이외에 모유만 먹고 자란 어린이나 유색인종에게서 비타민D 결핍이 보다 자주 발견된다고 합니다.[5]

그렇다면 비타민D가 부족할 수밖에 없는 이유를 잘 알았으니 비타민D의 골밀도 증가 이외의 기능에 대해서 알아봐야겠죠? 비타민D 농도가 낮거나 VDR(Vitamin D Receptor)의 유전적 변형이 있는 경우,

골연화증, 골다공증 뿐 아니라 유방암, 대장암, 전립선암 등의 악성 종양, 고혈압, 당뇨병, 면역장애와 관련된 질환들이 증가한다는 보고가 많습니다.

🗒 비타민D와 암

비타민D는 세포의 성장을 둔화시킵니다. 암세포의 두 가지 특징은 분화(specialization)가 결여되고 빠른 성장 또는 증식을 한다는 것입니다. 유방을 포함한 폐, 피부(melanoma, 흑색종), 대장, 뼈를 포함한 많은 악성 종양이 비타민D 수용체(VDR, Vitamin D receptor)를 가지고 있음이 알려졌습니다. 비타민D3의 생물학적 활성형인 칼시트리올과 그 유사체는 분화를 유도하고 많은 암과 비 암세포의 증식을 억제한다고 알려져 있습니다.

🗒 비타민 D가 암을 억제하는 기전

🔹 세포 자멸사(apoptosis)

세포 자살은 세포가 건강한 세포로 대체 돼야 할 상황에 놓였을 때, 오래됐거나 병든 세포가 스스로 사멸하는 과정을 말합니다. 암세포는 이런 기능이 사라진 것인데 비타민D는 세포 자살이 정상적으로 이뤄지도록 돕습니다.

🔹 세포 분화(Cell differentiation)

세포는 고유의 기능을 발현할 수 있도록 변화합니다. 배아 상태의 세포는 성장하면서 점차 특화된 조직과 기관의 기능에 맞추어 변모합니다. 암세포는 분화 능력을 상실하여 계속 성장과 분열만 하게 됩니다. 비타민D는 암세포가 다시 분화 과정을 거쳐 세포가 속한 기관에 알맞게 성상 기능을 하는 세포로 성장할 수 있도록 돕습니다.

🔹 세포 증식(Cellular proliferation)

체내 세포가 성장하고 분열해 수가 늘어가는 것이 증식입니다. 세포 증식을 조절하는 유전자는 비타민D의 영향을 받습니다. 만약에 비타민D 농도가 낮으면 세포 증식을 조절하는 유전자의 기능이 저하됩니다.

🔹 세포 성장 조절(regulating cell growth)

비타민D는 혈관 신생 과정을 막습니다. 암세포는 지속적으로 성장하기 위해 새로운 혈관을 만드는데 비타민D는 혈관 신생 과정에 영향을 주는 유전자에 영향을 미쳐 암세포가 새로운 혈관을 만들지 못하도록 조절합니다.

● 전이의 감소(reduction of metastasis)

암세포의 전이는 세포의 일부가 혈액을 통해 신체의 다른 부위로 이동하여 정상 조직 사이에 파고드는 과정에서 암세포 종괴를 형성하는 것을 뜻합니다. 비타민D는 이 과정을 방해하는 것으로 알려져 있습니다. 이런 과정이 비타민D의 암세포 억제에 대한 기전으로 알려져 있습니다. 몇몇의 연구 결과들은 비타민D가 유방암, 폐암, 대장암과 전립선암에 효과가 있다고 소개하고 있습니다.

비타민D와 심혈관질환

심혈관질환에는 고혈압, 관상동맥질환, 심부전, 뇌졸중 등이 포함됩니다. 비타민D의 결핍은 혈관벽의 근육에 영향을 미치며 혈관벽에 칼슘 침착과 염증을 유발시키는 것으로 알려져 있습니다. 또한 혈압을 관장하는 중추 내분비 기관에도 영향을 미칩니다. 이런 요인들로 인해 비타민D가 부족할 경우 심혈관 질환의 증가를 예상할 수 있습니다.

비타민D와 만성 통증

비타민D가 부족하면 부갑상샘 호르몬(parathyroid hormone, PTH)의 영향으로 근육과 뼈에서 칼슘이 유리됩니다. 근육과 뼈의 강도가 떨어지게 되면서 만성 통증을 일으키게 됩니다.

비타민D와 건선

빠른 속도로 분열하는 세포를 증식이라고 말합니다. 세포 증식은 성장기와 상처 치유(regeneration, 재생) 중에 관찰됩니다. 반면 분화(differentiation)는 신경세포와 같이 특별한 기능을 위한 세포의 특수화(specialization)를 가져옵니다. 따라서 증식과 분화는 반대적 입장에 있다고 볼 수 있습니다. 일반적으로 세포의 분화는 증식에 있어서 감소를 초래합니다. 건선(psoriasis)은 각질세포(keratinocyte)라고 불리는 피부 세포의 증식이 특징적인 질병입니다. 각질세포에서 VDR의 발견은 심한 건선의 치료를 위해 칼시트리올 유사체를 포함하는 크림(다이보넥스, 다이보베즈 크림 등)의 사용을 가능케 했습니다.

비타민D와 면역

VDR은 면역계에서 중요한 역할을 하는 T세포에서도 발견됩니다. T세포는 항원을 인식하고 면역반응을 조절하는 기능을 하고 있는데, 자가면역질환과 알레르기는 T세포 매개 면역에 문제가 생겼을 때 발생합니다. 과량의 1.25D는 이런 면역계 질환의 억제에 도움이 됩니다.

📋 비타민D와 만성 피로

일조량이 적은 계절에 특히 피로감을 많이 느끼고 통증을 느낀다면 비타민D 결핍을 의심하는 게 좋습니다.[6] 이외에도 다발성경화증, 계절성 정서장애, 천식, 독감과 1, 2형 당뇨에도 도움이 되는 것으로 알려져 있습니다.

지금까지 약국에서 알아야만 할 비타민D에 대해 알아봤습니다. 좀 더 정확한 정보를 소개하고 싶지만 비타민D에 대한 연구는 아직까지 진행 중인 것으로 보입니다. 충분한 데이터가 준비되어 있지 않기 때문에 아직은 사용에 좀 더 신중해야 할 것 같습니다. 하지만 지금까지 알려진 내용만 가지고도 충분히 다양한 질환에 비타민D를 취급할 수 있습니다. 비타민D 단일제제는 정제, 캡슐, 액상 제품 형태로 나오고 있으며, 오메가-3와 복합으로 나오는 제품, 비타민 B군과 복합으로 나오는 제품, 칼슘 마그네슘과 혼합되어 있는 제품 등 다양한 복합제도 나오고 있습니다. 사용할 수 있는 형태는 다양합니다. 비타민D의 임상은 칼슘의 흡수 촉진이 그 첫 번째가 될 것입니다. 하지만 그 외의 부가적인 효과 역시도 무시하지 못할 수준에 있다고 생각합니다. 면역과 관계된 질환 및 암과 관계된 질환, 만성 통증과 계절성 우울증 모두 쉽게 치료할 수 없는 난치성 질환입니다. 이 질환의 치료에 우리가 쉽게 접할 수 있는 비타민D가 도움이 될 수 있다는 사실은 너무나 고마운 일입니다. 비타민D를 열심히 공부하여 많이 응용하시길 바랍니다.

> **Point**
> 1. 비타민D3의 생물학적 활성형인 칼시트리올과 그 유사체는 분화를 유도하고 많은 암과 비 암세포의 증식을 억제합니다.
> 2. 비타민D가 부족하면 심혈관질환이 증가합니다.
> 3. 일조량이 적은 계절에 특히 피로감을 많이 느끼고 통증을 느낀다면 비타민D 결핍을 의심해 보아야 합니다.

---

1) 비타민D혁명 소람 칼사
2) 분자교정요법 박성호
3) 일반약 임상약학 최병철
4) 일반의약품(약학정보원) 김성철
5) 비타민D 다이어트 제임스 다우드, 다이앤 스태포드
6) 비타민D 다이어트 제임스 다우드, 다이앤 스태포드

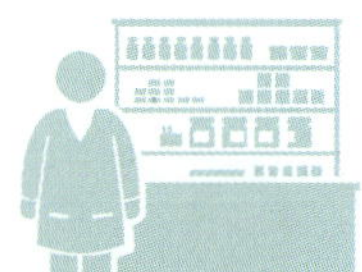

lecture 03 안구건조증의 원인과 치료법

영양 상태 개선으로 안구건조증 호전 가능합니다

갱년기 건조증 의심 되면, 이소플라본 함유 제품 소개
각막염 심한 건성안 환자, 보존제 없는 인공눈물 추천

눈물이 부족해져서 불편함을 느끼게 되고 시력에 문제가 오게 되는 상태를 건성안(안구건조증)이라고 합니다. 안구건조증은 약국에서 가장 많이 접하는 안과적 질환임에도 불구하고, 우리 약사들은 인공눈물을 판매하는 정도로만 안구건조증 환자를 취급하는 경우가 많습니다. 생각보다 건성안에 제공할 정보와 제품이 많습니다. 안구건조증에 대한 명확한 기준을 가지고 안구건조증 환자를 대한다면 보다 좋은 치료법을 찾을 수도 있습니다. 이번 시간에는 건성안에 대해 알아보고, 약사가 건성안에 대해 취할 수 있는 약물적 접근법에 대해 고민해 보도록 하겠습니다.

눈물층의 구조

눈물층은 지방층, 수성층, 점막층으로 구성되어 있습니다. 최외곽층인 지방층은 눈꺼풀의 위와 아래쪽에 있는 마이봄샘 (Meibomian glands)과 결막의 짜이스선(Zeis glands)에서 분비되는 지방성분인 왁스, 콜레스테롤 에스테르 등으로 구성되어 있습니다. 눈물 수액층의 증발을 방지하고, 표면을 부드럽게 하며 눈물층의 파괴 및 불안정을 예방하는 역할을 합니다. 노화 및 호르몬 분비의 저하는 지방층의 성분을 변화시켜 건성안의

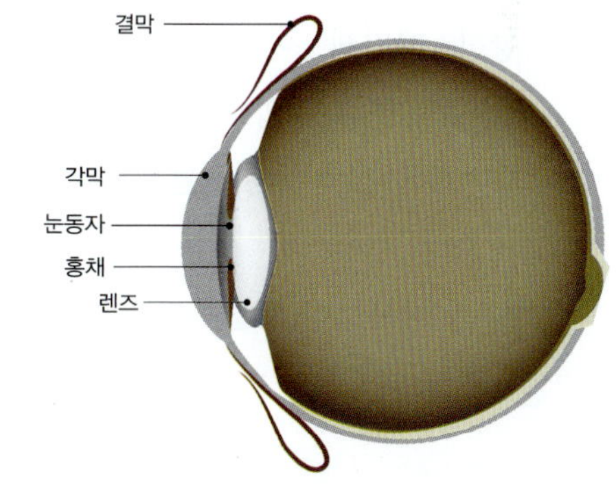

원인이 됩니다. 중간층인 수성층은 눈에 영양분을 공급하고, 병원균을 제거하는 효소와 면역물질을 보유함으로써 안질환의 예방과 청소작용을 합니다. 점액층은 결막의 배상세포에서 분비되며 각막 세포를 습윤시키고 각막과 결막을 얇게 덮어 주어 눈물이 결막 표면에 잘 붙어있게 합니다. 점액층이 부족하면 수성층과 지방층이 각막에 잘 고정될 수 없습니다. 결막은 혈관이 있어 혈액을 통해 산소와 영양분을 공급받지만, 각막은 혈관이 없으므로 눈물을 통해 산소와 영양분을 공급받습니다. 따라서 눈물이 부족하게 되면 각막이 손상 받게 됩니다.[1]

📋 안구건조증의 원인

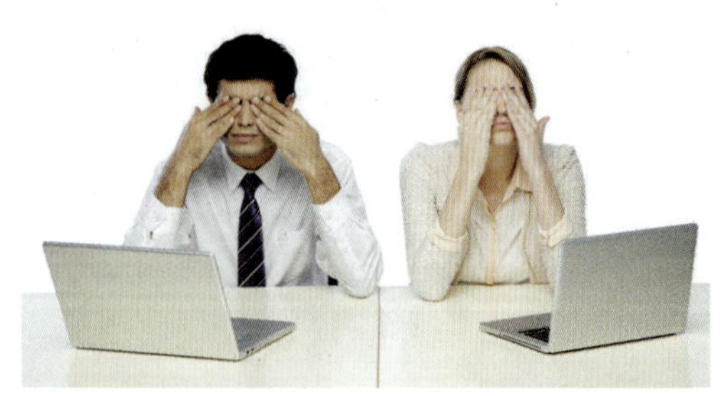

안구건조증은 기본적으로 눈물 양의 감소나 눈물 구성 성분의 변화로 인해 발생합니다. 눈물 양의 감소는 ①눈물의 증발량이 증가하거나 ②눈물의 배출량이 증가하거나 ③ 눈물샘의 눈물 생성량이 감소하기 때문에 발생합니다. 위에 소개된 세 가지 눈물층 중 어느 것이 감소하더라도 안구건조증이 발생하겠지만, 안구건조증의 가장 흔한 이유는 점액층의 감소이고, 점액층이 감소하는 이유는 점액을 생성하는 배상세포가 감소하기 때문입니다.[2]

① 정상적인 노화현상으로 인해 눈물의 분비량이 줄어들거나 눈물의 상태가 변할 수 있습니다.

② 자가면역질환, 류마티스 관절염, 쇼그렌 증후군, 루프스 질환 등은 눈물샘의 손상으로 눈물 생성에 영향을 미칩니다.

③ 각막의 예민성이 감소하게 되면 눈물의 생산량이 줄어들 수 있습니다.

④ 안검의 지방분비선(마이봄샘)에 염증이 생기거나 막히면 지방층의 분비가 적어지고, 지방층의 분비 감소는 수분층의 증발 원인이 됩니다.

⑤ 결막의 점액 분비선이 염증으로 막히면 점액 분비량이 적어져서 수분을 점액층에 붙잡아 둘 수 없기 때문에 수액층이 눈물관을 타고 코로 흘러나가게 됩니다.

⑥ 갑상선 질환으로 인해 눈이 커지면 눈물 증발이 증가돼 안구건조가 올 수 있고, 갑상선 기능 저하로 눈물이 감소되기도 합니다.

⑦ 항히스타민제, 이뇨제, 부교감신경 차단제, 항고혈압제, 이소트레티노인(isotretinoin), 시메티딘(cimetidine) 등의 사용은 눈물을 감소시킵니다.

⑧ 갱년기에 의해 여성호르몬이 감소하면 눈물이 줄어듭니다.

이외에도 영양분의 부족, 안면 기형, 콘택트렌즈 사용 등도 안구건조증의 원인이 됩니다. 위에 소개된 안구건조증의 원인들을 살펴보면 안구건조증은 현대인들의 생활 속에서 쉽게 발생되는 질환인 것 같습니다.

📋 증상

안구건조증은 보통 양쪽 눈에 영향을 미치고, 작열감, 피로감, 가려움증, 자극감, 이물감(눈에 모래가 들어간 것 같은 느낌)을 초래합니다. 증상이 심해지면 빛에 비정상적으로 예민해지고, 심한 통증을 호소하거나 시력이 감퇴합니다.[3]

📋 치료

① 대부분의 경우 인공누액을 점안하면 좋아집니다.

② 안검 지방선의 감염엔 테트라사이클린(tetracycline)같은 항생제를 사용합니다.

③ 안검을 따뜻하게 찜질하고 손가락으로 안검을 마사지 하면서 지방 분비를 촉진시킵니다. 한 번에 30~60초씩 마사지하며 하루 2~4회 실시합니다.

④ 비듬 샴푸나 유아용 샴푸(자극이 적은 샴푸를 이용)를 이용해 눈꺼풀 가를 닦아주면 안검염에 도움이 됩니다.

⑤ 안구건조증 중에서 눈물 생성이 적고 건조증상이 심한 환자에게는 눈물이 배출되는 관(누도)을 폐쇄하는 누도 폐쇄법을 시행합니다. 일주일 정도는 저절로 녹아버리는 콜라겐 제제를 사용하다가, 나중에는 영구적인 실리콘 제제를 이용합니다.

⑥ 안구건조증이 심한 경우 특수 안경을 착용해야 합니다.

⑦ 심한 안구건조증으로 각막 손상이 심한 경우 각막 이식을 시행해야 합니다.

📋 인공눈물

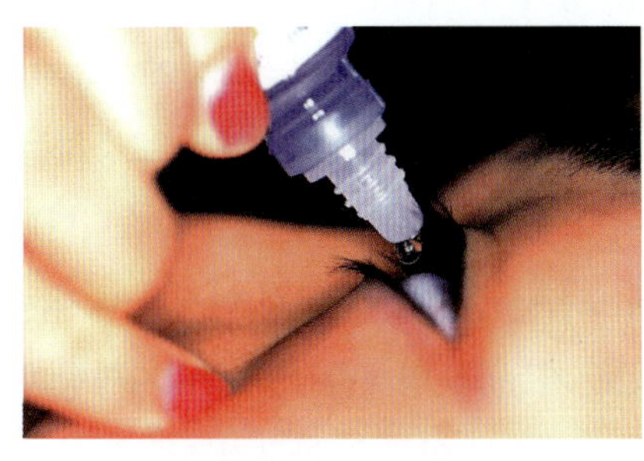

인공눈물은 건성안의 치료에 가장 보편적으로 사용되는 약제로 눈에 수분을 공급하고, 장시간 안구 표면을 적셔 주어 윤활작용을 하므로 안구 표면의 손상을 줄이고, 상처 회복을 촉진 시키는 작용을 합니다. 또한 높은 농도의 눈물을 희석시켜주며, 안구 표면의 배출물이나 이물을 제거하는 작용도 합니다. 경등도와 중등도의 건성안 환자에게는 인공눈물의 사용만으로 건성안의 증상을 호전시킬 수 있습니다. 인공눈물이 안구 표면에 부착되어 장기간 유지되게 하기 위해 중합체(polymer)가 주로 사용되며 크게 셀룰로오스 계통과 폴리비닐 계통으로 나눌 수 있습니다. 각막상피 상처 치유를 촉진시키는 약물인 히알루론산(hyaluronic acid)을 함유하는 인공눈물도 점액질을 공급하여 주므로 증상을 완화시킬 수 있습니다. 인공눈물에는 세균 증식을 억제하기 위해 염화벤잘코늄, 클로로헥시딘, 클로로부탄올 등의 보존제를 첨가하는데 이미 각막상피에 손상을 입은 건성안에서는 이러한 보존제가 각막 상피에 손상을 일으켜 질환을 더 악화시킬 수 있습니다. 따라서 각막 표층에 각막염이 심한 건성안 환자에게는 보존제가 들어있지 않은 인공눈물을 사용하는 것이 좋습니다. 또한 보존제는 콘택트렌즈를 착색시키거나 알레르기를 유발하는 경우도 있습니다. 인공눈물보다 더 오랫동안 지속되는 연고는 lanolin이나 petrolatum 같은 기름성분을 함유하고 있는데 사용 후 한동안 사물이 흐리게 보이는 단점이 있습니다. 국내에 시판되는 인공누액의 성분을 비교하여 환자에게 적합한 제품을 권하는 것도 약사의 중요한 업무라고 생각합니다.

현재 국내에 시판되고 있는 일반의약품 인공누액제 중에는 glycyrrhizin과 allantoin이 포함된 염증성 안질환의 치료에 도움이 되는 제품도 있고, povidone이나 carboxymehylcellulose와 같은 안구 표면을 코팅해주는 제품도 있습니다. hyaluronic acid가 보존제로 들어있는 인공눈물도 있고(상처의 재생에 도움), carbomer 성분의 점안겔도 있습니다. 일반의약품 중에서도 인공눈물을 선택할 폭은 상당히 넓어 보입니다.

🗒 그 밖의 치료법

Cyclosporin A를 면역조절, 항염 등을 목표로 사용하고, 스테로이드 제제를 단기간 염증반응 억제를 위해 사용하기도 합니다. 경구용 Tetracycline을 사용하기도 하고, 눈물 분비 증가를 위해 Pilocarpine를 사용하기도 합니다.[4]

🗒 김 약사의 제안

필자는 안구건조증이 심한 환자에게 사유 제품을 자주 권합니다. 사유는 snake oil로 동물성 불포화 지방산인데 마이봄샘의 염증을 억제하고 지방의 배출을 도와 눈물층 중에서 기름층의 공급을 원활하게 하는 작용을 한다고 생각합니다. 마찬가지로 불포화지방산을 보충하는 것도 만성적인 안구건조증에 도움이 된다고 예상할 수 있습니다. 점액층의 원활한 보충을 위해 평소에 다당체 영양소를 신경 써서 보충하는 것도 도움이 되며(실제로 히알루론산 캡슐 제품을 사유 제품 등과 같이 복용시키면 효과가 매우 좋습니다), 콘드로이친과 콜라겐 등을 적극적으로 권하는 것도 안구건조증의 개선에 도움을 줍니다. 염증성 안질환 내지는 건조증(눈이 부시다고 말하는 정도) 환자에게 황련해독탕(삼황사심탕도 가능)과 영계출감탕(육미지황탕과 팔미지황탕을 더해도 됨)을 투약해도 좋은 효과를 볼 수 있습니다. 교감신경성 약물은 안구건조증을 악화 시키므로 카페인의 섭취를 제한하는 것이 도움이 됩니다. 또한 건조증이 심해 눈물이 지속적으로 나는 환자에게는 고본환정환을 추천하는 것도 환자의 상태 개선에 도움이 됩니다. 노인의 만성적인 건성안에는 고본환정환을 추천하면 눈가가 짓무르는 증상이 호전되는 경우를 자주 볼 수 있습니다.[5] 마이봄샘 등을 따뜻하게 찜질하고 저자극성 샴푸로 닦아내도록 하는 것도 좋지만, 눈꺼풀 전용 세정액을 추천하는 것도 좋습니다(ex. 블레파졸 세정액). 환자의 현재 건강 상태 중에서 고려해야 될 질환을 확인함으로써 영양 상태의 개선을 통해 안구건조증을 호전시킬 수도 있습니다. 예를 들어 만성적인 염증성 질환으로 인한 안구 건조증일 경우(눈다래끼가 자주 생김) 생약의약품인 시호청간탕과 배농산급탕 또는 프로폴리스와 고단위 유산균을 사용함으로써 염증성 질환을 개선시켜 안구건조증을 개선시킬 수 있습니다. 갱년기로 인한 건조증이 의심될 경우 이소플라본 함유제품을 소개하면 도움이 될 수 있습니다.

정리

　현재 안구건조증은 아주 흔한 질환이고, 앞으로는 스마트폰 등의 사용과 인구 고령화 등으로 인해 더욱 흔해질 질환이라고 생각합니다. 이러한 시점에서 우리 약사들은 안구건조증에 대한 정확한 이해를 바탕으로 약국 제제를 이용한 치료에 적극적으로 나설 필요가 있다고 생각합니다. 눈이 건조하다고 할 때 1차원적으로 인공눈물만 제공할 것이 아니라 환자의 현재 사용약물을 확인하고, 안구건조증의 증상을 자세히 확인함으로써 보다 정확한 치료를 할 수 있도록 환자를 돕는 것이 약사의 역할이 아닐까 생각합니다. 약사의 역할은 그리고 약사의 역량은 약사 스스로의 노력에 의해 더욱 더 강화되고 넓어질 수 있습니다. 우리의 허용 범위 내에서 적극적으로 환자에게 도움이 될 수 있는 방법을 고민한다면, 약사에 대한 사회적 기대치가 더욱 높아지지 않을까 기대해 봅니다.

Point

1. 만성적인 안구건조증에는 불포화지방산을 보충하면 좋습니다.
2. 염증성 안질환 내지는 건조증 환자에게는 황련해독탕과 영계출감탕을 투약하면 좋습니다.
3. 갱년기로 인한 건조증에는 이소플라본 함유 제품을 소개합니다.

1) 일반약 임상약학 최병철
2) 커뮤니티 파마시 폴 루터
3) 2011 복약지도 매뉴얼2 약사공론
4) 2005년 의약정보 기획특집 안과질환의 약물요법
5) 洋韓方 임상약학 김길춘

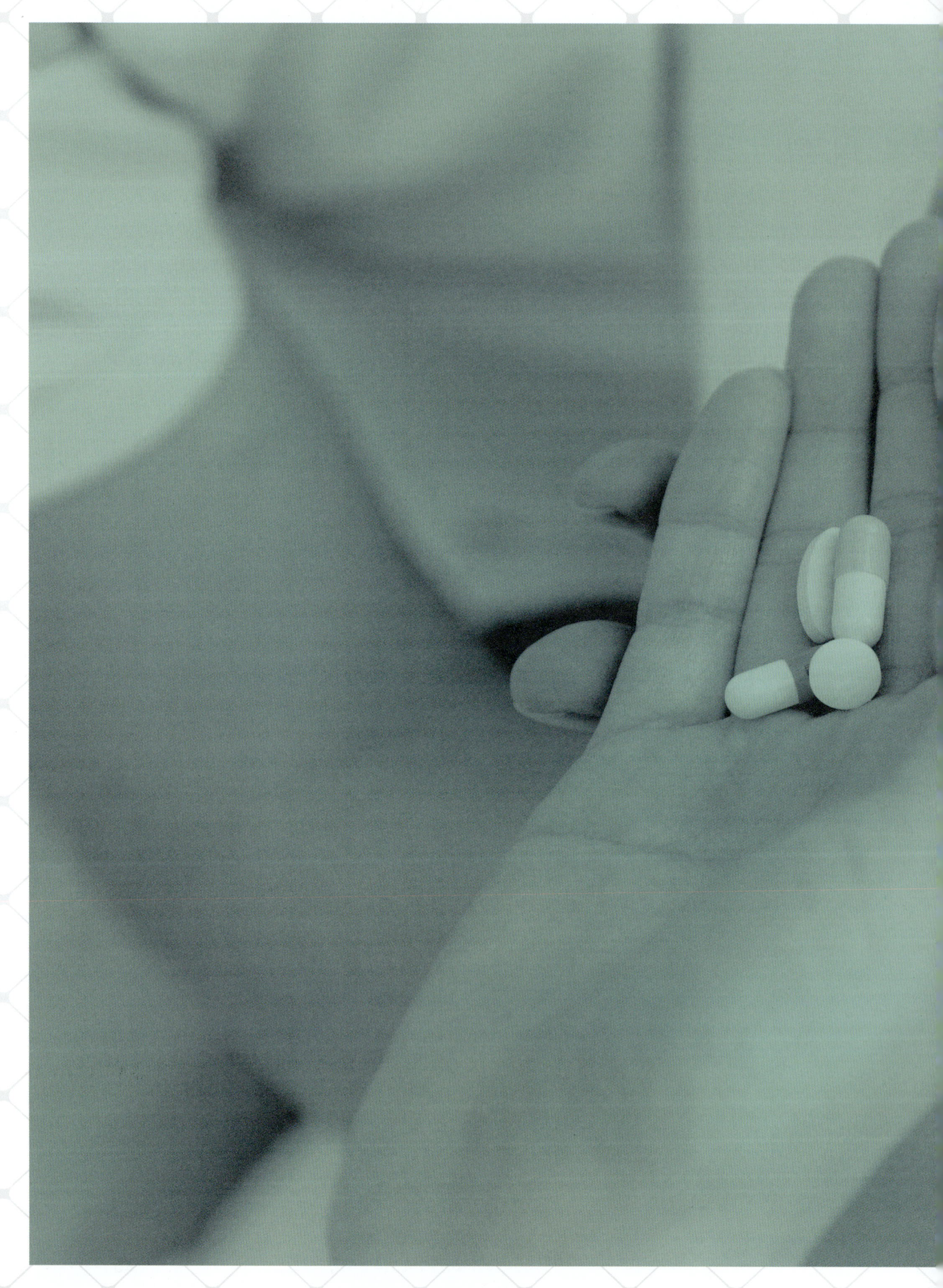

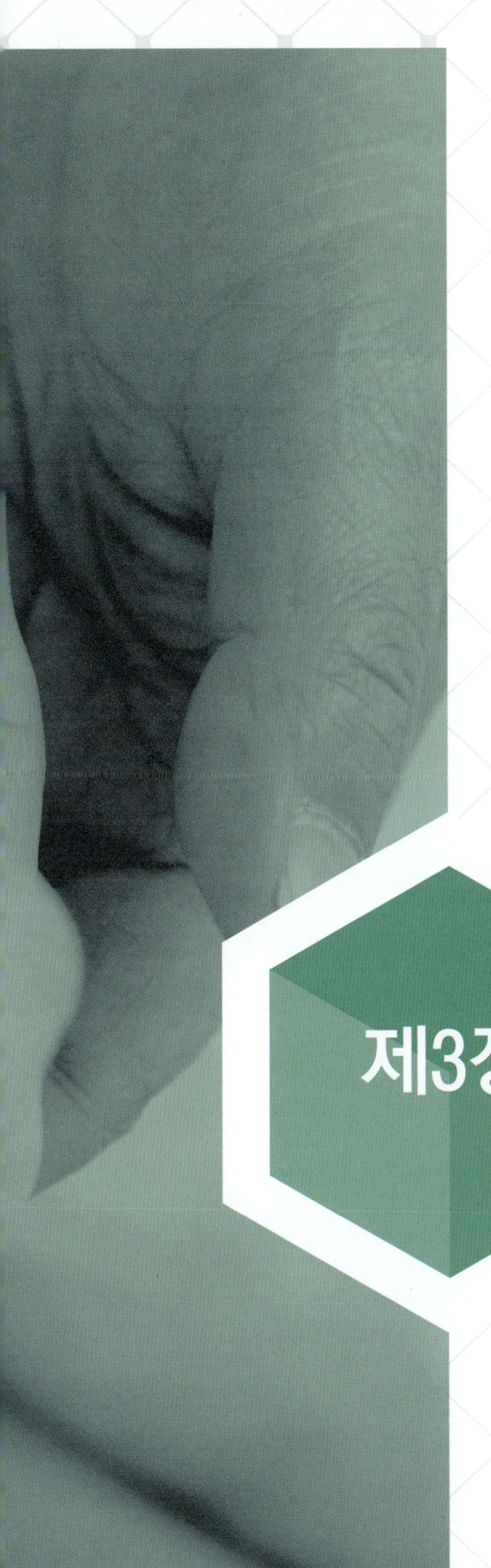

제3장 배설계 및 생식기계

MEMO

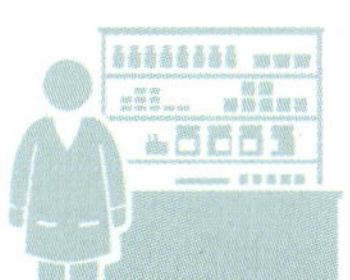

변비의 종류와 해결

변비 환자에 대한 정확한 이해, 약국 매출에 도움이 됩니다

여성의 호르몬 분비와 장폐색 등도 변비의 원인
노인 변비는 치아나 소화기능 확인 후 상담해야

일 년 내내 변비약을 사러오는 환자는 많지만 요즘과 같은 겨울철에는 변비 환자가 더 늘어납니다. 현대인의 식습관과 운동 부족 등이 변비의 주요 원인입니다. 하지만 날이 추워지면서 활동량이 더욱 줄어드는 것이 증상을 더욱 악화시키는 게 아닌가 생각합니다. 변비는 약국에서 자주 보는 질환임에도 불구하고, 어느 정도의 상태를 변비라고 정의할지는 정확하지 않습니다. 또 변비약에 대해 정확히 알고 있다고 자신 있게 말하기도 쉽지 않습니다. 이번 시간에는 변비에 대한 내용을 다뤄보고 약물의 사용과 주의해야 할 점, 환자와의 상담에서 무엇을 파악해야 하는가를 살펴보도록 하겠습니다.

변비

변비는 배변 횟수가 1주에 여성의 경우 3회, 남성은 5회 미만이거나, 4회 배변 중 1회 이상 변의 양이 30~35g 이하로 그 양이 적고, 변을 볼 때 과도하게 힘을 줘야 한다던가, 또는 단단하고 굵게 변이 나오거나 잔변감이 있는 등의 증상이 2가지 이상 복합적으로 있으면 변비라고 볼 수 있습니다.[1] 변비는 식이섬유가 부족한 식생활을 하고 또한 다이어트로 식사량이 줄어들거나, 충분한 양의 수분을 섭취하지 않는 것 외에도 운동량의 부족이 그 원인입니다. 하지만 변비의 원인이나 종류가 앞서 말한 것처럼 단순하지만은 않습니다. 장의 운동성, 장의

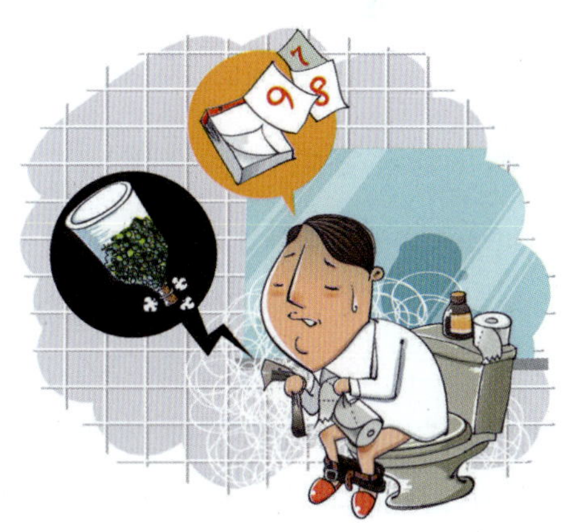

형태, 배변 습관 등도 변비의 원인이 되기 때문에 정확한 상담을 위해서는 변비의 종류에 대한 좀 더 세밀한 이해가 필요합니다.

📋 변비의 종류

🔹 급성 변비

여행을 하거나 생활습관의 일시적 변화로 인한 변비로 따로 치료가 필요하지는 않습니다.

🔹 만성 변비

① 기질성 변비

　장관이 좁아져서 변이 통과하기 힘든 경우. 장관이 부었거나 암과 같은 질환이 있을 때도 해당됩니다.

② 이완성 변비

　대장운동의 기능이 떨어져서 변비가 생기는 경우. 장무력증이나 노인의 변비에서 볼 수 있습니다.

③ 경련성 변비

　대장운동이 너무 강해서 경련상태로 장벽이 수축되어 변이 통과하기 힘든 경우. 이런 과정이 반복되면 변이 토끼똥처럼 조각이 난 상태로 나옵니다.

④ 스트레스성 변비

　스트레스로 인해 변이 가늘게 나오는 경우.

📋 변비의 원인

　변비의 원인은 수분 섭취의 부족과 섬유질의 부족, 운동 부족이 원인이지만 이 외의 원인으로는 여성의 호르몬 분비, 장폐색, 약물의 섭취, 노인층의 장무력증 등이 있습니다.

🔹 여성의 변비

　여성의 변비는 **황체호르몬이 대장의 연동운동을 억제**하기 때문에 발생 합니다. 물론 현대 여성의 경우 다이어트를 위해 식사량을 줄이는 것과 스트레스에 노출되는 것이 주요 원인이기는 합니다. 하지만 우리 약사들은 그 외에 황체호르몬의 주기와 연관된 변비를 이해해야 가임기 여성의 변비를 훨씬 수월하게 설명할 수 있습니다. 여성의 변비에서 황체호르몬이 생리주기를 지배하는 시기엔 변비가 올 수 있고, 생리가 시작되면 황체호르몬이 줄어들어 생리가 정상이 될 수 있음을 설명하면 좋습니다. 다시 말하면 여성 변비 환자가 생리 전에는 변비가 심하다가 생리가 시작되면서 변비의 증상이 호전된다고 한다면 호르몬(프로게스테론)으로 인한 변비라고 봐도 된다는 뜻입니다. 또한 임신 시에도 황체의 양이 증가하는 것이 임신 변비의 원인임을 설명하는 것이 좋습니다. 물론 임신 시에는 자궁의 크기가 커져서 장을 압박, 변의 이동을 억제하는 것과 철분의 보충이 변비의 중요 원인입니다. 임신 기간의 변비 환자에게 설명을 할 때는 이런 사실도 설명해 주면 환자에게 더욱 도움이 됩니다. 임산부에게 변비가 생기는 것은 아이를 안전하게 보호하기 위한 몸의 변화라고 말해준다면 산모는 심리적으로 편안함을 느끼게 될 것입니다.

◆ 어린이의 변비

어린이의 변비는 모유를 먹이는 유아보다 분유를 복용하는 유아에게 잘 발생할 수 있습니다. 모유보다 분유가 수분이 부족해서 변비가 오기 쉬우며, 모유나 분유의 양이 적어서 변비가 오는 경우도 있으니 기억해 두시면 상담에 도움이 됩니다. 하지만 신생아 때부터 지속적인 변비를 겪을 경우에는 병원에 방문해서 선천성 거대결장인지를 확인하도록 하는 것이 좋습니다. 하지만 까다로운 식성이나 배변 습관이 변비의 원인이 될 수도 있으니, 아이가 규칙적으로 식사를 하고 수분 보충을 잘하도록 하며, 규칙적인 배변 습관을 갖도록 하는 것이 도움이 됨을 보호자에게 말해줘야 합니다.

◆ 노년의 변비

노년이 되면서 배변곤란이 오는 경우가 많아지는데, 나이가 들면서 복용하는 약으로 변비가 오기도 하고, 신체 및 장기의 기능 저하로도 변비가 올 수 있습니다. 또한 소화기능 저하나 치아의 부실로 인해 식사를 잘 못하게 되는 것 또한 변비의 원인이 될 수 있습니다.

또한 다음과 같은 약물이 변비의 원인이 되기도 합니다.

▌변비의 원인이 되는 약물

마약성 진통제-코데인
제산제-알루미늄염
항콜린제
항전간제
항우울제-삼환계 항우울제, 선택적 세로토닌 억제제(SSRI)
항히스타민제-클로르페니라민
고혈압 치료제-클로니딘, 메틸도파
파킨슨 치료제-레보도파
베타차단제-프로프라놀롤
이뇨제
철분제
변비약의 남용
항정신병약[2]

변비의 원인이 되는 약물들을 기억하고 있다가 약물 부작용으로 환자가 변비를 호소할 때 설명할 수 있다면 좋을 것 같습니다.

변비의 치료

변비는 기본적으로 충분한 수분과 섬유질의 보충, 충분한 운동을 통해서도 극복할 수 있지만, 우리 약사는 변비의 **약물적 치료**에 대해서 정확하게 알아야 합니다.

변비약의 종류

팽창성하제

차전자피: 물을 빨아들여서 부피가 커지는 제품으로 최기형성이나 약물 상호작용이 전혀 없어서 임산부와 수유부도 복용할 수 있다는 장점이 있습니다. 복용 후 **12~36시간** 후에 배변이 이뤄지기도 하지만 72시간 이상 소요되기도 합니다. 복부팽만과 방귀가 일반적인 부작용입니다. 만약에 다이어트로 인한 소식이 변비의 원인이라면 팽창성하제를 추천하는 것이 도움이 됩니다. 알긴산과 CMC(카르복시메칠셀룰로스) 성분이 주 성분인 알룬정과 같은 약도 팽창성하제로 볼 수 있습니다. 다이어트로 인해 변비가 생긴 환자라면 변비약 대신 알룬과 같은 제품을 추천하는 것이 도움이 될 수 있습니다. 하지만 팽창성하제는 경구 항응고제, 강심배당체(digitalis) 또는 살리실산과 병용할 경우 이런 약제의 흡수를 방해해서 투여 약물의 효과에 영향을 미칠 수 있고, 장내 궤양, 협착이나 유착장애를 갖고 있는 환자에게는 배변매복, 장폐색의 위험성이 있습니다.[3]

삼투성하제

락툴로스, 수산화마그네슘: 삼투성하제(여기서는 락툴로스를 지칭)는 삼투현상을 통해 장내 수분을 저류시켜 배변을 촉진합니다. 약물 상호작용이 없어 임산부와 수유부를 비롯한 모든 환자에게 사용할 수 있습니다. 염류성하제(마그네슘 등)는 3시간 이내에 효과가 나타나는데, 체액 및 전해질의 불균형을 유발하는 단점이 있습니다. 따라서 마그네슘 하제의 경우 근무력증의 장폐색, 심한 설사, 심장블록, 신부전 환자일 경우 주의해야 합니다.

자극성하제

센나, 비사코딜 등: 대장의 신경을 직접 자극함으로써 장의 운동을 촉진합니다. 자극성 하제는 장기간 사용 시 장내 신경을 손상시킬 수 있고, 또한 오남용 되는 약이기도 합니다. 작용 시간은 빨라 8~12시간

후에 대변을 볼 수 있게 됩니다. 하지만 자궁을 자극할 수 있기 때문에 가능한 임신 시에는 복용하지 않는 것이 좋습니다.

🔷 대변연화제

도큐세이트: 도큐세이트 나트륨은 수분을 대변 덩어리 안으로 침투시켜 대변을 부드럽게 만드는 성질을 가진 비이온성 계면활성제이며 약한 자극성 하제의 역할을 하기도 합니다.[4]

🔷 관장

급성 변비나 검사 전, 출산 전, 수술 전에 주로 시행합니다. 관장을 자주하면, 나중에는 관장약 없이는 대변을 볼 수 없으므로 주의를 요합니다.

🔷 윤활성하제

미네랄오일: 분자량이 큰 기름을 이용, 대변에는 윤활유와 같이 작용합니다. 대장에서 수분의 재흡수를 방해하고 변을 부드럽게 하여 배변을 돕습니다.

지금까지는 약국에서 변비를 설명함에 있어 기본적으로 알아야만 될 부분에 대해 설명하였고, 지금부터는 변비에 대한 약국 제제로 좀 더 창의적으로 변비를 해결하는 방법을 소개하고자 합니다.

🔷 소아의 변비 중 경련성 변비(토끼똥)

생약제제 중에서 소건중탕을 써야 하는 소아의 경우 배가 자주 아프고 변이 작고 끊어지며 뭉치는 성향이 있습니다. 따라서 소아의 변비는 소건중탕을 염두에 두고 상담을 진행하시면 좋습니다. 배가 자주 아프고 짜증을 잘 내며 복직근이 긴장하는 경향이 있고, 변이 가늘거나 토끼똥처럼 잘게 뭉쳐져서 나오며, 식욕이 부족한 아이의 변비에는 소건중탕이 도움이 됩니다.

🔷 노인의 변비

노인에게 변비가 올 경우 치아의 건강이 나빠서 식사량이 줄어드는 경우가 있습니다. 변비로 약국에 상담을 하러 왔다 하더라도 치아나 소화기능의 상태를 확인하고 상담을 진행하면 도움이 됩니다. 노인의 경우 영양 상태가 좋지 않거나 변비가 있을 때 치아의 부실로 식사를 제대로 못하는 것이 그 원인인 경우가 많습니다. 따라서 무작정 변비약을 사용하는 것보다 치아의 상태를 개선시키는 것이 변비 개선의 시작점이 될 수도 있습니다. 또한 노인의 변비는 영양 상태가 좋지 않아서 생기는 장무력이 그 원인이 될 수도 있기 때문에 충분한 양의 수분과 섬유질을 보충시키는 것도 좋지만 고단위의 프로바이오틱과 기운을 돋우는 약을 추천하는 것 역시 변비 개선의 시작점이 될 수 있습니다. 필자는 육미지황탕이나 팔미지황탕과 쌍화탕, 보중익기탕을 사용하거나 향사평위산에 소건중탕을 사용하기도 합니다. 장무력으로 인한 노인성 변비에 도움이 될 수 있습니다. 또한 인스팜에서 출시되고 있는 마자인환을 노인성 변비에 응용하셔도 좋습니다. 마자인환은 지실, 대황, 후박, 작약에 마자인, 행인이 들어있는 약인데, 마자인과 행인이 변을 부드럽게 만들어주고 대황, 지실, 후박(장을 잘 움직이게 함)이 변을 자연스레 배출하도록 돕습니다. 따라서 노인의 딱딱한 변과 체기가 있는 듯한 변비에 도움이 됩니다. 허약한 사람이나 노인의 변비에서 꼭 기억할 필요가 있는 처방입니다. 마자인환 몇 봉지에 프로바이오틱 과립으로 며칠 분 주는 것만으로도 변비를 많이 개선시킬 수 있습니다. 노인성 변비의 근무력에 의한 장폐색에 팽창성하제를 사용하면 심각한 장폐색을 초래할 수 있으므로 주의하는 것이 좋습니다. 노인의 변비에 약을 쓴다면 상대적으로는 삼투성하제를 고려하는 것이 도움이 됩니다. 하지만 약물 상호작용은 신경을 써야합니다. 또한 노인의 경우 담즙산염 보충제를 사용해서 변을 부드럽게 하는 것도 좋은 치료법이 된다고 생각합니다. 따라서 노인이 변비가 있을 때는 마자인환, 프로바이오틱, 담즙산염을 고려하거나 생약제제로 변비를 치료하는 것을 기억하는 것이 좋습니다.

🔹 여성의 변비

생리통이 심한 여성이 변비도 심한 경우가 많은데, 생리통과 변비를 동시에 개선시키는데 조경종옥탕이 도움이 됩니다. 생리통약과 변비약을 지속적으로 복용하는 여성이라면 조경종옥탕과 프로바이오틱을 추천하면 도움이 될 수 있습니다. 생리통이 수반된 변비의 경우 조경종옥탕은 하복냉을 개선시키고 혈행을 좋게 해서 생리통을 개선하는데 황체호르몬의 분비로 인한 변비 개선에 어느 정도 도움이 된다고 생각합니다. 작약이 장근육을 이완시키고 향부자 등이 장운동을 개선시키기 때문에 변비에도 도움이 됩니다.

조경종옥탕

조성: 숙지황, 당귀, 천궁, 백복령, 현호색, 건강, 애엽, 향부자, 오수유, 백작약, 진피, 목단피, 육계

또한 다이어트를 하는 여성의 변비에 있어서 섬유질의 보충을 적극적으로 추천해야 하는데 만약 힘들다면 다이어트에 도움이 되는 섬유질 제품을 소개하는 것도 좋습니다. 알긴산과 CMC제품을 권하면 반응이 좋습니다.

📋 결론

　변비는 현대인들의 식습관과 생활습관, 인구 고령화로 인해 앞으로 더욱 확산될 질병임이 분명합니다. 하지만 약국에서 변비환자에 대한 접근은 관장약, 변비약, 많이 나아가야 프로바이오틱 정도를 권하는 소극적인 경우가 많습니다. 하지만, 변비의 생리를 잘 이해하고 변비약의 장단점을 잘 파악한다면 환자에게 변비약을 권할 것인지, 아니면 변비약 이외의 약물을 추천함으로써 변비를 개선시킬 것인지를 판단할 수 있습니다. 시장은 스스로 만들어 나가는 것이라고 생각합니다. 약사가 변비를 단순히 변비로만 취급한다면 약국에서 환자에게 해 줄 수 있는 일은 변비약 내지는 관장약을 주는 것밖에 없을 것 같습니다. 그러나 그 사람의 처지(다이어트를 하고 싶은데 변비가 온 경우. 다이어트에 도움이 되면서 변비를 개선하는 제품을 주는 것과 같은)를 정확히 이해하고 환자의 니즈(needs)를 파악한다면 변비약 시장도 결코 작다고 보지는 않습니다. 변비에 대한 정확한 이해는 약국 매출에 큰 도움이 되고, 환자의 삶의 질을 높이는데도 큰 도움이 된다고 생각합니다.

> **Point**
> 1. 변이 가늘거나 토끼똥처럼 잘게 뭉쳐져 나오며, 식욕이 부족한 아이의 변비에는 소건중탕이 도움이 됩니다.
> 2. 장무력으로 인한 노인성 변비에는 육미지황탕이나 팔미지황탕, 그리고 쌍화탕, 보중익기탕을 사용하거나 향사평위산에 소건중탕을 사용합니다.
> 3. 다이어트를 하는 여성의 변비에는 알긴산과 CMC제품을 권하면 좋습니다.

---

1) 일반약 임상약학 최병철
2) 약국 증상별 상담 매뉴얼 앨리슨 블랭키소프
3) 비처방약 핸드북 로즈마리 R. 베라르디
4) 커뮤니티 파마시 폴 루터

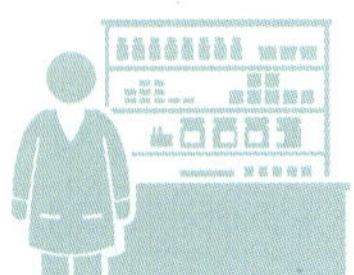

항문질환의 효과적인 치료

약국에서 할 수 있는 항문질환 치료법

국소 마취제 함유 제품은 직장 내 사용 비효과적
비타민C 고단위 복용 시 치질 출혈 줄어들 수 있어

항문질환(치핵, 치루, 치열)은 환자가 그 증상을 말하길 부끄럽게 생각하기 때문에, 치료 시기를 놓치기 쉬운 질환 중 하나입니다. 변비 또는 반복적 설사, 간 기능의 저하와 임신은 치질을 발생시키거나 악화시킵니다. 또한 오래 앉아서 일하거나 오래 서서 일할 때도, 나이가 들어 항문 혈액 순환이 나빠지거나 항문조직이 약화 될 경우에도 치질이 악화됩니다. 치질을 포함한 항문질환은 현대인의 식습관과 인구 고령화 등으로 인해 앞으로 더욱 더 흔해질 수밖에 없지만 환자가 증상을 숨기거나 축소하는 경우가 많아서 적절한 치료 시기를 놓치게 되고, 후유증이 큰 경우도 있습니다. 이번 시간에는 약사가 알아야 될 항문질환에 대한 내용과 약국에서 할 수 있는 효과적인 치료법을 알아볼까 합니다.

📋 치질(치핵)

치질은 혈관이 많이 분포하고 있는 항문쿠션 조직에 염증성 변화 등으로 인한 부종이 생기거나 쿠션조직이 비정상적으로 커져서 항문 밖으로 튀어나오기 때문에 발생합니다.

쿠션조직에는 정맥혈관이 있는데, 정맥 내부의 괄약근이 이완될 때 정맥혈관은 혈액으로 가득 차고, 괄약근이 수축될 때 정맥혈관의 혈액은 비워지게 됩니다. 하지만 여러 가지 이유로 쿠션을 지지하는 결합조직이 무너지게

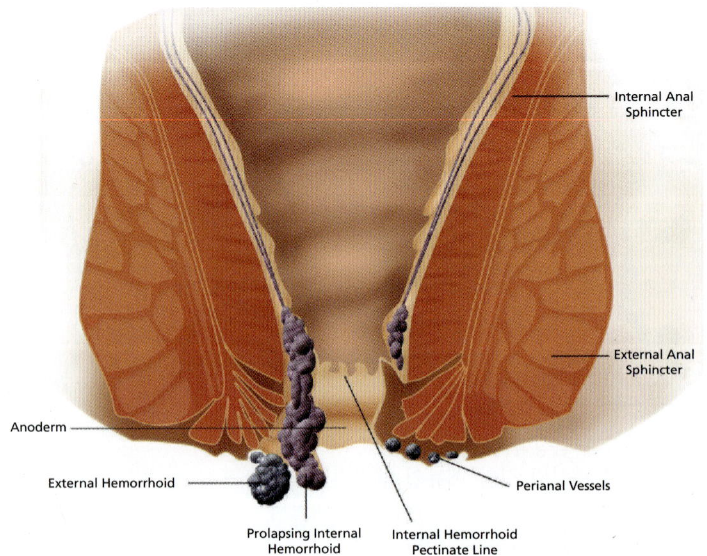

되면, 쿠션이 아래로 하강하게 되면서 항문 밖으로 나오게 됩니다. 그리고 탈출한 쿠션의 정맥 순환에 문제가 생기면, 그 결과 쿠션의 상피에는 정맥울혈과 염증이 생기게 됩니다. 항문 괄약근의 윗부분을 치상선이라고 하는데 치상선 위에 생기는 치질을 내치질, 아래 생긴 치질을 외치질로 구분합니다.

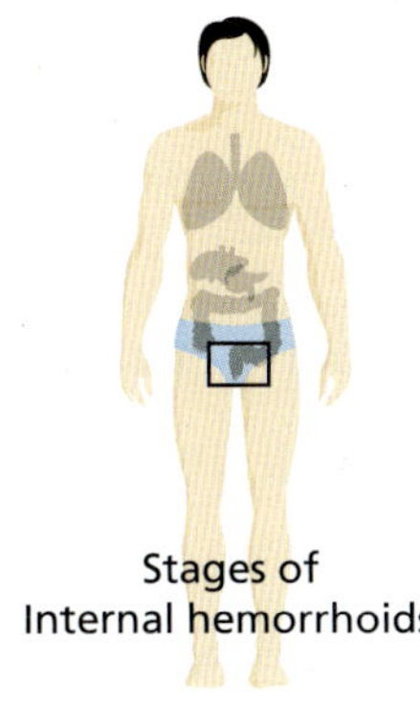
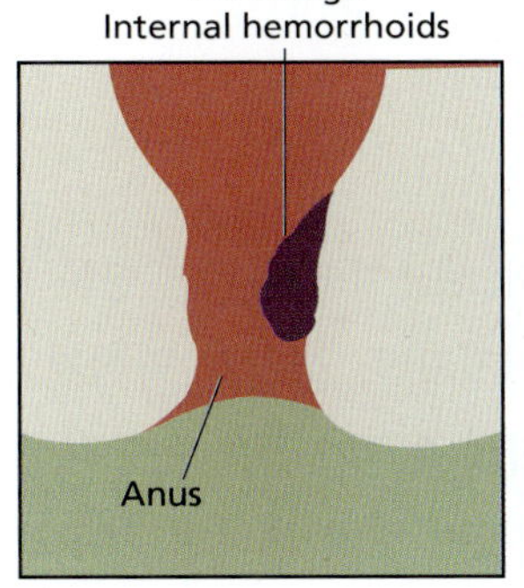
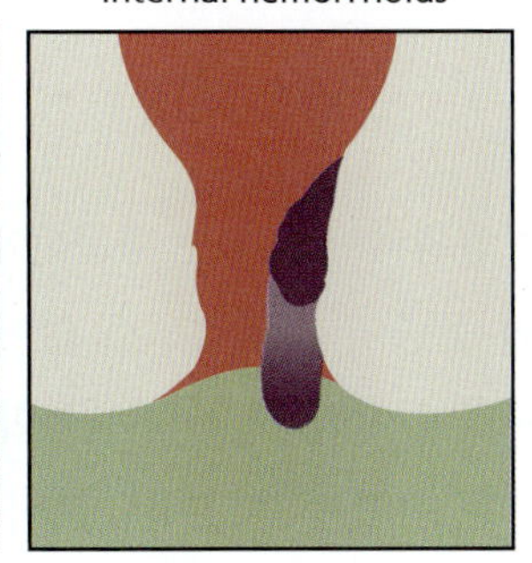
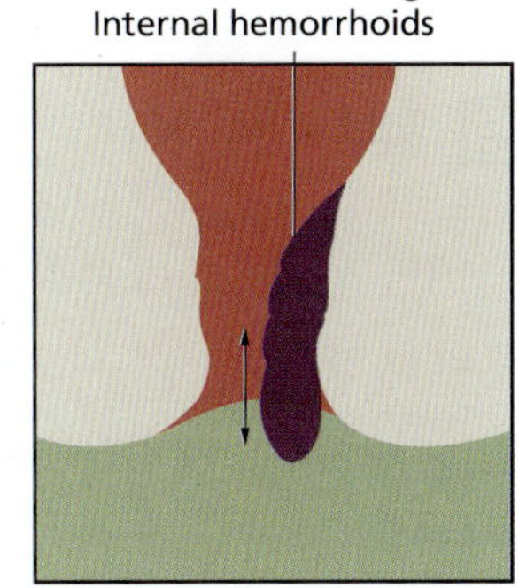

내치질은 진행 정도에 따라 크게 4단계로 구분합니다.

1단계: 항문 내부에 있는 치핵이 항문 밖으로 탈출하지 않은 경우
2단계: 배변 시 치핵이 항문 밖으로 나오지만 저절로 되돌아가는 경우
3단계: 치핵이 튀어나와 있는 상태지만 손가락으로 밀어 넣으면 항문 내로 들어가는 경우
4단계: 치핵이 손가락으로 밀어 넣어도 들어가지 않는 경우

3~4단계의 치질이라면 약사는 환자에게 병원에 가도록 추천하는 것이 좋습니다. 수술적 치료를 고려해야 할 단계이기 때문입니다.

치질은 출혈, 가려움증, 점액 분비, 통증 등의 증상이 수반될 수 있는데, 치핵이 항문 밖으로 탈출하기 전까지 증상을 느끼지 못하는 경우도 있습니다. 치질로 인한 출혈은 피가 선홍색이고, 내치질은 통증이 거의 없지만, 외치질은 항문쿠션에 생긴 혈전 때문에 통증이 생깁니다. 또한 배변 시에 통증이 악화되기 때문에 변비로 이어지기 쉽고 증상이 악화될 수 있습니다.

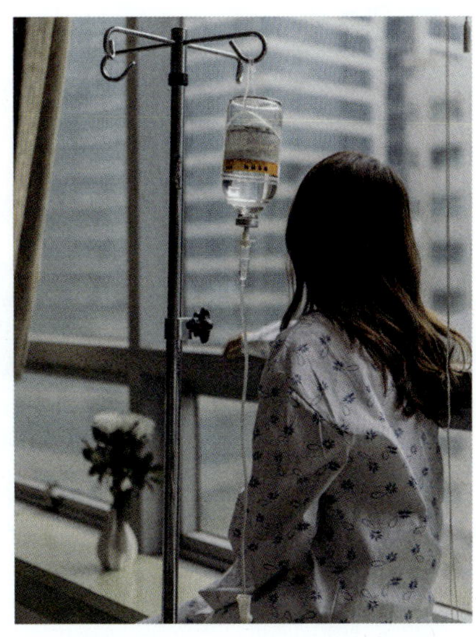

📋 치열

치열은 항문 하부가 찢어져 생긴 상처를 말하며 배변 시 딱딱한 대변으로 손상을 입어 발생하거나, 내부 괄약근의 기능 항진으로 인해 항문이 좁아져 발생하기도 합니다. 항문 괄약근의 경련에 의해 항문 압이 증가하고 항문 관이 좁아져 발생하며, 변비와 설사가 반복되어도 발생할 수 있습니다. 선홍색의 출혈이 있을 수 있고, 통증으로 인해 배변을 미루면 변비가 발생돼서 증상이 더욱 악화될 수 있습니다.

📋 치루

배변 시 배변을 도와주는 윤활액이 나오는 항문선에 세균이 감염되면 항문 주위 농양이 됩니다. 항문 주위 농양에서 농이 나오면 통증이 자연적으로 없어지지만, 상처가 막히지 않거나 재발되면 치루가 됩니다. 치루가 방치되어 구멍이 여러 개가 되는 복합형 치루가 되면 반드시 수술을 해야 합니다. 만약 수년이나 수개월 전부터 항문 주위에 농양이나 분비물이 발견 된다면 치루의 증상으로 의심해 볼 수 있으며, 항문 주위를 만져보면 심이 박힌 듯 딱딱한 치루관이 만져집니다. 심한 통증과 함께 몸살이 올 수 있습니다.

📋 치질 치료제

치질을 포함한 항문질환 치료는 약물 치료와 보존 치료, 외과적 치료 등의 방법이 있는데, 여기에선 약사들이 사용할 수 있는 약물 치료를 소개해 볼까 합니다.

🔷 외용제

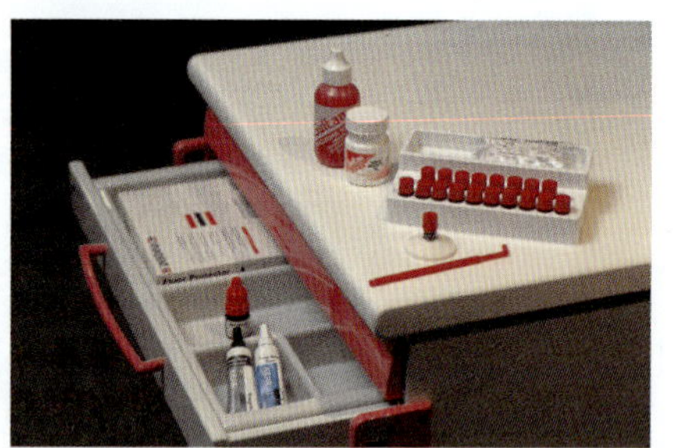

치질 치료제는 경구제와 외용제로 구분할 수 있습니다. 외용제는 크게 국소 마취제, 혈관 수축제, 수렴제, 코르티코 스테로이드제, 조직 보호제 등이 있습니다.

① **국소 마취제 함유 제품:** 치질에 의한 통증, 작열감, 쓰림감, 소양증을 경감시키기 위해 사용합니다. 국소마취제 함유 제품은 직장 내 사용에 비효과적입니다. 직장 내에는 지각신경이 분포하고 있지 않기 때문입니다. 오히려 직장 점막 내로 국소 마취제가 흡수되면 전신적인 부작용이 나타날 수 있습니다. 또한 항문 주위에 상처가 있는 경우에도 사용 시 주의해야 합니다.

② **혈관 수축제 함유 제품:** 치질에 의한 부종을 경감시켜줍니다. 하지만 고혈압, 심부정맥, 신경과민, 불면증, 갑상선 기능 항진증에는 사용을 금해야 합니다.

③ **피부 보호제:** aluminium hydroxide, calamine, cocoa butter, shark oil, lanolin, petrolatum 등이 있는데, 피부를 보호하여 건조 예방, 자극부위 보호, 작열감과 피부 자극 경감, 마모로부터 피부 보호, 배변 시 통증 경감 및 항문 주위 염증을 보호합니다.

④ **수렴제:** hamamelis water, calamine, zinc oxide 등이 있는데, 국소 피부나 점막에서 피부 세포의 단백질을 응고시켜 조직을 보호하고 세포의 부피를 줄어들게 해서 점막에서의 분비를 줄여줍니다.

⑤ **코르티코스테로이드 함유 제품:** 혈관을 수축시켜 리소좀막을 안정화시키고, 이중분열 억제를 통해 소양증, 염증, 불편감 등을 감소시킵니다.

⑥ **역 자극제:** 캄파, 멘톨 등이 있는데 이들은 피부 수용체를 자극함으로써 통증과 가려움증을 분산시킵니다.[1]

🔷 경구제

경구제품은 바이오플라보노이드 제품과 한방제품이 있습니다.

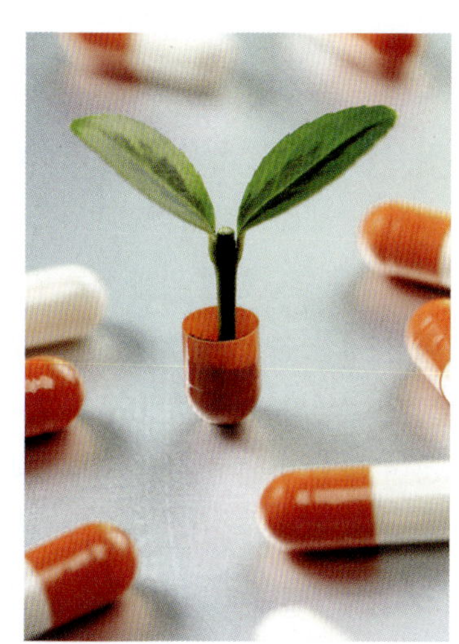

① **MPFF(micronised purified flavonoid fraction):**
미세정제플라보노이드분획물로 디오스민과 헤스페리딘으로 구성된 치질 정맥류 치료제입니다. 헤스페리딘과 디오스민은 구조만 살짝 다른 물질로 같은 효과를 가진 바이오플라보노이드라고 보셔도 됩니다. MPFF 제제는 바이오플라보노이드의 흡수율을 높이기 위해 2마이크로미터 이하로 미분화시킨 제형으로 정맥 개선, 모세혈관 투과성 개선, 항염증, 림프순환의 개선 등을 통해 치질과 정맥류에 도움이 됩니다.

② **트록세루틴, 트록세루틴 + 은행잎 + 헵타미놀 제품**
정맥류를 개선시키며, 치질에도 도움이 됩니다. 앞서 소개한 MPFF와 유사한 효과를 기대할 수 있습니다. 다만 헵타미놀 제품은 도핑테스트에 해당하는 약물이므로 운동선수에게 소개할 경우엔 주의해야 합니다.

③ **을자탕: 당귀, 시호, 황금, 감초, 승마, 대황**

　시호와 황금은 염증을 가라앉히고, 대황은 변을 부드럽게 하며, 당귀는 조직에 혈류량을 증가시킬 수 있습니다. 승마는 승거양기 작용으로 탈항, 자궁하수, 위하수에 도움이 됩니다.

　치질의 통증과 출혈, 항문열상에 도움이 됩니다.

④ **대황목단피탕: 대황, 망초, 목단피, 도인, 동과자**

　대황과 망초는 변을 부드럽게 하고, 목단피와 도인은 단단한 종괴를 제거할 때 씁니다. 동과자는 치질 등의 염증을 없애는데 도움이 됩니다. 하복부 혹은 맹장부에 딱딱한 것이 만져지고, 압통이 있을 때 씁니다. 필자는 단단한 실증의 치질 환자에게 종종 쓰는 약입니다.

⑤ **궁귀교애탕: 천궁, 아교, 감초, 애엽, 당귀, 작약, 건지황**

　사물탕에 아교와 애엽이 있다고 생각하면 됩니다. 아교와 애엽은 출혈을 조절하는 기능이 있어 부인과 질환으로 인한 출혈에 사용합니다. 치질의 출혈에도 도움이 됩니다.

김 약사의 추천

　일반적으로 쉽게 사용할 수 있는 치질 치료제에 대해서 알아 봤습니다. 하지만 앞서 소개한 내용만으로 치질에 접근하면 약간은 부족한 감이 있습니다. 막상 치질 환자가 왔을 때 좀 더 자신 있게 약을 권하기 위해선 조금 더 나은 방법이 필요합니다. 필자는 치질에 대황목단피탕을 자주 사용합니다. 물론 대황목단피탕은 단단한 종괴에 쓰는 약이지만 사역산과 같이 함께 사용하면 치질 증상을 줄이는데 크게 도움이 됩니다. 또 비타민C를 고단위(필자는 하루 6정을 복용하게 합니다)로 복용하도록 하면 며칠 안에 설사가 나곤 하는데, 그 과정에서 치질 출혈이

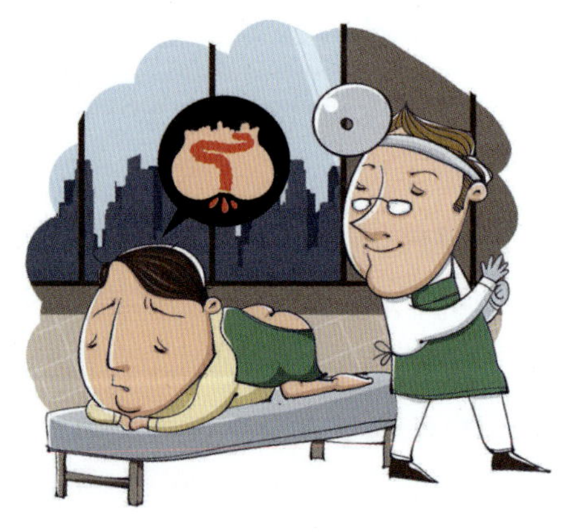

눈에 띄게 줄어들기도 합니다. 즉 설사가 나는 과정에서 변비가 개선되고, 변을 통해 배출되는 비타민C로 인해 상처가 개선되는 것입니다. 또 출혈성 치질엔 대황목단피탕에 궁귀교애탕을 쓰면 도움이 됩니다. 을자탕을 단일제품으로 쓰지 않고, 보중익기탕과 계지가작약탕을 같이 쓰면 항문 쿠션조직이 무너진 데에 도움이 됩니다. 더불어 바이오플라보노이드 제품도 같이 쓰면 도움이 되리라 생각합니다. 또한 치질 환자에게 고단위 유산균을 복용하게 하고, 하루 2리터 이상의 생수를 마실 것을 권합니다. 한풍제약에서 나오는 치지래 과립과 바이오플라보노이드 제품을 같이 쓰는 것도 좋은 방법입니다.

치질은 분명 약사가 다룰 수 있는 영역과 그렇지 않은 영역으로 나뉘어져 있습니다. 내치질의 3~4기는 병원에서 치료를 받도록 해야 합니다. 하지만 1~2기 치질 증상의 경우는 약국에서 약을 잘 선별해주면 큰 도움을 줄 수 있고, 좀 더 심한 치질이라 할지라도 생약과 비타민C 고단위 제품을 잘 사용하면 의외로 큰 효과를 볼 수 있습니다. 외용제도 다양하게 구비해 놓고 내복제로 다양한 시도를 해봐도 좋습니다. 치질은 알아야 할 내용도 많지만, 생각보다 약국에서 할 수 있는 일도 많은 질환입니다. 약사 스스로 한계를 정하지 말고, 다양한 시도를 하다 보면, 약사의 역할이 더욱 커질 수 있다고 생각합니다.

제1부

질환별
양약 이야기

> **Point**
> 1. 치질의 통증과 출혈, 항문열상에는 을자탕이 좋습니다.
> 2. 단단한 종괴에는 대황목단피탕, 사역산과 함께 사용하면 치질 증상을 개선할 수 있습니다.
> 3. 을자탕에 보중익기탕과 계지가작약탕을 함께 쓰면 항문 쿠션조직이 무너진 데에 도움이 됩니다.

---

1) 일반약 임상약학 최병철

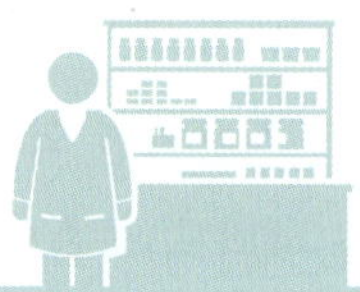

lecture 03 생리통과 월경 전 증후군 이해

"단순히 생리통으로 끝내지 마세요"

호르몬·스트레스 고려하면 전문성 높이고 환자 건강 찾아
PMS 환자는 Ca, Mg 섭취하고 스트레스 완화 병행해야

"약사님 생리통에 잘 듣는 약 없어요?"

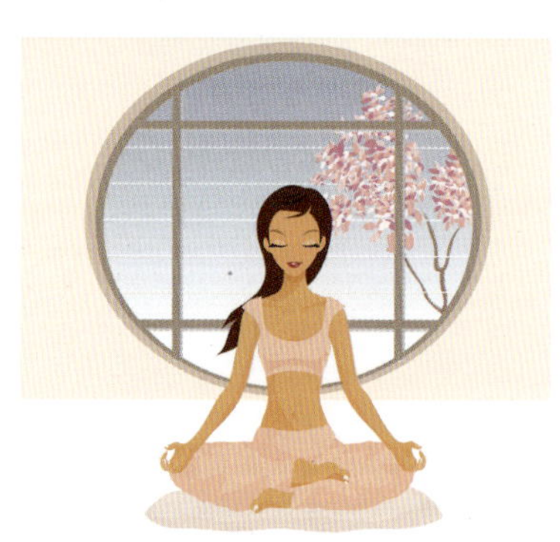

약국에서 종종 듣는 질문입니다. 이런 질문을 받게 된 약국에서 쉽게 예상할 수 있는 반응은 '1) 그냥 무관심한 척 진통제를 내어준다. 2) 비슷한 가격대의 마진이 좀 되는 품목을 여러 장점을 들어가며 돌려서 판다 3) 광고에 나오는 생리통에 관한 약을 소개하고 판매한다' 정도일 것입니다. 하지만 여성의 생리통 내지는 생리 전 증후군을 좀 더 면밀히 관찰하고 이해한다면, 여성의 생리통과 관련된 여러 잠재적인 증상을 해결해 줌으로써 생리통을 근본적으로 해결해 줄 수 있습니다. 이번 시간에는 생리통과 관련된 내용을 확인해 보고 약국에서 생리통과 관련된 질환을 어떻게 볼 것인지 살펴보도록 하겠습니다.

📋 생리주기와 생리학

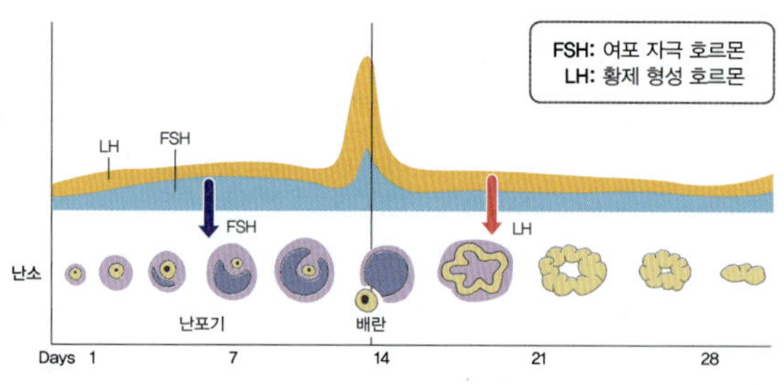

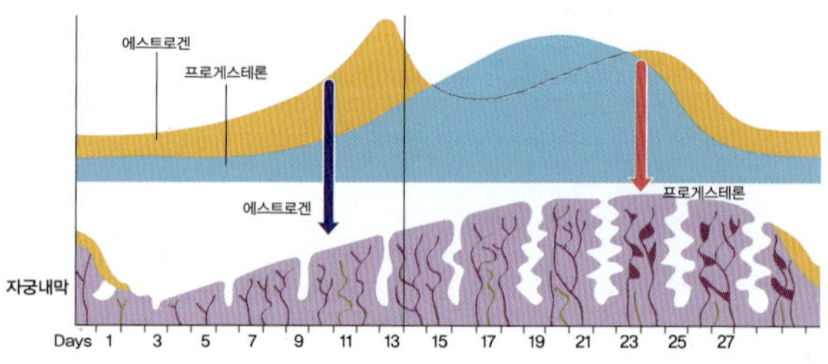

생리주기는 시상하부 뇌하수체 난소의 호르몬 활성에 의한 것입니다. 뇌하수체는 성선자극호르몬(GnRH: gonadotropin-releasing hormone)을 분비하여 생리주기를 조절하는 역할을 합니다. 생리주기의 마지막에 에스트라디올과 프로게스테론의 수치가 낮아지면 이에 시상하부가 자극을 받고 GnRH를 분비합니다. 분비된 GnRH는 LH(Luteinizing hormone: 황체호르몬)와 여포자극호르몬(FSH: folliclestimulating hormone)을 합성하고 분비하는 뇌하수체와 생식선 자극세포를 자극합니다. 월경주기의 약 8일까지 여포가 과다하게 생성되면, 많아진 여포의 생성은 배란으로 이어지고, 이 배란기에 LH가 급상승합니다. LH의 급상승은 프로스타글란딘(prostaglandin)과 단백분해효소(proteolytic enzyme)의 생성을 자극할 뿐 아니라 난자를 성숙시킵니다. LH가 급상승한 후에 일어나는 배란은 일부 여성에게선 배란통을 유발하기도 합니다. 여포가 파열된 후인 황체기는 황체의 수명이 2주 정도인 관계로 14일 정도 지속되는데 황체는 이 기간 동안 프로게스테론(progesterone), 에스트로겐(estrogen), 안드로겐(androgen)을 분비합니다. 임신이 되지 않았을 경우 황체기 끝 무렵에 에스트로겐, 프로게스테론의 농도가 감소하면서 자궁내막선이 팽창하여 괴사되고, 또한 프로게스테론의 감소는 프로스타글란딘을 합성시키고 이는 혈관 수축과 자궁 수축 생리혈의 출현으로 이어집니다. 에스트로겐과 프로게스테론의 감소는 새로운 주기의 시작으로 GnRH의 증가를 불러오고 LH와 FSH를 새로 생성하게 합니다.[1]

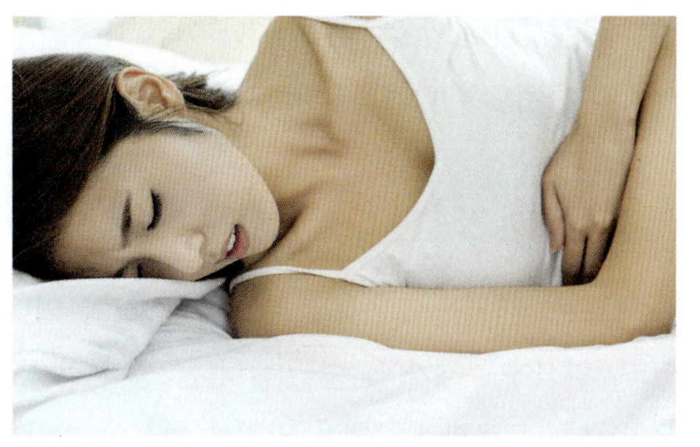

📋 호르몬의 성격

🔷 에스트로겐

에스트로겐은 뇌를 흥분시키고, 명확하게 기억할 수 있도록 도와줍니다. 에스트로겐은 방광에 작용하고, 음식으로부터 지방을 저장하게 하고, 체온을 조절하고, 에너지를 만듭니다. 에스트로겐은 다소 시끄럽거나 까칠한 호르몬이라 말 할 수 있겠습니다. 가임기 여성이 좋은 정자를 받아들이기 위해서 남자를 잘 선택해야 하고, 더 좋은 배우자를 만나기 위해 자연은 에스트로겐에 이런 기능을 부여한 것이라 생각합니다. 에스트로겐은 임신을 성립하게 하는 호르몬으로 2차 성징의 주역이고, 가임기 여성에게선 여포를 성숙시키고 자궁내막을 증식시키는 역할도 합니다.[2]

에스트로겐은 임신을 시키기 위한 호르몬입니다. 그래서 가임기의 여성을 좀 더 동적이고 매력적으로 보이게 하는 기능을 가지고 있습니다. 가슴을 볼록하게 허리는 잘록하게, 얼굴은 어느 때보다도 매력적으로 만듭니다. 또한 훌륭한 정자를 받아들이기 위해선 똑똑하고 건강한 수컷을 찾아야 하니까 더 명확한 지적 능력을 갖추게 합니다. 동물의 왕국을 보더라도 암컷들은 언제나 더 나은 수컷을 찾기 위해 눈에 불을 켜고 수컷을 심사하니 말입니다. 하지만 이런 과정은 몸의 관점에서 본다면 지나친 과소비를 하는 것과 같아서, 에너지 소비도 대단해집니다. 따라서 여러 가지 질환의 원인이 되기도 합니다.

● 프로게스테론

프로게스테론은 조용하고 부드러운 호르몬입니다. 그 양이 부족해질 경우 정신적 불안감을 유발할 수 있고, 임신에 문제가 올 수 있습니다. 생리 전 증후군의 대부분이 프로게스테론의 부족이 원인이 되고 있으며, 에스트로겐과 균형을 맞춰서 여성의 지방을 태우고 충분한 모발을 생성하고, 에너지를 내기 위한 갑상선 호르몬을 만들고, 강한 뼈를 만들기 위해 존재합니다. 프로게스테론은 임신을 유지시키기 위한 호르몬으로 임신이 잘 유지되도록 자궁내막을 잘 지탱하는 역할을 하기도 하고, 수정란이 자궁벽에 잘 정착(착상)될 수 있도록 하는 역할도 합니다. 또한 프로게스테론은 배란을 억제하는 역할도 하기 때문에 피임약의 원료물질로 사용될 수 있고, 더 나아가 체온을 높이는 역할도 합니다. 따라서 기초체온을 측정함으로써 배란 여부에 대한 확인이 가능해집니다.[3]

프로게스테론은 상대적으로 임신을 유지하는 호르몬이기 때문에 여성을 좀 더 차분하게 만드는 호르몬입니다. 다른 정자를 받아들이지 않게 하여 또 다른 임신을 막는가 하면 기분을 좋게 하는 물질(serotonin)의 분비를 돕기도 하는 등 프로게스테론은 에스트로겐의 독주를 막기도 하면서 여성의 심리적 상태를 안정화시킴으로써 임신 유지에 좀 더 집중할 수 있도록 합니다.

📋 월경통

주로 난포기에 발생합니다. 그러므로 규칙적인 배란이 시작되는 소아·청소년기에 증가하다가, 경구피임약 등의 복용으로 그 비율이 점차 줄어들기도 하며, 임신 마지막 3개월 동안 자궁의 교감신경이 사라졌다가 출산 후 일부가 다시 생성되는 과정을 통해 월경통은 사라지게 됩니다. 하지만 골반 병리와 관련된 2차 월경통은 20대 중반부터 시작되는 경우가 있으니 구별할 필요가 있습니다.

1차 월경통은 황체기 마지막에 황체호르몬 수치가 감소하면서 시작됩니다. 프로게스테론의 감소는 아라키돈산을 증가시키고, 여기서 발생한 프로스타글란딘은 자궁 수축을 일으키고, 자궁경부를 좁게 만들고 바소프레신을 방출합니다. 프로스타글란딘, 바소프레신, 류코트리엔의 증가는 자궁 수축을 강하게 하고 혈관 수축을 일으켜서 자궁의 혈관 수축에 의한 국소 빈혈과 통증을 유발합니다. 물론 이런 작업이 생리혈을 내보내는 것을 도와주지만, 월경통 환자의 경우 그 압력이 400mmHg가 넘고, 수축도 90초 이상 지속되며, 그 간격도 매우 짧습니다. 따라서 자궁 내 압력과 자궁의 혈관 수축에 의한 국소 빈혈과 조직의 저산소증을 초래합니다. 이로 인해 월경통이 발생하는 것입니다.

🔹 월경통의 비약물적 요법

휴식과 열 찜질, 운동 마사지 등이 도움이 될 수 있습니다. 보통의 경우 하복냉이 있을 경우 열 찜질이 도움이 됩니다. 흡연은 혈관 수축으로 인해 더 심한 월경통을 유발할 수 있으니 피하는 것이 좋습니다.

자궁의 국소 빈혈이 생리통의 원인이 될 수 있으니 사물탕과 같은 국소 빈혈에 도움을 줄 수 있는 약이 좋은 선택이 될 수 있습니다. 아랫배를 따뜻하게 해 줄 수 있는 오수유가 함유된 약을 선택하는 것도 좋은 선택입니다.

제1부

질환별
양약 이야기

🔹 월경통의 약물요법

① **아스피린**

프로스타글란딘 억제를 통한 월경통 억제에 도움이 됩니다. 경미한 경우보다는 좀 증상이 심각한 여성에게 적합합니다. 라이 증후군(Reye's syndrome) 때문에 청소년에게 추천하기엔 무리가 있고, 혈전용해제를 복용하는 환자에게는 소심해서 사용해아 힙니다.

② **아세타미노펜**

프로스타글란딘에 대한 효과가 적어 NSAIDS보다 효과가 약합니다.

③ **NSAIDS**

이부프로펜, 나프록센 등 프로피온산 유도체가 적합한 약물로 고려되고 있습니다.

④ **경구피임약**

⑤ **오메가-3**

류코트리엔 억제가 생리통의 완화에 도움을 주는 것으로 보입니다.

⑥ **Mg와 Ca 섭취 증가**

⑦ **Vit-B1, Vit-B2, Vit-E**

📋 월경 전 증후군(PMS:premenstral syndrome)

PMS란 월경주기 중 황체기에 나타나는 주기적인 육체적 감정적 변화로 대개 월경 일주일 내에 사라지는 증상을 말합니다. 이유는 명확하지는 않지만 에스트로겐이나 프로게스테론의 레벨 변동이 원인이 되는 것 같습니다. 또한 저칼슘혈증과 증상이 매우 유사하기 때문에 Vit-D, 부갑상선호르몬 농도 장애 역시 월경 전 증후군의 원인으로 주목받고 있습니다. 또한 세로토닌 혈중 레벨과 유전적, 사회문화적인 문제도 PMS의 원인으로 간주됩니다.

● PMS의 병인

프로게스테론의 대사체인 알로프레그나놀론(allopregnanolone)의 감소는 불안감을 증가시킬 수 있습니다. 알로프레그나놀론은 GABA 시스템과 접촉하는데, PMS 여성의 경우 황체기에 그 수준이 낮습니다. 따라서 낮은 프로게스테론의 분비가 여성의 PMS에 영향을 주는 것으로 보입니다. SSRI나 배란 억제제, 호르몬 주기를 억제하는 물질(피임약 등)이 도움이 될 수 있습니다. PMS 여성의 세로토닌 수준은 낮으며 이는 자극감, 불쾌감 및 식욕 등과 관련 있어 보입니다. 또한 오피오이드(opioid), 교감신경성, GABA 시스템 역시 PMS와 병태생리학적으로 연관되어 있습니다.

PMS는 황체기에 프로게스테론이 부족한 상태와 관련이 있습니다. 프로게스테론이 부족한 이유는 에스트로겐이 너무 과다해서 상대적으로 프로게스테론의 부족이 발생한 경우도 있고(비만 여성), 배란이 잘 되지 않는 것도 이유가 됩니다. 평상시 세로토닌 혈중 농도가 낮은 여성도(우울증과 같은 정신적 질환을 가진 경우) PMS 확률이 높은 것으로 알려져 있습니다. 따라서 PMS환자의 경우 체중 조절을 통해서 과도한 에스트로겐 분비를 억제하고, 정서적인 안정을 도모하는 것이 PMS 치료에 좋습니다. 생약 성분 중에선 시호가용골모려탕(柴胡加龍骨牡蠣湯)이나 가미귀비탕(加味歸脾湯), 가미소요산(加味逍遙散) 등이 도움이 될 듯합니다. 칼슘과 마그네슘의 보충도 좋습니다. 트립토판과 같은 세로토닌의 전구체를 복용하는 것도 좋고, 양질의 식사, 금주, 금연, 단당류의 섭취를 조절하는 것 역시 도움이 됩니다.

● PMS의 증상

식욕 증가, 화가 나거나 감정적 격변, 우울, 과민 감성, 건망, 집중력 저하 등과 같은 심리적 변화와 복부 부음, 유방 압통, 여드름, 전신 부종, 두통, 소화기 과민성 등 신체적 변화가 옵니다.

● PMS의 치료

① **칼슘, 마그네슘, Vit-E, 피리독신, 은행잎 제품이 도움이 될 수 있습니다.**
② **피리독신**

　유방 통증, 자극감, 피로도, 부종 및 PMS로 인한 우울감에 도움이 될 수 있습니다.
③ **Vit-E**

　유방 압통에 추천합니다.
④ **칼슘**

　하루 1,200mg의 복용으로 감정, 육체적 증상 모두 개선됩니다. 50% 이상의 여성 중 50% 이상, 29%의 환자 중 75% 이상의 증상이 개선되었습니다.

⑤ Mg

PMS 환자는 혈중(적혈구) Mg 수치가 낮습니다. 마그네슘을 하루 360mg 복용하면 참을성이 없어지는 등의 PMS 증후군에 도움이 됩니다.

⑥ Mn

망간이 부족하면 월경 전 증후군이 악화되는 것으로 알려져 있습니다.

⑦ K

칼륨 복용 시 PMS가 호전될 수 있습니다.

PMS 환자가 오면, 우선 부종, 정신적 스트레스, 식욕 등을 고려해서 약을 선택하면 좋습니다. 칼슘, 마그네슘과 고단위 비타민 B군과 비타민-E 정도를 기본적으로 고려하면 더 좋습니다. 여기에 환자의 기초체온과 하복 냉감, 또는 체중과다, 생리 기능, 호르몬 문제(다낭성 낭포 증후군), 부신과잉(쿠싱 증후군) 등도 함께 확인하면 좋습니다. 단순히 생리통으로 인한 질환에서 끝내지 말고, 호르몬 불균형과 스트레스에 대한 문제도 같이 고려하면 약사의 전문성도 높아지고, 약국 경영, 환자의 건강 회복 3마리 토끼를 잡을 수 있을 것이라고 생각합니다.

> **Point**
> 1. 월경통의 원인이 자궁의 국소 빈혈일 경우 사물탕을 사용합니다.
> 2. 오메가-3는 류코트리엔을 억제하여 월경통을 완화시킵니다.
> 3. 유방 통증, 자극감, 피로도, 부종 및 PMS로 인한 우울감에는 피리독신이 좋습니다.

---

1) 비처방약 핸드북 로즈마리 R. 베라르디
2) 24시 약사 수지 코헨
3) 내 몸 안의 지식여행 인체생리 타나카 에츠로

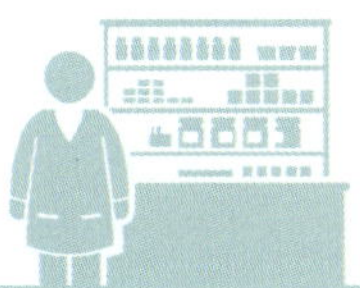

질염의 종류 및 사례 분석

충분한 사전 지식이 질염의 재발 방지에 도움을 줍니다

60세 여성 질에서 냄새, 당뇨 환자 아니면 칸디다 질염 확률 낮아
질 세정제 자주 사용하는 여성, 질 내 pH와 세균의 관계 설명해 줘야

모든 연령대의 여성 환자들에게 발생할 수 있음에도 불구하고, 질 소양감을 자신 있게 상담하는 여성 환자는 많지 않은 것 같습니다. 부끄러워 할 일이 아님에도 불구하고 약국에서 여자 약사를 찾는 환자들에게 남자 약사는 기피 대상으로 보입니다. 질염은 환자의 성적 개방성으로 인해 전염되기도 하지만 환자의 건강 상태, 연령, 약물의 사용 등이 그 원인이 될 수도 있습니다. 따라서 약사들은 질염의 종류와 특징 그리고 원인과 치료법에 대해 정확한 지식을 겸비하고 있어야 합니다. 또한 환자의 수치심을 최대한 자극하지 않고 치료와 재발 방지에 도움이 될 수 있는 방법을 고민해야 합니다.

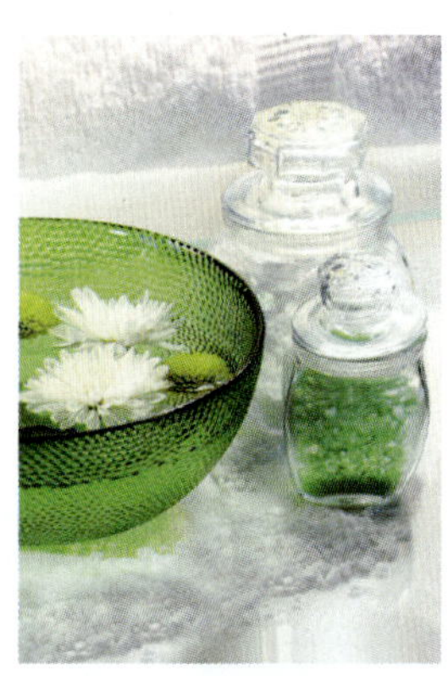

질은 외음부에서 자궁으로 연결되어 있는 8~10cm의 탄력 있는 섬유근관입니다. 직장과 방광 사이에 위치하고 있으며 에스트로겐은 질 내에 글리코겐을 축적시켜 방어막을 형성하고 또한 Lactobacillus bacteria가 글리코겐을 분해해서 Lactic acid를 생산 pH를 4~4.5 정도로 유지하고 있습니다. 질은 몸 안에 있지만 외부 환경에 지속적으로 노출되어 있는 형태이고 직장과 거리가 가깝기 때문에 대장균과 같은 세균이 쉽게 침범할 수 있습니다. 또한 질 점막이 에스트로겐의 영향을 받아 생성되기 때문에 여러 이유로 에스트로겐의 농도에 변화가 오면 질염에 걸리기 쉬워집니다. 대표적 질염 몇 가지를 살펴보고 그 원인과 치료법을 알아보도록 하겠습니다.

세균성 질염(Bacterial Vaginosis)

세균성 질염은 모든 외음질 감염의 60%를 차지합니다. 세균성 질염에 감염되면 혐기성 균의 밀도가 10배에서 1,000배까지 상승합니다. 원인으로는 자궁 내 장치와 성병이 있습니다. 또한 장기간의 항생제 복용과 질 세척제의 잘못된 사용으로 질 내 유산균(Lactobacilli)이 줄어들게 되면 질 내 pH가 높아지게 되고

(pH 4.5 이상) 혐기성 균이 증가하게 되어 세균성 질염이 오는 것으로 알려져 있습니다. 또한 흡연도 자궁경부 분비액에 함유되어 있는 니코틴과 코티닌에 의해 질 세균총을 변화시킴으로써 세균성 질염의 위험성을 증가시키는 것으로 알려져 있습니다. 호소하는 증상은 악취가 나는 분비물로 가려움증과 민감성 자극 역시 흔합니다. 성교나 월경 후의 상태, 즉 알칼리성 상태일수록 생선 냄새 같은 악취가 더 강하게 나게 됩니다.

세균성 질염의 치료에는 클린다마이신이나 메트로니다졸의 투약이 필요하며, 단일 용량으로 메트라니다졸 2g을 투약하거나 7일간 메트라니다졸 혹은 클린다마이신을 투약합니다. Povidone-iodine 질 좌제 역시 세균성 질염의 치료에 효과가 있습니다. 또한 정상적인 질 세균총을 회복하기 위해 Lactobacillus의 투여가 도움이 된다고 예상합니다.

칸디다 질염

진균에 의한 질염은 질염의 30~35%를 차지합니다. 대부분 Candida albicans에 의해 감염되고 당뇨병, 자궁 내 장치를 삽입한 여성, 항생제를 꾸준히 복용했거나 규칙적으로 스테로이드를 복용하는 여성 내지는 면역력이 저하된 여성에게서도 쉽게 발생합니다. 임산부가 비임산부에 비해 칸디다 질염에 잘 걸리고 월경 기간에는 질 내 pH가 증가하기 때문에 칸디다 질염에 걸리기 쉽습니다. 몇몇 연구에서 소변 내의 당을 증가시키는 음식물은 칸디다 질염의 위험성을 증가시킨다고 보고되어 있습니다. 그 치료법은 다음과 같습니다.

칸디다성 질염의 치료제[1]

종류	제제	용량
국소적 혹은 질 내 투여	Butoconazole	2% 크림, 5g 1일 1회 3일간
	Clotrimazole	1% 크림, 5g 1일 1회 7~14일간 질정 100mg 1일 1회 7일간 또는 1일 1회 3일간 질정 500mg
	Miconazole	2% 크림 5g 1일 1회 7일간 질 좌약 100mg 1일 1회 7일간, 질 좌약 200mg 1일 1회 3일간, 질 좌약 1,200mg 1회
	Nystatin	질정 100,000단위 1일 1회 14일간
	Terconazole	0.4% 크림 5g 1일 1회 7일간, 0.8% 크림 5g 1일 1회 3일간 질 좌약 80mg 1일 1회 3일간
	Ticonazole	2% 크림, 5g 1일 1회 3일간 6.5% 크림 5g 1회
경구 투여	Fluconazole	150mg 1회
	Itraconazole	200mg 1일 2회 1일간/200mg 1일 1회 3일간
	Ketoconazole	400mg 1일 2회 5일간

📋 트리코모나스 질염

일종의 성병인 트리코모나스 원충에 의한 질염은 질염의 5~10%를 차지합니다. 트리코모나스 원충을 가지고 있는 여성 중 절반은 증상이 없고, 증상이 있는 경우 가장 흔한 증상은 다량의 질 분비물(기포가 많고 녹황색이고 알칼리성)과 배뇨통, 성교통이 있습니다. 질의 발적을 동반합니다. 종종 월경 후 증상이 나타나고, 혐기성 균에 의해 생선 비린내가 납니다. 메트라니다졸 500mg을 1일 2회 7일간 복용하거나 2g을 1회 복용하면 치료가 됩니다. 물론 배우자도 같이 치료해야 합니다.

📋 위축성 질염

폐경 이후에 에스트로겐의 분비량이 줄어들어 질 내 글리코겐(glycogen)의 양이 줄어들고 질의 pH가 높아져서 발생하는 질염입니다. 질의 점막이 얇아지고 상처가 나기 쉽고, 오염되기 쉽습니다. 위축성 질염을 치료하기 위해서는 에스트로겐을 사용합니다. 접합 에스트로겐 0.625mg, micronized estradiol 1mg, esterified estrogen 0.625mg을 매일 사용하면 위축을 완화시킬 수 있습니다. 자궁이 있는 여성은 자궁내막 증식증을 막기 위해 프로게스테론을 에스트로겐과 같이 투여해야 합니다. 경구 에스트로겐 이외에도 외용제로 매일 혹은 격일로 1g의 질 크림을 한 달간 투여한 후 주 2회로 용량을 줄이는 방법도 있습니다. 폐경 이후에는 에스트로겐이 부족해져서(Glycogen의 생성 부족) 당뇨에 걸린 경우를 제외하고 칸디다성 질염은 거의 일어나지 않습니다. 따라서 폐경 이후의 여성이 칸디다 질염이라면 다른 기저질환이 있는 것은 아닌지 병원에 방문할 것을 추천하는 것이 좋습니다. 마찬가지 이유로 사춘기 이전의 여학생에게 칸디다 질염이 있을 경우에도 병원 방문을 추천하는 것이 좋습니다.

▌질염의 종류[2]

질환	증상 및 징후	산성도	휘프검사 (Amine)	감별진단
위축성 질염	분비물이 거의 없다. 질 건조증, 상피의 위축, 성교통. 악취성 분비물	6 이상	음성	
세균성 질염	소양감 및 자극 과민성이 자주 나타남, 성교통 없음	4.5 이상	양성	트리코모나스 질염
칸디다 질염	진하고 흰 분비물, 소양감, 작열감, 자극, 과민성, 성교통	4~4.5	음성	과자극성, 알레르기성 질염, 화학적 자극
트리코모나스 질염	다량의 악취성 분비물, 배뇨통, 성교통, 홍반	5~6	양성	세균성 질염, 농성 혹은 박리성 염증성 질염, 2차성 감염에 의한 질염

지금까지 질염의 증상과 특징에 대해 알아봤습니다. 그렇다면 약국에서 질염 환자가 왔을 때 어떻게 대응을 해야 할지 사례와 함께 알아보도록 하겠습니다.

① 60세 이상의 여성이 질에서 냄새가 난다고 질정을 달라고 한다.

: 당뇨병이나 호르몬 치료를 받고 있지 않은 여성이라면 칸디다 질염일 확률은 적습니다. 위축성 질염일 확률이 상대적으로 높으므로 성교통은 없는지 가벼운 출혈이 없는지를 물어보고, 만약에 칸디다증이 확실해 보인다면 다른 질환이 있는 것은 아닌지 검사를 요청하는 것이 좋습니다. 만약 위축성 질염으로 보인다면, 성관계를 가질 때 윤활제의 사용을 권하고, 질 건조증에 도움을 줄 수 있는 제품을 소개하는 것이 좋습니다. 갱년기에 도움을 주는 제품(이소플라본 등)과 콜라겐, 태반, 히알루론산 제품 등이 도움이 될 수 있습니다. 또한 질 내 환경을 개선하기 위해서 프로바이오틱을 추천하는 것이 좋습니다. 요즘은 질 유산균이라는 제품도 나오는데 효과가 아주 좋습니다.(ex. 유한 엘레나) 세균성 질염이라면 색이 짙은 냉이 나오고 생선 비린내와 같은 냄새가 난다고 합니다. 이럴 경우엔 세균성 질염에 쓸 수 있는 질정제를 권하고, 용담사간탕과 탁리소독음과 질 유산균을 쓰면 효과가 좋습니다.

② 사춘기 이전의 여학생이 가려움증을 호소한다.

: 성적 접촉이나 손으로 만져서 문제가 발생한 것이 아니라면, 아이가 용변을 보고 휴지로 닦는 방향을 확인하는 것이 도움이 됩니다. 휴지로 앞에서 뒤로 닦지 않고 뒤에서 앞으로 닦을 경우 대장균 등 세균성 질염이 올 수 있다는 사실을 알려주면 좋습니다.

③ 당뇨병이 있는 환자가 만성 재발성 칸디다에 노출되었다.

: 당뇨병은 칸디다성 질염의 주요 원인이라고 할 수 있습니다. 혈당 조절을 잘 못하는 환자에게 당뇨병이 칸디다성 질염의 원인이 될 수 있음을 가르쳐 주고, 고단위의 프로바이오틱을 복용하도록 추천하는 것이 좋습니다. 질정제는 클리토리마졸 제품을 1일 1회 1정씩(100mg) 6일간 내지는 2정 씩(200mg) 3일간 사용하도록 하는 게 500mg 1회 적용법보다 재발률이 낮습니다. 저는 6일 동안 사용하는 것보다는 2정씩 3일간 사용하도록 권하고 있는데, 환자가 약을 끝까지 사용하게 하는데 더 좋은 방법이라고 생각합니다.

④ 질 세정제를 너무 자주 사용하는 여성

: 약국에 있다 보면 세정제를 너무 자주 사용하는 여성들을 볼 수 있습니다. 본인은 세정제로 항상 깨끗이 관리함에도 불구하고 반복적, 만성적으로 냉이 나온다고 불안해 합니다. 이런 경우라면 환자 에게 질 내 pH와 세균과의 관계를 설명해 주고(깊게 자주 씻는 행위가 질 내 정상 세균총을 손상

시키고 더불어 칸디다균을 비롯해 세균의 기회감염을 유발할 수 있다는 점을 설명) 너무 자주 씻는 행위가 질염의 원인이 될 수 있음을 알려주는 것이 좋습니다. 물론 프로바이오틱을 추천하는 것을 잊지 않도록 해야겠지요.

⑤ **얼굴에 여드름 자국이 난 20대 여성이 냉이 심하다고 한다.**

: 여드름 치료차 병원에서 꾸준히 Tetracycline계 항생제를 사용할 경우, 질의 정상 flora가 손상될 수 있고, 그로 인해 칸디다 질염이 올 수 있음을 소개해 줘야 합니다. 여드름 치료는 장기간 항생제를 복용해야 하는 경우가 많다 보니, 장내 유산균들이 항생제에 의해 파괴되고 기회감염을 통해 세균이 증가하게 됩니다. 이럴 때 칸디다 질염의 발생률도 증가할 수 있기 때문에 환자에게는 클리토리마졸 질정의 사용과 프로바이오틱의 보충을 권하면 좋습니다. 또한 세균성 질염에 용담사간탕과 탁리소독음을 사용해도 치료 기간을 단축시킬 수 있고, 용담사간탕에 프로폴리스를 사용해도 도움이 됩니다. 적절한 프로바이오틱은 질 내 flora에 도움이 되므로 적극적으로 사용해도 좋을 것 같습니다. 세정제도 너무 살균력이 강한 세정제보다는 자극적이지 않고 약산성의 세정제를 구비하면 도움이 됩니다. 또한 질정제도 세균성 질염과 칸디다 질염에 쓸 수 있는 제품을 구별해서 구비하면 좋을 것 같습니다.

질염에 대한 사전 지식을 충분히 알고 있으면, 환자가 질염에 대해 갖고 있는 편견과 부끄러움을 완화시키며, 환자에게 정확한 정보와 적절한 치료법을 제공할 수 있습니다. 약국은 환자들이 구체적인 상담을 받으러 일부러 찾아오는 1차 진료기관은 아닙니다. 하지만 약국은 환자들이 쉽게 찾아올 수 있고, 편하게 상담을 할 수 있는 공간이기도 합니다. 약국에서 환자의 숨은 고민을 쉽게 해결해 줄 수 있다면 약국의 미래는 언제나 밝을 것이라고 생각합니다.

Point

1. 세균성 질염에는 단일 용량으로 메트라니다졸 2g을 투약하거나, 7일간 클린다마이신을 투약합니다.
2. 트리코모나스 질염에는 메트라니다졸 500mg을 1일 2회 7일간 복용하거나, 2g을 1회 복용하면 좋습니다.
3. 위축성 질염에는 접합 에스트로겐 0.625mg, micronized estradiol 1mg, esterified estrogen 0.625mg을 매일 사용합니다.

---

1) 머크매뉴얼
2) 머크매뉴얼

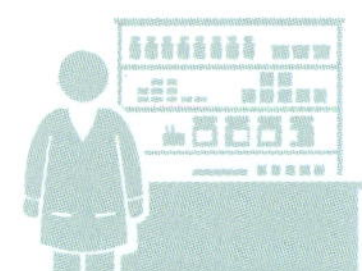

lecture 05 생약과 질염의 효능 관계

생약으로 질염을 조절하고, 콜라겐으로 조직을 복원합니다

탄수화물·지방 섭취 줄이고 식전 홍초 조금씩
지속적 자극 통해 합리적 약물 사용해야

질염이나 질소양증, 냉대하를 호소하는 환자가 약국에 왔을 때 보통 약국에서는 항진균 질정제를 선택해 주고, 가려움증을 없애기 위해 경구용 알레르기약 내지는 염증을 없애는 약을 선택해 주곤 합니다. 증상을 없애는 약을 선택해 주는 것이 우선입니다. 하지만 환자의 상태를 꼼꼼히 확인해 보면 질염의 증상이 다양한 원인에서 비롯된다는 것을 알 수 있습니다. 이번 시간에는 질염 환자의 사례 하나를 분석해 봄으로써 약국에서 질염 환자를 어떻게 대할 수 있을까를 한 번 살펴볼까 합니다.

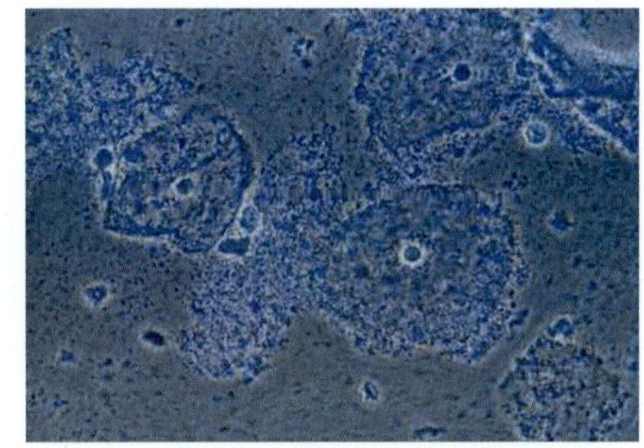

사례) 50대 중국 여성으로 만성적인 질벽 손상이 있으며, 1년이 넘게 약국과 병원을 다녔으나 호전이 되지 않아 고생하고 있는 상태였음. 환자는 두피에 비듬이 많이 있었고 나이는 폐경 후였다. 과도한 근로로 피로감을 호소하고 있었고, 성격은 많이 날카로운 상태였다.

여성의 질염은 크게 칸디다 질염, 위축성 질염, 세균성 질염으로 구분해서 접근합니다. 50대 여성의 경우 폐경 후 대부분 위축성 질염이나 세균성 질염을 의심하는데, 50대 중국 여성이 호소하던 증상은 칸디다 질염과 위축성 질염을 동시에 보이는 것으로 관찰되었습니다. 백태가 낀 분비물과 질 소양감이 그 특징입니다.

여성의 질 분비물은 일종의 당 성분으로 칸디다균이 증식하기 좋습니다. 하지만 폐경이 된 이후 에스트로겐이 분비되지 않게 되면 질 분비물을 생산하기가 어려워 상대적으로 칸디다균이 살기 어렵습니다. 단 비만한 환자라던가 당뇨가 있을 경우는 50대 이후라도 칸디다 질염에 걸릴 수 있습니다.

이 환자의 경우는 두피에도 심각할 정도로 비듬이 많았고 과로를 호소하고 있었으며, 비만한 경우였기 때문에 칸디다 질염을 예상할 수 있었습니다. 또한 1년 넘게 병원과 약국을 다니며 약을 쓰고 있었기 때문에 질벽의 심한 손상 역시 예상해 볼 수 있었습니다.

환자는 왜 이렇게 고생을 하고 있을까요? 단지 질정제나 소염제만으로 증상이 개선될 것 같지는 않습니다. 어떤 이유로 이렇게 고생을 하고 있는지, 어떻게 접근하면 좋을지 생각해 봐야 합니다.

저산증일 가능성

만성적인 질염과 심한 비듬을 호소한다면 환자는 저산증일 수 있습니다.

저산증

- 성인 여드름
- 고창, 트림, 식사 직후의 헛배
- 만성 효모 감염
- 여성 탈모
- 속쓰림
- 소화불량, 설사, 변비
- 복합적인 음식 알레르기
- 뺨과 코의 발적, 또는 혈관 확장
- 입안의 통증, 작열감, 또는 건조
- 대변 속 소화되지 않은 음식
- 약하고, 벗겨지고, 갈라지는 손톱
- 체중 증가[1]

저산증이 있으면 충분한 양의 위산이 분비되지 않아 경구를 통해 들어온 음식에 대한 충분한 살균이 이뤄지지 않고 장내 미생물의 비정상적인 증식을 초래할 수 있습니다. 넘쳐나는 미생물은 질로 전이돼서 소양증의 원인이 될 수 있습니다. 따라서 저산증에서 이어진 미생물의 증식, 그로 인한 칸디다 질염으로 연결해서 이해하면 좋습니다. 환자는 중국인 교포로 식사시간을 제대로 지키지 않고 소화도 잘 되지 않는다고 하니 우선 저산증의 가능성을 열어두고 상담을 계속 했습니다.

위축성 질염의 가능성

또한 폐경 전후의 여성에게 잘 올 수 있는 위축성 질염도 의심해 볼 수 있습니다. 위축성 질염은 비특이성 질염이나 노인성 질염 이라고도 합니다. 갱년기와 폐경을 거치면서 점차 난소가 기능을 상실하고, 난소에서 분비되는 에스트로겐의 부족은 질 점막을 얇게 만듭니다. 따라서 질 점막은 외상이나 감염에 더 약해진 상태이고 때때로 점막이 얇아져서 감염이 없이도 외부의 자극에 과민해질 수 있습니다.[2]

위축성 질염의 치료

위축성 질염이 있는 폐경 환자는 에스트로겐으로 치료한다. 접합 에스트로겐 0.625mg, micronized estradiol 1mg, esterified estrogen 0.625mg 등을 매일 사용하면 위축을 완화시킬 수 있다. 경구 에스트로겐 복용을 거부하는 환자나 추가적인 치료를 원하는 환자에게는 매일 혹은 격일로 1g의 질 크림을 한 달간 투여한 후 주 2회로 용량을 줄인다.[3]

약국에서는 에스트로겐 제품을 취급할 수 없으나 훼라민Q 등의 호르몬 대체제를 사용해도 질 건조증에 도움을 줄 수 있습니다. 의약품으로 나오고 있는 레드클로버 제품도 도움이 됩니다. 콜라겐도 좋고 히알루론산, 태반도 염두에 두면 좋습니다.

만성화된 염증의 치료

1년 넘게 진행된 염증을 우선적으로 없애야 합니다.

그러자면 1년 넘게 지속된 질염을 우선 잡아줘야 하는데, 단순한 질정제와 호르몬 대체제의 복용만으론 쉽게 나을 것 같지는 않습니다. 필자는 이럴 때 생약을 선택합니다. 자궁의 기능을 좋게 하고 출혈 성향을 개선시키는데 도움이 되는 궁귀교애탕과 용담사간탕을 선택했습니다.

궁귀교애탕

천궁(川芎) 4.0, 당귀(當歸) 6.0, 애엽(艾葉) 6.0, 작약(芍藥) 8.0, 건지황(乾地黃) 8.0, 감초(甘草) 4.0, 아교(阿膠) 4.0

궁귀교애탕은 조혈작용의 약물인 당귀, 천궁, 작약, 지황(사물탕: 피를 보충해 주는 약물로 알려져 있습니다)과 지혈을 돕는 아교와 애엽을 포함한 약입니다. 나이가 들고 영양 상태가 좋지 않은 환자의 만성적인 질 출혈에 도움이 될 수 있는 처방이며, 손상된 질벽의 회복에도 도움이 되는 처방이라 생각합니다.

용담사간탕

차전자(車前子) 3.0, 황금(黃芩) 3.0, 택사(沢瀉) 3.0, 목통(木通) 5.0, 지황(地黃) 5.0, 당귀(当歸) 5.0 치자(梔子) 1.5, 감초(甘草) 1.5, 용간(竜肝) 1.5

용담사간탕을 신경성 방광염 정도에만 사용하는 경우가 많이 있는데, 용담사간탕은 신경이 예민한 사람이 간담습열증으로 인해 질염이 올 경우에도 잘 듣는 약입니다. 예전에 남성 환자의 요도염에 용담사간탕과 탁리소독음을 판매한 적이 있었는데, 효과가 좋아 놀랐던 적이 있습니다. 성적인 접촉 없이 스트레스만으로 요도에서 고름이 나오거나 소변 볼 때 피가 나는 환자들이 있다면 적극 추천하는 약입니다. 사타구니 쪽으로 농이 차오르는 농양 증상에도 효과가 좋습니다.

간담습열증이란 간담과 연결되거나 간담의 경락이 지나는 부위에 습열이 쌓이고 뭉쳐져 소설(뭉친 것이 빠져나가는 것) 기능이 저하되어 나타나는 증상입니다. 스트레스로 염증물질이 늘어나서 특정 장기에 쌓인 상태를 이렇게 표현한 것이라고 보는데 특히 사타구니 쪽으로 염증물질이 쌓여있을 경우에 좋은 처방입니다.

📋 콜라겐과 태반

환자의 상태가 너무나 오랜 기간 동안 지속되었기 때문에 점막의 회복을 돕기 위해서 비타민C와 비타민 B군의 선택도 필요해 보입니다. 비타민의 보충만으로 만족할 만한 결과를 얻을 수 없다면 콜라겐을 고려해 보는 것도 좋은 방법이 될 것 같습니다. 태반도 적극 추천합니다.

콜라겐

콜라겐은 구조 단백질로, 우리 몸을 구성하는 단백질의 약 1/3을 차지하고 있다. 신체는 약 60조의 세포로 구성되어 있고, 우리 몸을 이루는 뼈, 피부, 손톱, 혈관, 내장, 머리카락, 연골 등의 세포 사이에는 콜라겐이 존재하고 있다. 콜라겐 폴리펩타이드는 사슬 3겹의 나선구조로 이루어진 고분자 단백질로 글리신, 프롤린, 하이드록시 프롤린과 같은 아미노산 잔기 3개의 나선모양으로 결합되어 있다. 우리의 피부는 표피, 진피, 피하 조직의 3층 구조로 되어 있으며 콜라겐은 진피층의 약 70%를 차지하고 있다. 따라서 건강한 피부를 위해 콜라겐은 필수불가결한 물질이지만, 나이가 들어감에 따라 생체에서 스스로 공급되는 콜라겐 합성 능력이 저하 되게 된다.[4]

콜라겐은 그 분자량이 커서 흡수가 되지 않는다고 생각할 수 있습니다. 하지만 필자는 뼈 골절 후 잘 회복되지 않는 환자나, 상처의 회복이 더딘 사람들에게 좋은 효과를 보고 있어 자주 쓰고 있습니다. 여성 질의 대부분이 콜라겐으로 이루어져 있어서 질 점막을 회복시킬 때는 콜라겐을 사용하면 좋습니다. 폐경 후 여성의 질 건조증에 히알루론산 제품과 콜라겐, 호르몬 보충제를 사용하면 대부분 만족할 만한 효과를 봅니다. 콜라겐 외의 추천 제품은 태반이 있습니다.

필자는 이 환자에게 여러 상황을 고려해서 식전에 홍초액과 같은 산 보충제를 사용하도록 했고, 질 건강에 도움을 주는 유산균과 레드클로버, 생약제품을 모두 사용하도록 했습니다. 생약제품은 대부분 1주일 단위로 제공을 하고 추후 상태를 보고 계속할지를 판단하면 됩니다. 콜라겐과 유산균은 한 세트면 한 달은 사용할 수 있으니 처음에 설명만 잘 하면 환자를 어렵지 않게 설득할 수 있습니다.

📋 결과

환자의 상태는 1개월이 채 지나가기도 전에 많이 호전됐습니다. 단순 염증으로만 보고 환자에게 약을 권했다면 좋아지지 않았을 증상들도 많이 좋아졌습니다. 약국에서 환자를 대할 때는 단순히 증상만을 보지 말고 환자의 상태를 종합적으로 관찰하는 노력을 하면 좋습니다. 물론 이보다 더 나은 방법이 많이 있을 거라 생각합니다.

이번 시간에 소개하고 싶었던 내용은 '환자와 상담을 할 때 환자의 상태를 종합적으로 보는 것이 얼마나 중요한가?'입니다. 환자는 오랜 시간 제대로 된 상담을 받지 못해 질병이 만성화된 상태였는데도 불구하고 적절한 치료를 받지 못해 많이 답답한 상태였습니다. 약국에 있다 보면 이런 일들을 호소하는 경우를 많이 볼 수 있습니다. 영양요법과 한약 의약품을 모두 사용할 수 있는 전문가는 약사 밖에 없습니다.

Point

1. 1년 넘게 지속된 질염에는 자궁의 기능을 좋게하고 출혈 성향을 개선시키기 위해 궁귀교애탕과 용담사간탕을 사용합니다.
2. 점막의 회복을 돕기 위해 비타민C와 비타민 B군 혹은 콜라겐과 태반을 사용합니다.
3. 폐경 후 여성의 질 건조증에는 히알루론산 제품과 콜라겐, 호르몬 보충제를 사용하면 좋습니다.

---

1) 24시 약사 수지 코헨
2) 머크매뉴얼
3) 머크매뉴얼
4) Fish scale collagen 일본대학 약학부 생화학 연구소(논문)

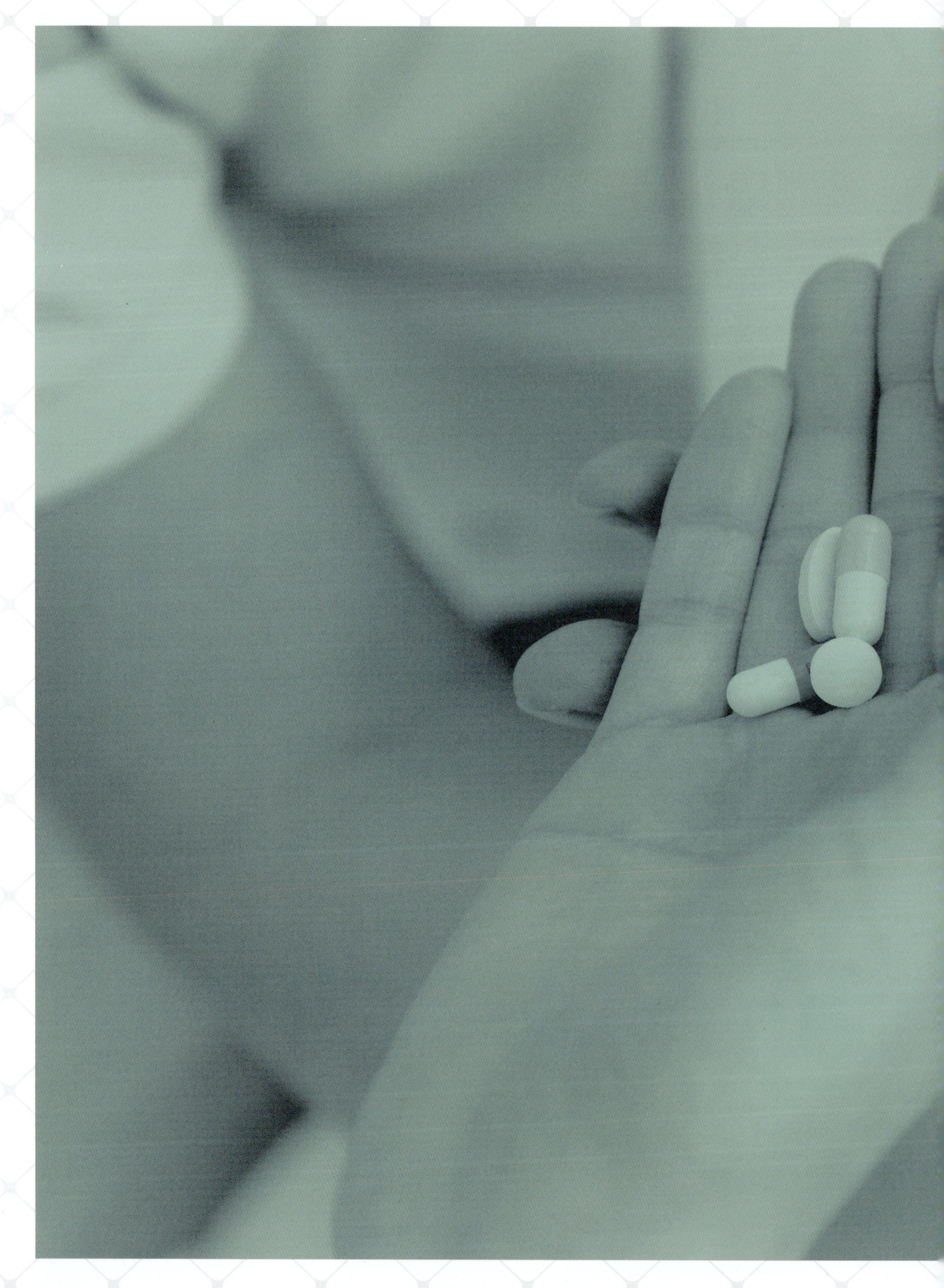

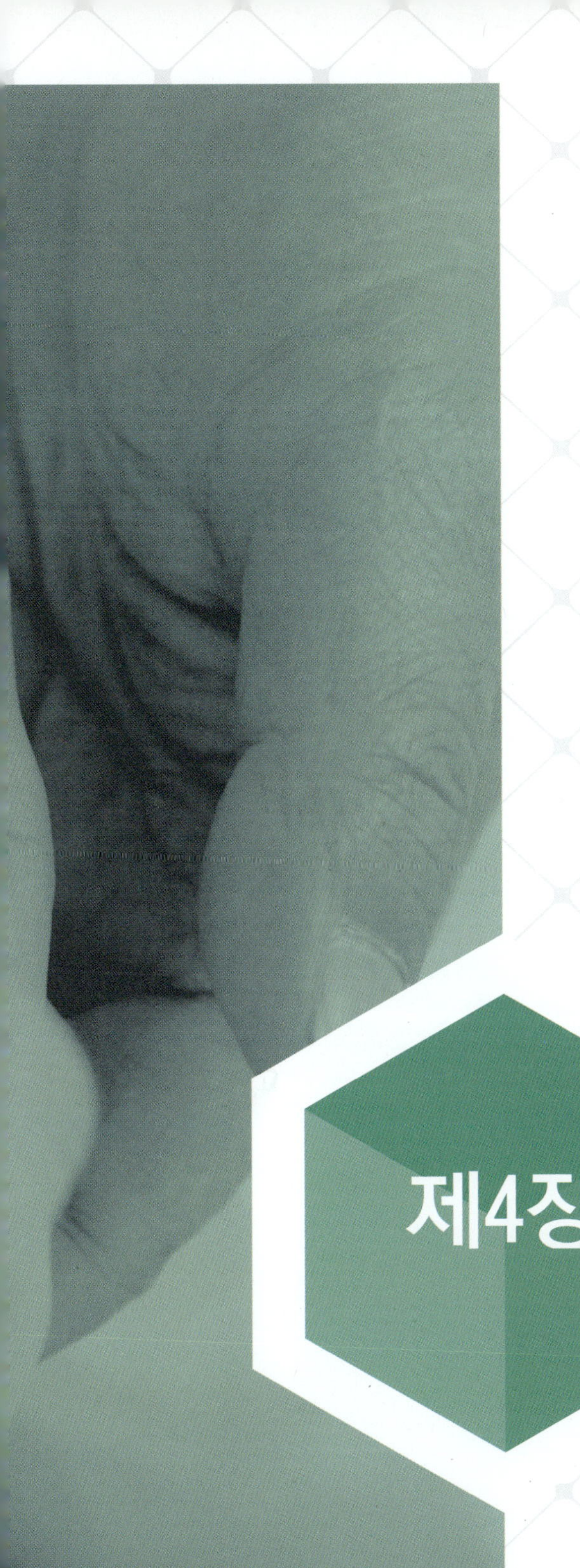

제4장   피부계 및 면역계, 호흡기계

MEMO

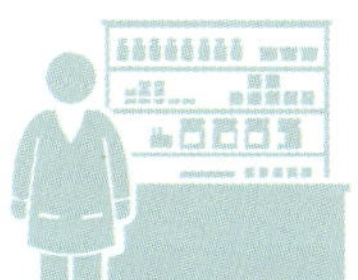

lecture 01 무좀의 형태 확인과 무좀약 선택

만성적 재발성 무좀인지 확인해야 합니다

진균은 땀 배출이 안 되는 부위에 자주 발생
가려움 증상 확인 후 무좀 형태 확인해야

무좀약의 계절이 돌아왔습니다. 영업사원들이 풀케어 카피제품을 들고 다니면서 다양한 성분의 무좀약을 설명해 주지만, 어떤 무좀약을 써야 할지, 또 어떤 제품을 환자에게 어떻게 설명해야 힐지 항상 고민입니다. 이번 시간에는 약국에서 사용 가능한 무좀약들을 자세히 알아보고, 어떻게 하면 더 효율적으로 무좀약을 판매할 수 있을지 살펴보도록 하겠습니다.

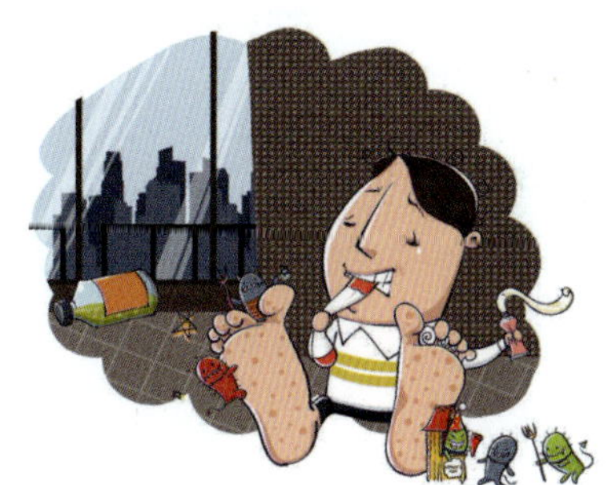

진균증(무좀균)의 임상적 분류

① **표재성 진균증(superficial mycosis)**

  – 체부백선(Tinea corporis)

    피부사상균증, 두부백선, 체부백선, 족부백선

② **피하진균증(subcutaneous mycosis)**

  오염된 식물이나 가시 등에 의해 피하조직이나 임파절 주변에 국소적으로 감염되어 나타나는 증상
  Sportrichosis
  방사균증, 색소효모균증, sporotrix증, Nocardia증

③ **심재성 진균증: 내부 장기를 침범하는 진균증(deep-seated mycosis)**

  Blastomyces증, Cryptococcus증, Histoplasma증, Coccidioides증

④ 기회진균감염증(opportunistic fungal infection)

비병원성 진균이 감염을 일으키는 증상

Candidiasis, Aspergillus

Aspergillus증, Cansisa증, Geotiichum증

무좀약(항진균제)의 분류

① Amphotericin B

② Azoles—Ketoconazole
　　　　—Fluconazole
　　　　—Itraconazole

③ Allylamines & Thiocarbamates—Naftifine
　　　　　　　　　—Terbinafine
　　　　　　　　　—Tolnaftate

④ Flucystosine

⑤ Nystatin

⑥ 기타—Amorolfine
　　　　—Ciclopirox olamine

항진균제의 작용기전

① polyene 계열: Amphotericin B, Nystatin
: 진균 세포막의 ergosterol에 직접 결합하여 세포막의 투과성을 증가시켜 살균작용

② Azole 계열: Ketoconazole, Fluconazole, Itraconazole
: 진균의 CYP—450효소 중 하나와 결합하여 궁극적으로 ergosterol의 생합성을 방해함으로써 항균력을 나타냄

③ Allylamines & Thiocarbamates: Naftifine, Terbinafine, Tolnaftate
: squalene epoxidase를 억제하여 항균력을 나타냄

④ **Amorolfine:** ergosterol의 생합성을 억제

⑤ **Flucystosine:** 진균세포 내에서 5-Fu와 5-fluororidylic acid로 변환된 후 RNA와 DNA의 기능을 억제하여 항진균 효과를 나타냄

⑥ **Ciclopirox :** 세포막에 작용하여 세포막의 생합성에 필요한 필수 물질과 전해질의 이동을 방해함[1]

📋 족부백선

족부백선(Tinea pedis)은 지간형, 수포형, 각화형으로 구분할 수 있습니다. 각각의 무좀은 나름의 특징이 있습니다.

① **수포형 무좀:** 소수포형은 수포가 발바닥의 중간 부위와 발의 가장자리에 많이 생겨나고, 소수포가 형성될 때 가려움이 심합니다. 수포가 터지거나 소실된 부위는 각질층이 벗겨지고, 다른 형태보다 쉽게 치유됩니다.

② **지간형 무좀:** 지간형은 소양감이 심하고 지간의 피부가 희게 짓무르며, 균열이 생기면서 세균 감염이 동반될 경우에는 통증과 함께 심한 악취가 나기도 합니다. 족부백선 중 가장 흔하고 4번째 발가락과 5번째 발가락 사이에 가장 많이 발생합니다. 3번째 발가락과 4번째 발가락 사이에도 지간형 무좀이 잘 발생하는데, 그 이유는 해부학적으로 3, 4 지간이 딱 달라붙어 있어서 공기가 잘 통하지 않고 습기가 높기 때문입니다. 지간은 또한 soft corn이 호발하는 부위이기 때문에 항진균제로 반응을 보이지 않을 경우에 녹색 색조를 띠면 슈도모나스(녹농균)의 지간 감염을 확인해야 합니다.

③ **각화형 무좀:** 각화형 무좀은 주로 발바닥에 생기나 진행이 심해지면 발등까지 번질 수 있습니다. 발바닥 전체에 걸쳐 각질이 두꺼워지고 긁으면 고운 가루처럼 떨어지며, 떨어진 각질 조각에는 많은 피부사상균이 있어 전파가 잘됩니다.

각각의 무좀은 대부분 무좀의 종류와 상관없이 일반적인 항진균제를 사용하면 되지만, 그 증상이 심할 경우엔 다른 약제와 함께 사용해야 더 좋은 효과를 가져 올 수 있습니다.

① **소수포형 무좀의 급성기:** 소수포형은 가려움증이 심하므로 급성기에는 냉찜질을 하고, 증상이 심하면 우선은 부신피질호르몬 성분의 약물을 먼저 사용하거나, 크로타미톤, 리도카인 등이 함유된 무좀

약을 사용하면 쉽게 진정됩니다. 상대적으로 다른 무좀보다 쉽게 호전될 수 있습니다.

② **각화형 무좀 만성기:** 각화형 무좀은 만성이며 치료가 가장 어렵습니다. 각질층이 두꺼워서 국소 항진균제의 침투가 어렵기 때문에 각질 용해제와 함께 국소적으로 치료하면 치료가 잘 됩니다. 발을 불린 후에 무좀약을 바르면 각질이 불어서 약물의 침투가 잘 되고 좀 더 나은 치료를 기대할 수 있습니다. 요즘은 요소크림과 복합제로 나온 제품들이 많은데 환자들의 만족도가 높습니다.

③ **지간형 무좀 급성기:** 지간형 무좀의 급성기에는 Burrow 용액으로 습포하고 만성일 때는 aluminum chloride hexahydrate 20% 제제(드리클로 제품의 스프레이형이 좋습니다)를 발한 억제를 위해 7~10일간 1일 2회씩 국소적으로 바른 뒤에 지간을 건조하게 유지하면 세균의 증식을 억제할 수 있습니다. 지간형 무좀은 발가락이 너무 딱 붙어서 습해지는데 그 원인이 있으니, 발가락 양말이나 발가락 사이 커버를 추천하는 것도 무좀 치료에 도움이 될 수 있습니다.

실제로 약국에 환자가 무좀약을 사러 오면, 만성적 재발성 무좀인지를 묻고, 가려움이 심한지를 확인한 후에 무좀의 형태를 확인하면 약사가 주도적으로 약을 권할 수 있습니다. 무좀은 매우 보편화된 질환임에도 불구하고, 무좀을 부끄럽게 생각하는 사람들이 많고, 대부분 광고에만 의존해서 약을 구매하려 하기 때문에 약사가 무좀 환자에게 개입할 여지가 많지 않습니다. 하지만 위에 소개된 내용만이라도 제대로 숙지하면, 환자의 무좀 치료에 큰 도움을 줄 수 있다고 생각합니다.[2]

📋 조갑진균증

요즘은 풀케어 광고로 인해 사포로 갈지 않고 쓸 수 있는 무좀약의 인기가 상당합니다. 조갑진균제는 일반 진균제보다 상당히 비쌈에도 불구하고 약사들이 조갑진균에 대해 구체적으로 알지 못하는 경우가 많습니다. 정확하게 이해를 하고 환자들에게 소개해야 합니다. 조갑무좀은 크게 원위 외측 조갑하형(DLSO: distal subungual onychomycosis), 근위 조갑하형(PCO: proximal subungual onychomycosis), 백색 표재성 진균증(SWO: superficial White onychomycosis)으로 구분합니다.

① 원위외측 조갑하형 무좀이 조갑 침범의 가장 흔한 형태이고, 감염은 linear channel을 만들면서 근위부로 진행합니다. 병변이 진행되면서 조갑은 불투명하게 두꺼워지고 쉽게 부서지며 조갑상의 과각화성 부스러기로 인해 조갑이 위쪽으로 들어 올려 집니다.

② 근위조갑진균은 posterior nailfold-cuticle area로 들어가 아래의 기질로 이동해 조갑판으로 침입

합니다. 분필 같은 흰색을 띠고 있습니다.

③ 백색 표재성 조갑진균증은 손상된 발톱에 잘 생기고, 백색이며, 발톱의 표면이 잘 벗겨집니다.

이 중에서 우리 약사들이 직접 치료에 임할 수 있는 진균증은 외측 조갑하형 무좀인데, 아모롤핀과 시클로피록스, 네일라카 등을 이용해 환자의 진균치료를 겸할 수 있습니다. 아모롤핀 제품은 시중에 로세릴 네일라카로 많이 쓰이는 제품으로 진균 세포막의 ergosterol의 생합성을 억제해서 항진균 기능을 나타내는 약입니다. 사포로 조갑을 충분히 갈아내고, 약액을 발라 치료 하는데 6개월 이상 사용할 것을 권장합니다. 1주일에 한 번 사용하면 되는 약이기 때문에 약을 잘 챙겨 바르지 못하는 환자에게 권하면 좋을 것 같습니다. 요즘 광고 덕에 한창 잘나가는 풀케어와 풀케어 카피제품은 손톱을 갈 필요가 없기 때문에 당뇨병 환자처럼 상처가 나면 곤란한 환자들에게 추천하면 좋으나, 하루 한 번씩 약을 써야 되기 때문에 부지런한 환자에게 적합할 것 같습니다. 환자들에게도 이 점을 정확히 주지시켜 줘야 합니다. 풀케어가 출시되기 전에 나왔던 로푸록스와 같은 제품은 사포로 조갑을 갈고 약을 2일에 한 번씩 사용해야 합니다. 1주일에 한번만 사용 하는 것도 아니고, 손톱도 갈아야 하는 귀찮은 제품이라고 생각할 수도 있습니다. 하지만 처음 한 달만 2일에 한 번 약을 적용하고, 그 다음 달은 1주일에 두 번, 그 다음 달은 1주일에 한 번으로 사용 횟수를 줄이면 되기 때문에 풀케어 제품보다 덜 귀찮아 보일 수도 있습니다.

📋 Naftifine 스프레이

엑소데릴 크림이 많이 알려져 있는데, 이 제제가 조갑진균제로도 나와 있습니다. Squalene epoxidase를 억제함으로써 항진균 효과를 나타내는데 체부백선, 족부백선, 완선 등의 피부사상균에는 효과적이지만 칸디다와 같은 진균감염에 대해선 별다른 효과가 없습니다. 하지만 아직 내성이 생기지도 않았고 azole계 무좀약보다 빠른 효과를 보이고 있으며, 치료 후에도 효과가 더 오래 지속됩니다. 하루 2회 4주간 도포 하면 80%에서 효과를 나타낸다고 합니다. 이 제제는 다른 조갑진균증 약과 달리 스프레이 형으로도 나와 있는데, 손톱을 짧게 깎고, 취침 전에 한 번 혹은 아침, 저녁으로 도포하면 도움이 된다고 합니다.

이상의 약들이 약국에서 사용 가능한 조갑무좀약으로 볼 수 있는데, 이런 외용 조갑진균제는 원위외측 조갑진균증에 사용을 하며, 조갑의 50% 정도만 진균 감염이 되었을 때 사용하는 것이 바람직하다고 합니다. 6개월 이하로 사용할 것을 권장하며, 손톱이 정상적으로 나오지 않을 경우엔 병원을 방문할 것을 권해야 합니다.

약국에서 무좀약 하나를 추천하는데 뭐 이렇게 복잡하게 알아야 하는가, 좀 과한 것은 아닌가라고 생각할 수도 있습니다. 하지만 약에 대한 약사의 주도권은 누가 쥐여 주는 것이 아닌, 우리 스스로의 노력에 의해서만 획득되는 가치라고 생각합니다. 무좀 증상 하나를 상담해 주는데도 이와 같은 노력을 기울인다면, 환자는 광고나 다른 매체를 통한 정보보다 약사와의 상담을 통해 적합한 제품을 구매하려고 할 것입니다.

> **Point**
>
> 1. 소수포형 무좀의 급성기에는 부신피질호르몬 성분의 약물을 먼저 사용하거나, 크로타미톤, 리도카인 등이 함유된 무좀약을 사용합니다.
> 2. 지간형 무좀의 급성기에는 Burrow 용액으로 습포, 만성일 때는 aluminum chloride hexahydrate 20% 제제를 7~10일간 1일 2회씩 국소적으로 바른 뒤에 지간을 건조하게 유지하면 세균의 증식을 억제할 수 있습니다.
> 3. 외측 조갑하형 무좀에는 아모롤핀과 시클로피록스, 네일라카 등을 이용해 환자의 진균치료를 겸할 수 있습니다.

---

1) 만화항생제 박성진
2) 피부질환의 일차진료 제2권 정종영 하창민

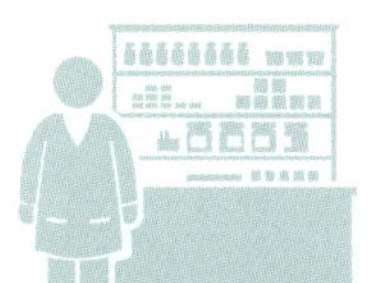

lecture 02 주사(rosacea)의 원인과 치료

'딸기코' 주사비, 약국 케어 방법은?

청위산과 사위탕 등 위장관 열 내리는 생약 효과
판크레아틴 등으로 소화력 올려주고 비타민 B군 추천

우리는 코가 빨간 사람을 보고 딸기코라고 말하며, 그 사람을 술을 자주 많이 마시는 사람으로 지레 짐작하곤 합니다. 음주가 그 원인이 되는 경우도 있지만 대부분은 그렇지 않습니다. 주사 환자의 입장에서는 억울할 일입니다. 주사는 안면에 발생하는 만성 염증성 여드름상 발진으로 홍반, 모세혈관 확장, 농포를 형성하며 때로는 비류(딸기코)도 나타납니다. 주로 30~50대 사이에 발생하며 여자가 남자보다 3배

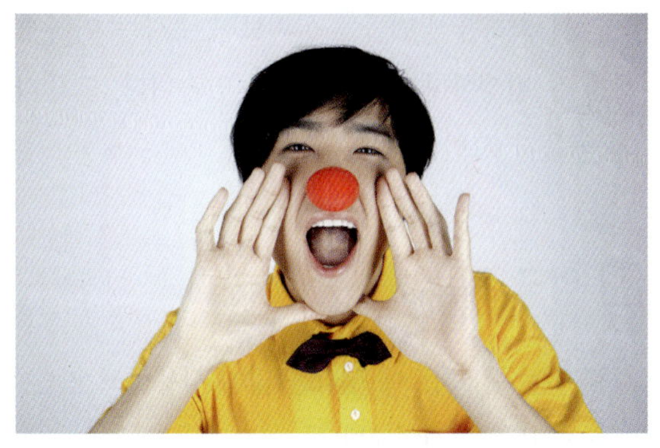

정도 많고 증상은 남성이 더 심한 형태를 나타냅니다. 임상적으로 거론되는 원인으로는 소화관 장애, 자극성 음식물, 정신적 요인, 감염설, 기후 조건, 유전적 요인이 있습니다.

📋 병의원 치료법

주사를 치료하기 위해서는 뜨거운 음식, 술, 햇빛, 고열, 스트레스, 한기와 지나친 운동을 피하는 것이 좋습니다. TC(tetracycline, 테트라사이클린)를 내복하는 것이 가장 효과적이고, 중증에는 이소트레티노인(Isotretinoin)을 사용합니다. 메트로니다졸(Metronidazole) 겔이나 크림 또한 선택될 수 있습니다. 심하게 확장된 혈관은 전기 치료와 레이저 치료로 제거할 수 있습니다. [1] [2]

앞서 소개한 방법은 일반적으로 병의원에서 사용하는 방법입니다. 이 과정에서 약사가 개입할 여지는 하나도 없다고 여겨지며, 약사들은 단지 숙지만 하면 될 것이라 생각합니다. 또한 앞서 소개된 방법은 주사의 원인에 대한 접근을 소개하지 않고, 항생제 요법과 같은 대증치료에만 국한되어 있어서, 치료의 한계를 느끼게 됩니다.

📋 저산증

주사비 환자의 위장을 분석한 결과, 주사비는 저산증 때문에 발생한다는 가설이 제기되었습니다. 또 심리적 요인도 흔히 위산 분비량을 감소시킵니다. 위산 분비량이 부족한 환자의 경우 홍초 등의 위산 보충제를 제공할 경우에 증상이 개선될 수 있습니다.

📋 비타민 B군

많은 용량의 비타민 B군 투여가 주사비 치료에 꽤 효과적인데, 리보플라빈이 모낭충의 증식을 억제하기 때문입니다.[3]

앞서 소개한 방법들을 살펴보면 주사는 여성에게 더 많이 발생하고, 소화기능이 좋지 않은 사람(저산증)에게 잘 발생한다는 것을 알 수 있습니다. 그렇다면 약국에서는 어떤 식으로 환자들에게 주사를 설명하면 더 좋을지 고민해 봐야 합니다.

📋 약국 치료법

필자는 주사치료에 생약을 많이 사용하고 있습니다. 응용할 수 있는 처방은 청위산과 사위탕, 황련해독탕, 시호청간탕, 형개연교탕 등 위장관의 열을 내리는 약들입니다. 이런 약들을 사용하면 안면 혈관의 지나친 확장을 진정시키거나 줄여줄 수 있어서 주사 증상을 빠르게 경감시킬 수 있습니다. 그럼 속열이 많다는 것은 무엇일까요?

속열이 많은 사람에게 대표적으로 쓰이는 약은 사위탕, 청위탕 같은 잇몸질환 치료제입니다. 사위탕증을 가지고 있는 사람들은 대개 심한 구취와 잇몸이 붓는 증상을 호소하곤 하는데, 그렇다면 어떻게 위열을 가라 앉혀서 잇몸을 치료할 수 있을까요?

위열

- 위(胃)에 열(熱)이 있는 병리상태. 평소에 중초위양(中焦胃陽)이 성(盛)하거나, 열사(熱邪)가 위(胃)를 침범하거나, 신열(辛熱)한 음식, 구운 음식이나 기름기가 많은 음식 등을 좋아하여 생김. 증상은 위완작통(胃脘灼痛), 다식선기(多食善飢), 구취변비(口臭便秘), 아은종통출혈(牙齦腫痛出血), 식입즉토(食入即吐)한다.
- 열사(熱邪)가 위를 침범하거나 지나치게 익히고 태운 음식을 과식하여 위(胃)에 조열증(燥熱證)이 생긴 병증. 조갈이 나고, 입에서 냄새가 나며, 조잡(嘈雜) 증세와 쉬이 배가 고프고 가슴앓이가 있으며, 소변이 적고 붉은색이며, 대변이 단단한 등의 증상이 나타난다.[4]

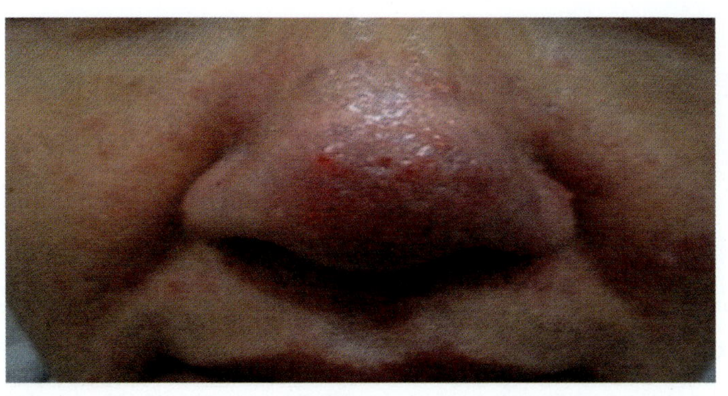

위열이란 위에 열이 있는 병리상태를 말한다고 합니다. 평소에 소화가 잘 되지 않는 음식을 자주 먹어서 위, 소장과 간에 부담을 주게 되면 위에 열이 생기고 그로 인해 먹어도 먹어도 배가 고프고, 구취가 나고 잇몸이 붓고 아픈 증상이 온다는 것입니다. 맵고 짠 음식과 구운 음식, 기름기 많은 음식을 즐겨 먹을 때 위열이 생긴다는 것은 무엇을 의미할까 한 번 생각해 보겠습니다. 소화 과정과 관련된 항목에서 앞서 설명 했듯이, "세균은 부패 과정에서 단백질을 분해해 혈관 활동성 아민을 만들어 낸다. 예를 들면 세균과 효모에는 아미노산인 히스티딘을 히스타민으로 바꾸고, 티로신을 티라민으로 바꿀 수 있는 효소(데카르복실라제)가 들어있다(꽁치나 고등어 같은 생선류가 알레르기를 잘 유발하는 이유 역시 그 안에 풍부한 히스티딘이 히스타민으로 전환되기 때문이다). 이보다 더 위험한 섯은 아미노산 오르니틴과 리신에서 각각 생성되는 푸트레신(putrescine)과 카다베린(cadaverine)이다. 이 물질들은 혈관을 둘러싼 평활근에 작용해 혈관을 수축 또는 이완하는 '혈관활동성' 아민이라고 불린다"라는 내용에서 그 해답을 찾을 수 있을 것 같습니다.

소화력의 저하는 장내 미생물소화(발효 또는 부패) 과정을 촉진하게 되고 음식물의 위장관내 정체는 혈관 활동성 아민의 증가를 야기하게 되며, 이는 장누수 증후군이나 안면홍조를 유발하게 됩니다. 결과적으로 혈관활동성 아민과 히스타민 등 알레르기 물질의 증가가 안면홍조(주사)를 유발한다고 할 수 있습니다. 사람들 중에는 소화기능이 좋은 사람도 또는 소화기능이 많이 나쁜 사람도 있을 수 있습니다. 소화기능이 나쁜 사람은 기본적으로 위산의 분비가 충분하지 못해서 섭취한 단백질을 충분히 소화시키지 못할 수 있습니다. 게다가 췌장액까지 충분하지 못하다면 입을 통해 들어온 음식에 대한 충분한 살균이 이뤄지지 않게 되어 장내 미생물과의 부적절한 접촉이 이뤄질 수 있게 됩니다.

이상과 같이 소화기능이 약한 여성의 주사비가 이해될 수 있을 것 같습니다. 반면 평소에 소화기능은 좋으나 지나친 음주와 과식, 자극적 음식을 자주 섭취하는 남성의 경우엔 위산과 소화효소가 충분하다 할지라도 일일 처리 가능량 이상의 음식을 섭취함으로 인해 저산증과 같은 증상에 이르게 된다고 생각합니다. 따라서 남성의 주사는 여성의 경우보다 더 증상이 심해지는 결과에 이르게 됩니다. 따라서 주사의 치료에 있어서 위장관의 열을 꺼주는 것 이전에 중요한 것은 소화력이 많이 떨어져 있는 여성의 경우 소화력을 올려주기 위해 유산균과 홍초(매실 등), 판크레아틴 소화제를 그 기본으로 생각해야 할 것이고, 효소의 활성화, 미생물(모낭충)의 증식을 억제하기 위해 비타민 B군을 추천하는 것이 중요할 것 같습니다. 황련해독탕과 같이 속열을 내리는 약이나 온청음과 같이 사물탕에 황련해독이 섞인 약을 쓰는 것도 좋을 수 있습니다. 하지만 온청음의 사물탕은 소화력이 떨어져 있는 사람들에게 부담이 될 수도 있으니 환자의 소화력을 고려해서 처방을 선택하면 좋겠습니다. 또 소화력은 좋으나 구취가 심하게 나고 잇몸도 많이 부어 있는 사람의 경우엔(대부분 남성) 사위탕이나 청위산 등의 생약을 가장 기본으로 생각하고, 과식을 줄일 것을 제안하며 유산균과 잇몸약을 추천하는 것이 좋지 않을까 생각합니다.

약국 임상에 적극성 필요

주사는 약국 임상에 있어 자주 접할 수 있는 질환은 아닙니다. 또한 주사는 쉽게 고쳐지는 병도 아닙니다. 대부분이 증상을 약간 호전시키는 정도의 치료법만 있고, 근본적으로는 치료가 잘 되지 않는 병이기도 합니다. 하지만 병의원이나 화장품 업체에서 제안하는 방법보다 근본적이고 제대로 된 치료를 할 수 있는 방법이 약국에 있다면, 시도해 보지 않을 이유는 없다고 생각합니다. 질환에 대해 제대로 이해를 한다면 고치지는 못 하더라도 도움을 줄 수 있는 방법은 많이 있을 것 같습니다. 주사와 같은 질환에 있어서도 약국이 좀 더 전문성을 갖고 적극적으로 환자에게 다가갈 수 있다면 약국의 임상은 그 폭과 영역이 점점 더 늘어나지 않을까 생각해 봅니다. 자신감을 갖고 열심히 응용해 보시길 바랍니다.

> **Point**
> 1. 소화력의 저하는 장내 미생물소화 과정을 촉진하고, 음식물의 위장관내 정체는 혈관 활동성 아민의 증가시키며, 이는 장누수 증후군이나 주사를 유발합니다.
> 2. 위장관의 열을 내려 주사 증상을 경감시키기 위해 청위산과 사위탕, 황련해독탕, 시호청간탕, 형개연교탕을 사용합니다.

---

1) 피부질환의 일차진료 정종영 하창민
2) 머크매뉴얼
3) 자연의학 백과사전 마이클 T. 머레이 조셉 E. 피쪼르노
4) 네이버 지식백과

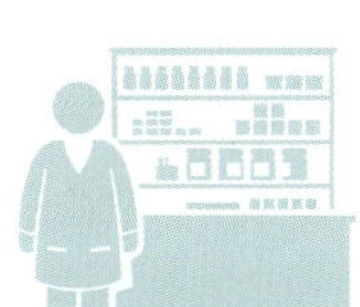

탈모 관리 방법

탈모 인구 천만 시대! 탈모에 도움이 되는 약품과 영양물질은 무엇인가?

제1부

질환별
양약 이야기

두피 염증 원인이면 코퍼 펩타이드, 미녹시딜 흡수 촉진 트레티노인
피부 트러블과 성기능 장애 등 부작용 주의해 다양하게 접근해야

얼마 전 방송에서 코미인(Cu-peptide, minoxidil, tretinoin)을 이용한 탈모법이 소개되어 큰 이슈가 된 적이 있습니다. 미녹시딜과 코퍼펩티드액 트레티노인을 찾는 환자들이 많이 있었고, 스티바에이액(트레티노인 외용액)은 도매상에서 동이 날 정도로 수요가 급증했습니다. 필자의 약국도 예외는 아니어서 한동안 유행처럼 코미인을 사고자 약국에 문의를 해오는 환자들을 상담해 주느라 정신 없었던 기억이 납니다. 탈모 인구가 1,000만이라고 합니다. 요즘은 과거와 달리 탈모를 적극적으로 치료하고자 하는 사람들이 많아진 것 같습니다. 외모에 대한 관심이 높아졌기 때문이 아닐까 생각합니다. 짙은 색의 굵은 모발은 섹시함과 건강함을 상징하기 때문에 탈모가 시작될 때 탈모인들이 느끼는 상실감은 상당히 크다고 합니다. 따라서 탈모증은 큰 비용을 지불해서라도 치료하고 싶은 증상인 것이고, 탈모 전문가들은 그 시장을 100조에 이른다고 예측합니다. 하지만 약국이 탈모시장에서 차지하는 비중은 크지 않은 것 같습니다. 탈모증 자체가 단기간에 좋아지지 않는다는 이유도 있지만, 제품이 너무 제한적이라서 약국에서 제안할 수 있는 방법이 다양하지 않기 때문이기도 합니다. 하지만 우리 약사들이 탈모에 너무 무관심한 것은 아닐까 생각해 보게도 됩니다. 그래서 이번 시간에는 약사들이 알면 도움이 될 탈모에 대한 다양한 사실들에 대해서 알아보도록 하고, 탈모증에 도움이 될 약품과 영양물질 등에 대해서도 살펴보도록 하겠습니다.

모발의 생리[1]

머리카락은 모낭기저에서 자라는 빽빽하게 케라틴화된 세포가 원통 모양 덩어리를 이룬 것입니다. 모낭은 머리카락과 피부의 고정 장치로써 새로운 머리카락을 생성하는 세포를 갖고 있습니다. 진피유두 옆 모낭기저에 위치한 이러한 배아 세포들은 모낭 바탕질을 형성하는데 이 바탕질 세포가 케라틴화되어 머리카락이 됩니다.[2] [3]

모낭은 성장기, 퇴행기, 휴지기의 세 단계를 순환합니다. 성장기에는 모낭이 길어지고 진피유두가 확장되며 새로운 머리카락이 생겨납니다. 퇴행기에는 세포 분열이 중단되고 모낭은 짧아지며 모낭 기저에서 멍울이 크게 생성됩니다. 휴지기에는 짧아진 모낭 안에서 착색되지 않은 곤봉 모양 뿌리가 생성됩니다. 휴지기에 머리카락은 두피에 느슨히 매달려 있습니다. 성장기는 평균 1,000일이고 휴지기는 100일 정도 지속이 됩니다. 평균적으로 쇠퇴기 동안 하루에 50~80개의 머리카락이 빠집니다. 모낭과 피지선은 δ-5-3-β-hydroxysteroid hydrogenase, 17β-ydroxysteroid hydrogenase, 5α-reductase type Ⅰ과 같은 효소를 생산하는데 이 효소는 약한 안드로겐(dehydro-3-epi-androsterone, 4-androstenedione)을 testosterone과 dehydrotestosterone(DHT)으로 전환시킵니다. 또 다른 효소인 아로마테이스(aromatase)는 외모근초(outer root sheath)의 아래 부분에서 발견되는데, 이것은 안드로겐(4-androstenedione, testosterone)을 에스트로겐으로 바꿉니다. [4]

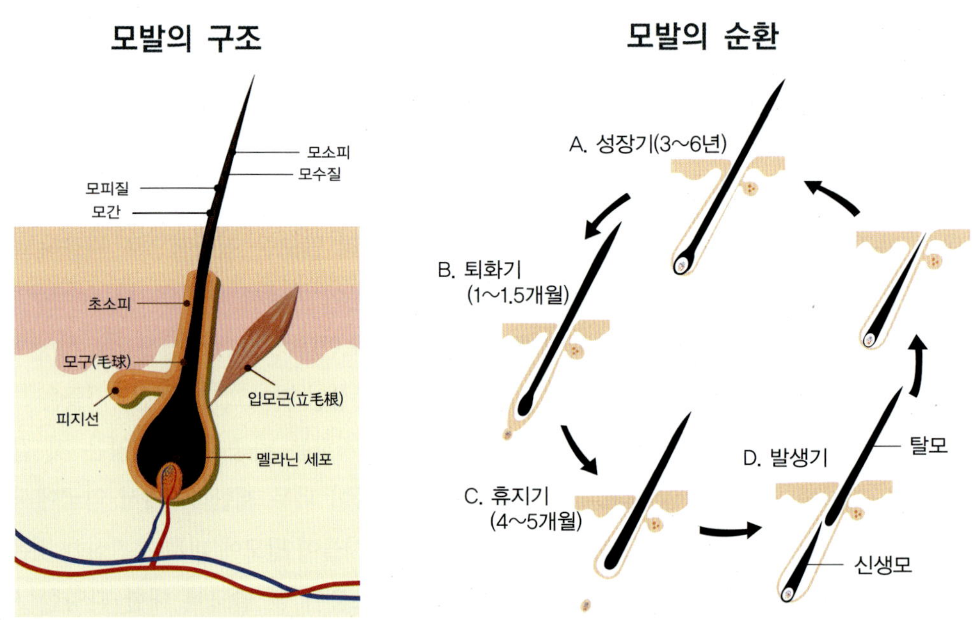

유전성 탈모증상의 여성들은 남성들에 비해서 5-알파 리덕타제 효소를 절반 밖에 갖고 있지 않은 반면 아로마타제를 많이 가지고 있는데, 이 아로마타제는 특히 앞머리의 모발선 근처에 많이 분포하고 있습니다. 따라서 여성의 탈모가 남성의 탈모와는 다른(두정부의 탈모) 형태가 된다고 합니다.

📋 탈모의 병인학

안드로겐 유전성 탈모에서는 모낭이 점차적으로 작아지고 성장기는 짧아지며 휴지기가 길어져서 성장기와 휴지기의 비율이 12대 1에서 5대 1로 감소합니다. 휴지기 모발은 모낭에 느슨하게 매달려 있기 때문에 휴지기 머리카락 수가 증가하면 머리가 빠지게 됩니다. 또한 퇴행기가 증가하여 머리카락 수는 감소하게 됩니다. 또한 휴지기 탈모가 일어남에 따라 솜털이나 짧은 모발이 성장기 머리카락으로 교체되게 됩니다. 이 과정에서 안드로겐이 중요한 역할을 합니다. DHT는 테스토스테론(testosterone)이 5α-reductase에 의해 변형된 안드로겐으로 모발 성장을 막는 1차적 억제인자로 알려져 있습니다. DHT는 testosterone보다 안드로겐 수용체 결합률이 5배 더 높다고 합니다. 따라서 5α-reductase에 대한 조절이 남성 안드로겐 유전성 탈모 치료에 매우 중요한 것입니다.

📋 탈모에 쓰이는 약물

① 미녹시딜(minoxidil)

piperidinopyrimidine 계열로 고혈압에서 혈관 확장제로 사용되던 약제로 말초혈관에 작용하여 피부의 혈류량을 증가시키거나 세포의 칼륨채널을 열어서 모낭세포를 활성화시키며 모발의 생장주기를 연장합니다. 주로 머리 윗부분 정수리의 탈모에 효과가 있으나 지속적으로 사용을 해야 하고 사용을 중단하면 2개월부터 다시 탈모가 시작될 수 있습니다. 효과는 사용 후 2~3개월이 지나야 나타납니다. 적어도 1년 정도는 사용해야 하므로 끈기가 필요합니다. 미녹시딜의 농도가 높을수록 효과가 증대될 수 있지만 부작용이 있으므로 신중해야 합니다. 부작용으로는 자극감과 두피 외의 피부에 다모증을 유발하여 엉뚱한 곳에 털이 날 수 있습니다.

② 트레티노인(tretinoin)

미녹시딜의 피부 흡수를 촉진하여 발모 속도와 양을 2배 이상 증가시킬 수 있습니다. 부작용으로 미녹시딜과 마찬가지로 피부 건조, 작열감, 가려움, 발진 등이 있을 수 있습니다.

③ 코퍼 펩타이드(CU-peptide)

남성 호르몬 자체가 탈모를 유발하지는 않습니다. 그러나 5α 환원효소의 촉매 작용에 의해 테스토스테론이 디하이드로테스토스테론(DHT)으로 바뀐 뒤 안드로겐 수용체(Androgen receptor)와 결합하여 모유두와 모낭의 기능을 저하시키며 탈모를 일으키게 되는 것입니다. 5α 환원효소는 1형과 2형이 존재하고 있는데 카드뮴, 구리, 아연에 의해서 1형 5α 환원효소가 억제되기는 하지만 2형 5α 환원효소는 구리 이온에서만 억제됩니다. 또한 구리는 피부의 모낭을 확대시키고 그 효과는 미녹시딜과 유사합니다. 코퍼 펩타이드는 탈모의 원인인 5α 환원효소 1형과 2형을 모두 억제하므로 탈모를 원천적으로 방지하며 세포 외 기질의 합성을 촉진해 모발의 성장기와 퇴행기를 정상화시킵니다. 또한 모유두 내 섬유 다발 밀도를 증가시켜 가는 모발을 정상 모발처럼 굵게 만들고, 혈관 형성과 기능을 강화시켜 모낭에 충분한 영양을 공급합니다. 천연 성장인자의 합성을 촉진시켜 모발 성장을 가속화시키고 강력한 항염 작용으로 두피의 염증으로 인한 탈모를 예방합니다.

④ 피나스테라이드(Finasteride)

피나스테라이드는 남성형 탈모증 치료제로 FDA으로부터 승인(1997년) 받은 경구용 탈모 치료제입니다. 남성형 탈모증을 야기시키는 가장 중요한 원인으로 알려져 있는 DHT를 떨어뜨려 탈모 증상을 호전시키는 약물입니다. 피나스테라이드는 5α-Reductase 제2형 효소의 작용을 차단시켜 남성 호르몬인 테스토스테론이 DHT로 변화되는 것을 억제시켜 탈모를 감소시킵니다. 원래는 양성 전립선 비대증을 치료하기 위한 목적으로 개발되었으나, 부작용으로 모발의 성장을 촉진시킬 수 있다는 점이 밝혀지면서 탈모 치료제로 사용되게 되었습니다. 남성 전용으로 사용되지만 발기불능, 성욕 감퇴, 사정량 감소, 정력 감소 등이 유발될 수 있으므로 복약지도 시 주의해야 합니다. 반면 여성의 경우 남자 태아의 최기형성과 연관이 있기 때문에 사용이 금지되어 있는데, 임신만 아니면 큰 상관이 없으므로 폐경 후 여성에게도 사용이 가능합니다.

⑤ 판시딜, 마이녹실-s, 판토가

약용효모와 케라틴, Vit-B1, Vit-B5, L-시스틴, 파라아미노벤조산 등으로 구성되어 있습니다. 손상된 모발과 손발톱의 발육부진, 확산성 탈모에 사용할 수 있도록 나온 약입니다. 3~4개월 복용할 것을 권하는 것이 좋습니다.

⑥ 이소플라본

남성 호르몬인 안드로겐의 과다 분비가 원인인 남성 탈모증에는 식물성 에스트로겐 제품이 도움이 될 수 있습니다. 피토에스트로겐(phytoestrogen)은 남성형 탈모의 원인이 되는 호르몬인 DHT를 억제하여 탈모를 예방하거나 역전시키는데 도움이 되며 매일 50~100mg이상 꾸준히 복용하면 탈모의 치료에 도움이 됩니다. 특히 폐경 후 여성에게 유전성 남성형 탈모가 올 경우 시중에 판매가 가능한 레드클로버 제품을 추천해도 좋지 않을까 생각합니다.

⑦ 오메가-3

고지혈증은 탈모를 유발시키거나 악화시키는 주요한 원인이므로 오메가-3 지방산을 복용하면 탈모에 많은 도움이 됩니다.

⑧ 비타민 B군

탈모 환자의 많은 경우에서 동맥경화, 고혈압, 당뇨, 비만, 흡연, 과음, 운동 부족 등의 병력이 있거나 가족력이 있습니다. 탈모 환자의 호모시스테인 농도가 높아져 있을 때 호모시스테인의 수치를 7~8mol 이하로 감소시키기 위해서 비타민B6, B9, B12을 섭취시키고 규칙적인 생활습관을 유도하면 좋습니다.[5]

⑨ **철분**

급격한 다이어트나 과도한 생리로 인한 빈혈은 탈모를 유발시킵니다. 10kg 이상을 감량하는 급격한 다이어트는 2~3개월 이내에 다량의 탈모를 유발한다는 보고가 있습니다.

⑩ **생약 처방**

계지가용골모려탕에 삼황사심탕, 팔미지황탕을 처방합니다. '방제에서 사람으로'의 저자인 윤영배 선생님의 방법인데, 효과가 좋아 자주 응용하는 약입니다. 약사님들도 관심을 갖고 사용해 보시길 추천합니다.

📋 더 알면 좋은 것들

탈모는 정신적 스트레스를 받는 직업을 가진 사람에게서 더 많이 발생한다고 합니다. 또한 봄, 여름보다는 가을, 겨울에 더 심해지는 경향을 보이고 후진국보다 선진국(정신적 노동이 많은 나라)에서 자주 볼 수 있다고 합니다. 갑상선 저하증은 탈모의 중요한 원인 중 하나이고(눈썹의 탈모가 특징적), 출산 후 탈모는 임신 기간 중 호르몬 변화로 인해 모발의 퇴행기 휴지기가 지연 되어 탈모가 이뤄지지 않다가 출산 후 한꺼번에 평소의 2배 이상의

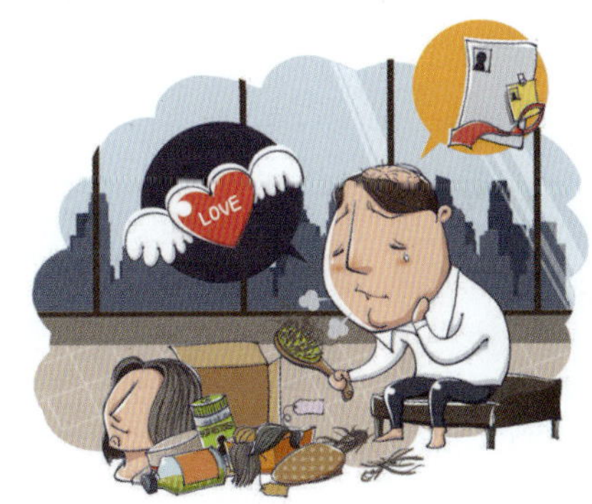

모발들이 빠지면서 발생하게 됩니다. 이런 증상은 5개월 정도가 지나면 자연스럽게 회복됩니다.

원형 탈모증은 인구의 0.16~0.2%가 앓고 있는 비교적 흔한 질환으로 약 1.7%에서 일생 중 한 번은 원형탈모를 경험한다고 합니다. 원인은 확실하지 않지만 자가면역설, 유전적 소인, 정신적 긴장이 관여 합니다. 30%에서 가족력을 발견할 수 있으며, 정신적 충격을 입은 병력이 선행되는 경우가 많습니다.[6] 과량의 비타민A는 탈모에 좋지 않은 영향을 미치는데 비타민A를 과다하게 섭취하면 모근을 둘러싸고 있는 모낭에 염증이 생길 수 있기 때문이라고 합니다. 하지만 약국에서 일반의약품으로 판매하는 양을 훨씬 상회(150,000IU)할 경우 발생하는 일이므로 크게 걱정하지 않아도 좋을 것 같습니다.[7]

항암제를 복용할 때도 탈모증이 올 수 있는데, 항암제의 세포분열 억제작용이 탈모를 유발하게 되는 것입니다. 항응고제의 복용은 모유두에 있는 혈관의 혈액 성분에 변화를 초래하여 모발의 영양장애를 일으켜 탈모 증세를 가져올 수 있습니다. 또한 머리카락을 잡아당기는 습관이 있거나 머리를 땋거나 감아 말 때 휴지기에 있는 머리카락이 쉽게 빠지게 되므로 이를 견인성 탈모라고 합니다. 슈퍼모델 나오미 캠벨이 견인성 탈모를 앓고 있다고 알려져 있습니다. 오랜 기간에 걸쳐 서서히 진행되는 증상이라고 합니다. 노이로제로 인한 머리 쥐어뜯음이 탈모의 원인이 되기도 하는데, 이는 발모벽이라고 하여 정신과적 치료가 수반 되어야 합니다. 이외에도 매독, 종양, 갑상선 항진증으로 인한 탈모 등 다양한 원인의 탈모가 존재하고 있습니다.

결론

　탈모에 대해 기본적으로 약국에서 알아야 할 것들만 정리하려고 했는데, 생각보다 알아야 할 내용들이 많은 것 같습니다. 탈모시장은 갈수록 커질 것 같습니다. 하지만 약국이 탈모시장에서 상대적 약자라는 생각이 떠나질 않습니다. 동네 미용실보다 전문성이 떨어져 보이는 것이 사실입니다. 하지만 탈모 전문가로 인정받고자 한다면 탈모에 대해 누구보다 잘 알아야 할 것입니다. 약사들이 이미 가지고 있는 병태생리학적 지식과 임상적 경험을 잘 응용한다면 탈모에 대한 접근이 그렇게 어려울 거라고 생각하지는 않습니다. 우리 약사는 탈모에 사용할 수 있는 무기를 이미 많이 가지고 있는 것 같습니다. 혈액 순환을 도와주는 약과 스트레스와 긴장을 완화시킬 수 있는 약들 모두가 탈모 치료의 기본이 아닐까 생각합니다. 탈모하면 미녹시딜과 프로페시아만 생각하지 말고 다양한 제품들에 대해 진지하게 고민해 볼 필요가 있다고 생각합니다.

> **Point**
> 1. 정수리의 탈모에는 미녹시딜이 좋으나, 사용을 중단하면 2개월 뒤 다시 탈모가 시작될 수 있습니다.
> 2. 남성형 탈모증 치료제인 피나스테라이드는 5α-Reductase 제2형 효소의 작용을 차단시켜 남성 호르몬인 테스토스테론이 DHT로 변화되는 것을 억제시켜 탈모를 감소시킵니다.
> 3. 고지혈증으로 인한 탈모에는 오메가-3 지방산을 복용합니다.

1) 동국제약 학술자료
2) 비처방약 핸드북 로즈마리 R. 베라르디
3) 동국제약 학술자료
4) 비처방약 핸드북 로즈마리 R. 베라르디
5) 탈毛드 황기선 윤영주
6) 피부질환의 일차진료 제2권 정종영 하창민
7) 탈모증 다스리는 한방 김재섭

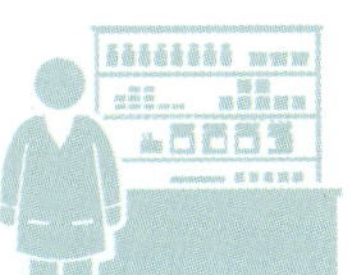

사마귀 유형과 치료

사마귀, 유형만 알면 치료 방법이 보입니다

항문, 성기 발생 및 당뇨병 앓을 경우 병원 치료 권해야
효과, 안정성 입증된 약 없음에 주의 대부분 저절로 소실

5세 아이의 온몸에 사마귀가 발생했습니다. 아이 엄마는 아이의 면역력이 약해서 사마귀가 발생했다고 도와달라고 합니다. 어떻게 하면 될까요? 사마귀 치료에 뭔가 획기적인 방법은 없을까요?

📋 사마귀(WARTS)

흔히 보는 전염성의 표피 종양이며, 약 60개 유전자형을 가지고 있는 인체유두종 바이러스(human papilloma virus)에 의해 발생합니다.

사마귀는 어느 연령에서나 발생하지만 소아에게 흔하게 발생합니다. 단발성 또는 자가접종(손톱으로 긁거나 면도로 인한 전염)에 의해서 다발성으로 발생합니다. 형태와 크기는 발생 부위나 외상 및 자극의 정도에 따라 달라집니다. 수개월 후 완전 소실되지만 수년간 지속되거나 소실 후 같은 부위 또는 다른 부위에서 재발하기도 합니다. 드물게 악성화가

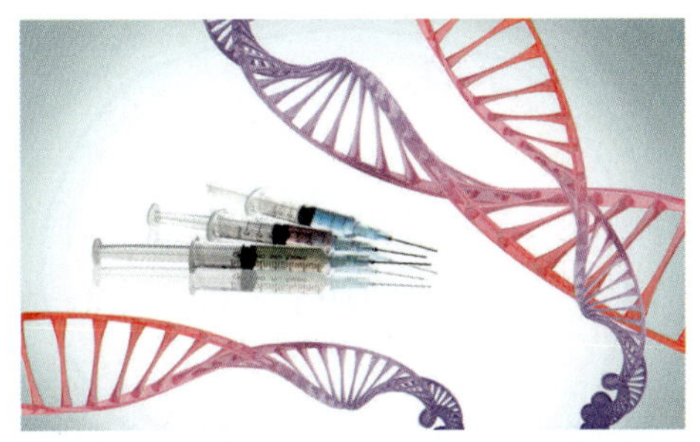

되기도 합니다. 약국에서 접할 수 있는 사마귀는 크게 심상성 사마귀, 편평 사마귀, 족저 사마귀, 조갑하 사마귀나 조갑주위 사마귀 정도가 있습니다. 성기 사마귀인 첨규콘딜롬이나 사상 사마귀는 약국에서 쉽게 접할 수 있는 사마귀가 아니므로 생략하도록 하겠습니다.

① **편평 사마귀:** 편평 사마귀는 얼굴이나 손등에 무리를 지어 발생합니다. 병변의 크기는 작고(1~5mm) 피부 위로 약간 돌출하며, 색깔은 살색을 띱니다. 30세 전후의 어른에게서도 볼 수 있지만 주로 어린이나 청소년에게서 잘 발생하기 때문에 유년형 편평사마귀라고 부릅니다. 편평사마귀는 대체로 둥근 모양이지만 때에 따라서 서로 융합하여 불규칙한 모양이 되기도 합니다.

② **심상성 사마귀:** 가장 흔한 사마귀로 처음엔 투명한 살색 빛의 작은 구진으로 나타나기 시작합니다. 심상성 사마귀는 수주에서 수개월에 걸쳐 점차 커지며 융기되고 유두상 표면은 살색 이나 점차 더욱 검어지며. 과각화성의 구진으로 발전합니다. 심상성 사마귀가 딱딱한 형태를 갖추게 되면 헤모시데린[1]의 검은 얼룩 등이 혈전성 모세혈관 내에서 발견됩니다. 심상성 사마귀는 손바닥, 손등 뿐 아니라 입술, 혀, 귀, 코, 후두에도 생길 수 있습니다

③ **족저 사마귀:** 발바닥에 생기는 사마귀를 족저 사마귀라고 부르며, 견고하게 과각화되거나 융기 혹은 편평한 병변이 발바닥 표면에 존재합니다. 발바닥에 생기므로 체중에 눌려 표면으로는 두드러지게 올라오지 못하고, 피부에 파고들어 판을 형성하거나 구진이나 결절 형태로 되어 통증을 유발할 수 있습니다. 사마귀가 신경을 압박하면 상당한 고통이 느껴지고 환자는 걸을 때 통증을 느낄 수 있습니다. 족저 사마귀와 티눈을 감별하기 쉽지 않을 수 있지만 사마귀는 누를 때보다는 잡을 때 더 통증을 심하게 호소하고 표면을 깎아내면 특징적인 검은 점을 보이거나 경우에 따라 병변의 중앙부에서 점상 출혈이 생깁니다.

④ **물사마귀:** 물사마귀는 5세 미만의 어린이에게 주로 나타나지만, 그리 흔하지 않은 질환입니다. 물사마귀는 수두바이러스에 의한 것으로 주로 얼굴과 목에 여러 개의 병변이 생기지만, 몸통에 영향을 미칠 수도 있습니다. 물사마귀의 병변은 보통 사마귀와 비슷하지만, 사마귀보다 질감이 부드럽고 한가운데가 움푹 들어가 있습니다. 병변의 중심부가 움푹 파인 것은 물사마귀를 진단하는데 매우 유용한 특징입니다. 병변의 직경은 1~5mm정도이며, 특별히 치료를 하지 않아도 시간이 지나면 스스로 사라집니다.

⑤ **조갑주위 사마귀:** 심상성 사마귀의 일종으로 주로 조갑 주위에 병변을 만드는데, 조갑 주위에서 융합되어 근위부나 측면의 조갑 주름을 침범하기도 하며, 손가락을 깨무는 습관이 있는 경우에 흔합니다.[2] 조갑하 사마귀는 조갑에 인접한 사마귀가 조갑(손발톱)에 파묻혀 일부만 노출되어 있는 경우가 많다고도 합니다. 조갑 주위에 사마귀가 생기면 다른 부위에 발생한 사마귀보다 화학적 외과적 치료가 더 어려운 편이라고 합니다.

⑥ **치료:** 치료 여부를 결정할 때 약국에서 치료에 도움을 줄 수 있는 경우와 의사의 진단이 필요한 경우를 구분하는 것이 중요합니다.

• 항문과 성기에 난 사마귀
• 당뇨병 환자

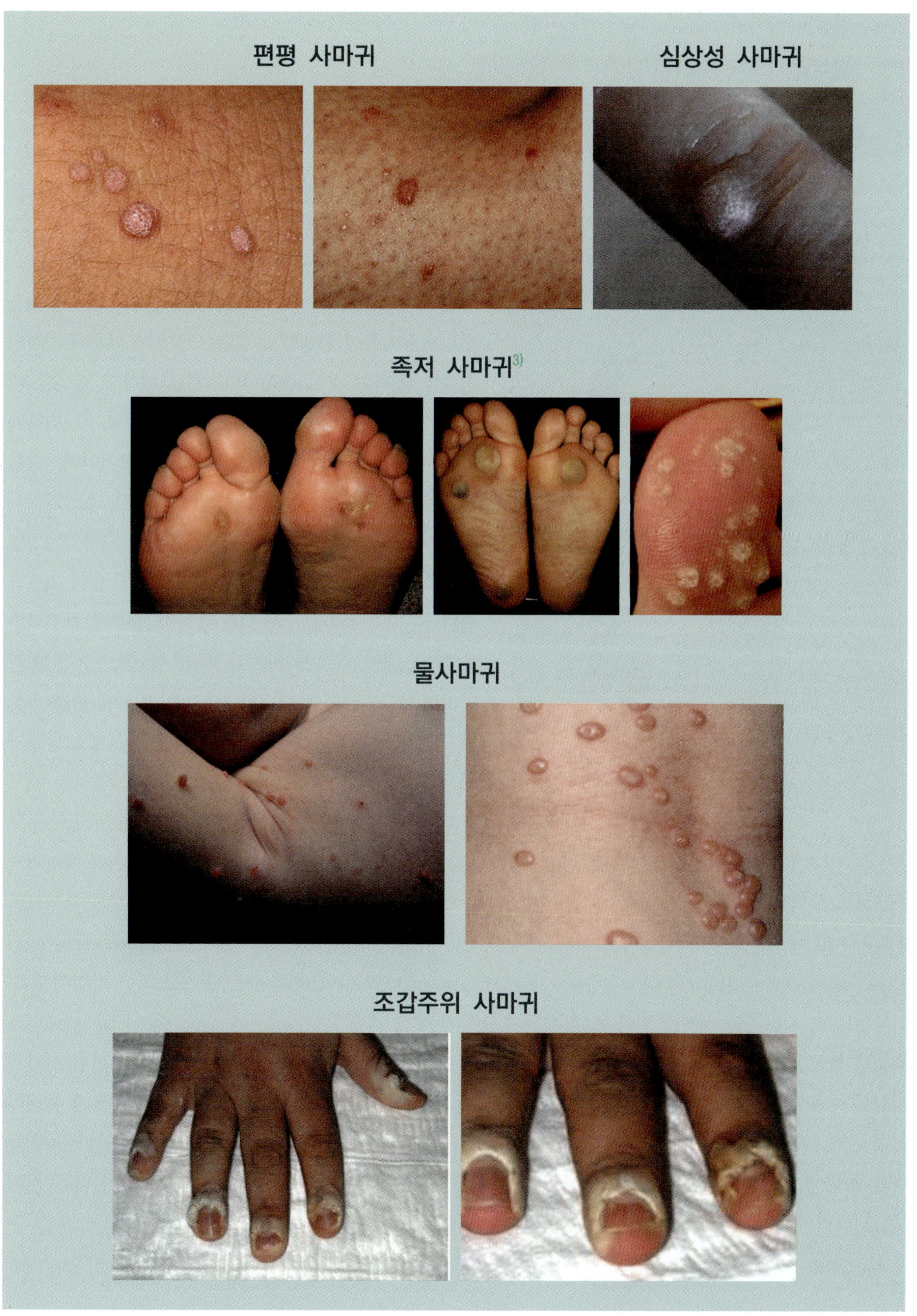

편평 사마귀
심상성 사마귀
족저 사마귀³⁾
물사마귀
조갑주위 사마귀

- 얼굴의 사마귀
- 많은 사마귀들이 광범위하게 분포하는 경우
- 생애 처음으로 사마귀를 경험하는 50세 이상의 환자
- 자극을 받지 않아도 가려움증이나 출혈을 동반하는 사마귀
- 크기가 커지거나 색깔이 변한 사마귀[4]

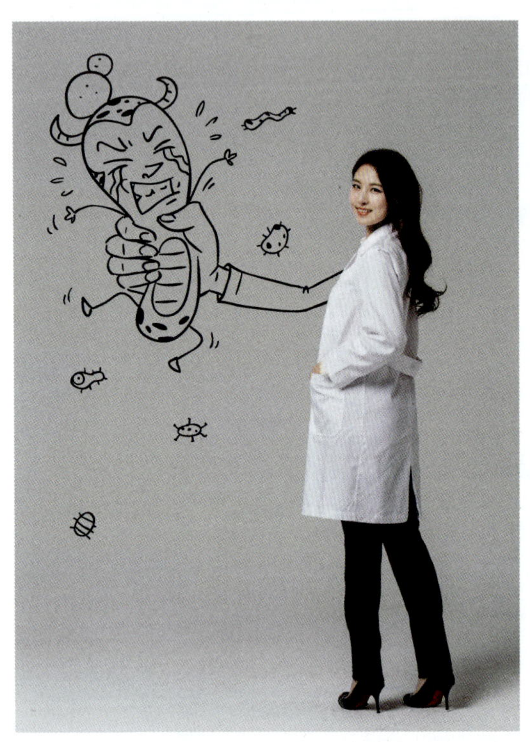

앞서 진술한 환자들의 경우는 사마귀로 오인될 수 있는 피부암이거나 사마귀 치료제를 섣부르게 사용했을 경우에 부작용이 발생할 수 있는 경우이기 때문에 의사의 진료를 권하는 것이 좋습니다. 치료 여부를 결정할 때 현재 사용되는 치료법 중에서 효과와 안전성이 완벽하게 입증된 것은 없고 또한 부작용이 많고 고가이며, 많은 인유두종 바이러스 질환의 병변이 저절로 소실된다는 점을 고려해야 합니다.[5] 대부분의 심상성 사마귀는 2년 이내에 자연 소실되거나 간단한 치료로 흉터 없이 치료가 됩니다. 17% 살리실산과 17% 젖산이 함유된 콜로디온 용액[6]을 매일 바르게 하거나 액체 질소로 15~30초간 얼리는 냉동외과술을 시행합니다. 1회 치료에 완전 소실 되지 않은 경우 2~3주 후 반복 시행합니다. 병소의 수가 적은 경우 전기소작술과 함께 소파술을 시행하는 것도 좋으나 반흔을 남길 수 있습니다. 5-fluorouracil도 심상성 사마귀의 치료에 도움이 됩니다. 레이저 요법도 35% 정도에서 재발하거나 새로운 부위에 사마귀가 발생하므로 가능한 한 반흔을 남기지 않는 치료법을 선택합니다. 족저 사마귀는 40% 살리실산 테이프를 수일간 병소에 부착하여 각질을 연화시킨 뒤에 냉동외과술을 시행하거나 30~70% trichloroacetic acid 를 도포하여 부식시킵니다. 편평 사마귀는 매일 tretinoin(0.05% retinoic acid)을 도포하는 방법이 흔히 사용됩니다. 사마귀를 제거할 만큼 박피 효과가 충분치 못할 경우 5% benzoyl peroxide나 5% salicylic acid를 tretinoin과 번갈아 도포합니다. 5-fluorouracil(1% 또는 5%) 크림의 국소 도포도 편평 사마귀 치료에 이용됩니다.[7] 물사마귀는 자세히 관찰해 보면 중심부에(바이러스의 입자로 구성된) 조그만 물질이 자리 잡고 있는 것을 확인할 수 있는데, 이것을 짜내면 물사마귀를 제거할 수 있습니다. 물사마귀는 사마귀와 다른 부위에 발생할 수 있는데 안면부에 발생할 경우 자가 치료보다는 의사의 도움을 받도록 하는 것이 좋습니다.[8] 필자는 잘 낫지 않는 물사마귀에 마행의감탕을 추천했는데 효과가 좋았습니다.

📋 마행의감탕(麻杏薏甘湯)

마황탕의 계지를 빼고 의이인을 가미한 방제 또는 마행감석탕에서 석고를 빼고 의이인을 가미한 방제로 볼 수 있습니다. 근육 류마티스, 관절 류마티스, 신경통, 물사마귀, 수장각화증, 습진, 천식, 비듬, 변형성 관절수종증이 있는 자에게 사용하며 땀을 많이 흘리는 허약체질에는 사용하지 않습니다.[9]

조갑주위 사마귀는 사마귀를 손톱으로 긁거나 이빨로 손톱을 물어뜯는 사람에게 발생하므로 주의시키는 것이 좋습니다. 반복적인 외상과 마찰에 시달리는 신체 부위에는 사마귀가 발생하기 쉬운데, 그 이유는 피부가 파열될 경우 바이러스의 침입 가능성이 높아지기 때문입니다. 미국에서는 덕테이프(duct tape)로 사마귀를 제거한다고 합니다. 덕테이프를 사마귀 위에 6일 동안

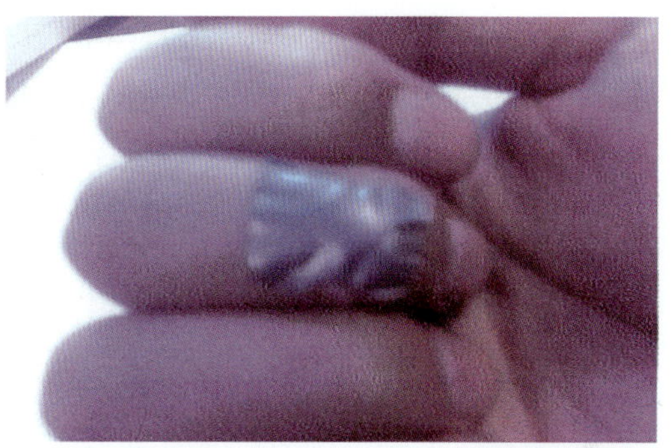

붙였다 떼고 사마귀를 따뜻한 물에 5분 정도 담갔다 꺼낸 뒤 손톱 다듬는 줄로 사마귀를 살살 문질러 제거하는데 약 8주가 소요된다고 합니다. 냉동요법과 효과가 거의 비슷하다고 합니다. 사마귀를 치료하려면 오랜 기간(최소 몇 주, 최대 3개월)이 소요되므로 환자에게 충분한 설명을 할 필요가 있고, 3개월이 지났음에도 효과가 나오지 않으면 의사에게 보내는 것이 좋습니다.

📋 결론

사마귀 치료의 시작은 사마귀가 왜 발생하는가를 파악하는 것에서 시작해야 한다고 생각합니다. 사마귀는 반복적 마찰과 외상으로 피부가 손상을 입었을 때 전염이 됩니다. 사마귀 바이러스는 실온에서 수주에서 수개월간 감염력을 잃지 않기 때문에 피부의 손상이나 외상에 특히 신경 써야 할 것 같습니다. 사마귀가 있는 사람은 면도기를 통한 자가접종도 가능하므로 전기면도기를 사용하면 좋습니다. 수영장에서 편평 사마귀가 쉽게 전염되므로 수영장 출입을 줄이고 손톱을 자주 물어뜯는 습관이 있다면 고쳐야 합니다. 피부의 손상을 최소화하기 위한 노력이 사마귀 전염을 막기 위한 급선무가 아닐까 생각합니다. 필자는 5-fluorouracil 이 전문약으로 전환되기 전 심상성 사마귀의 치료에 적극적으로 추천을 했었는데 그 효과는 매우 빠르고 좋았습니다. 하지만 부작용 등의 이유로 전문약이 된 이후에는 추천하는데 애로점이 있습니다. 얼굴에 물사마귀가 있을 경우엔 마행의감탕을 적극적으로 추천해 봄이 바람직하고 율무 단미제를 추천할 수도 있습니다. 트레티노인 크림과 5% benzoyl peroxide 제품도 사용할 수 있습니다. 트레티노인 크림과 5-fluorouracil 제품이 전문약이기는 하지만 병의원에게 처방전을 받을 수 있도록 조언을 해주는 것도 한 방법이 될 수 있다고 생각합니다. 건강한 사람은 시간이 지나면 저절로 사마귀가 소멸된다는 사실을

환자에게 주지시키는 것이 중요하고, 약국 OTC로 3개월 이내에 효과가 없을 경우 의사 진단을 추천해야 합니다. 피부암이 의심되는 사례와 면역 저하, 당뇨 환자의 사마귀는 병의원 진료를 우선적으로 고려해야 합니다. 바이러스는 각질 부위에서는 살 수 없다고 합니다. 그래서 나이가 어린 친구들이(각질이 상대적으로 적겠죠?) 사마귀에 더 잘 노출 되는가 봅니다. 지나치게 때를 미는 습관이나 화장을 지나치게 클렌징 하는 습관도 사마귀의 원인이 될 수 있다고 생각합니다. 피부를 건강하게 하는 비타민, 유산균, 오메가-3의 충분한 보충은 사마귀 예방에 도움을 줄 수 있다고 생각합니다. 단기간에 사마귀를 제거하는 획기적인 방법이 있는 것 같지는 않습니다. 다만 사마귀가 불치병이 아니란 사실과 충분히 예방할 수 있다는 사실을 아는 것만으로도 많은 도움이 될 수 있다고 생각합니다. 먼저 질병에 대한 확실한 정보를 바탕으로 질병에 대해 상담을 하게 된다면 좋은 결과를 얻을 수 있다고 확신합니다.

> **Point**
> 1. 심상성 사마귀는 17% 살리실산과 17% 젖산이 함유된 콜론디온 용액을 매일 바릅니다.
> 2. 족저 사마귀는 40% 살리실산 테이프를 수일간 병소에 부착하여 각질을 연화시킨 뒤 냉동외과술을 시행하거나, 30~70% trichloroacetic acid를 도포하여 부식시킵니다.
> 3. 잘 낫지 않는 물사마귀에는 마행의감탕을 추천합니다.

---

1) 분해된 적혈구의 헤모글로빈으로부터 형성된, 철을 포함하는 색소
2) 피부질환의 일차진료 제2권 정종영 하창민
3) https://creativecommons.org/
4) 커뮤니티 파마시 폴 루터
5) 해리슨내과학 E. Braunwald
6) 긁힌 상처를 덮어 가리거나 사진 필름제조에 쓰이는 용액.
7) 머크매뉴얼
8) 약국 증상별 상담 매뉴얼 앨리슨 블렝키소프
9) 알기쉬운 약국의 한방 임상 정동환

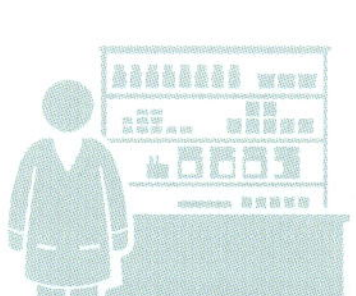

lecture 05 여드름에 도움 되는 OTC 제품과 생약 제제

여드름 생리에 대한 **정확한 이해**와 **정보 전달**이 **필요**합니다

클린다마이신 ETC 전환, 과산화벤조일 제품 사용 까다로워
건기식 형태 수입제품 쇄도, 여드름 화장품 약국시장 외면

"여드름엔 톡톡" 여드름 외용제의 절대 강자였던 클린다마이신 제품이 전문의약품으로 전환 된 이후로 약국 외용제 시장에서 다빈도로 생산 판매되는 제품은 이제 Benzoyl peroxide 제품입니다. 하지만 Benzoyl peroxide의 작용기전이나 사용법을 정확하게 알지 못하는 경우가 많습니다. 클린다마이신은 여드름 생성균을 억제하는 방식으로 여드름의 화농화를 억제하는 약이었지만, Benzoyl peroxide 제품은 농도도 여러 가지이고 사용 방법도 생각보다 복잡한 제품입니다. 부작용에 대한 이해도 정확히 할 필요가 있다고 생각 합니다. 그래서 이번 시간에는 여드름의 병태생리를 확인하고 Benzoyl peroxide를 포함한 여드름에 대한 약국 외용제와 약국에서 쉽게 사용할 수 있는 OTC 제품 및 한약제제를 소개해 보고자 합니다.

여드름의 발생 기전

사춘기가 시작되면 테스토스테론의 혈중 농도가 증가하게 되고 이에 반응해 모발 피지선이 피지를 생산하기 시작하며, 이와 동시에 모낭을 덮고 있는 상피세포가 변화하기 시작합니다. 사춘기 이전에는 죽은 상피세포들이 피지선과 모공을 통해 원활 하게 배출되지만 사춘기에는 이 과정이 제대로 이뤄지지 않고, 죽은 세포들이 비정상적으로 응집해 모공을 막아 피지의 효과 적인 배출을 방해합니다. 그리고 시간이 지나면서 모낭에 고인 피지가 차올라서 피지선이 막히게 됩니다. 여드름 유발균인 프로

결정성 여드름[1]

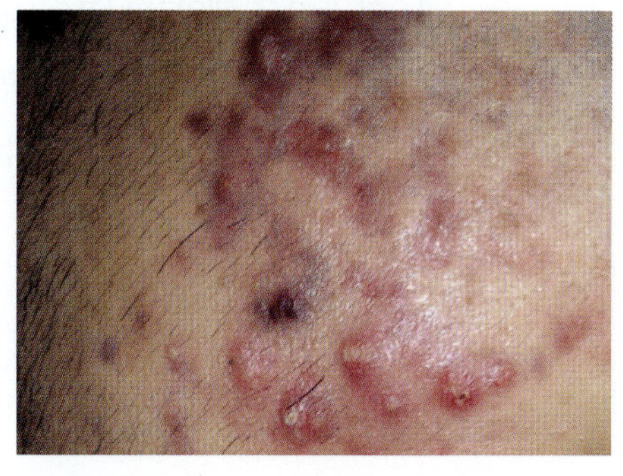

피오니박테리움 아크네(Propionibacterium acnes)는 고인 피지 안에서 증식하여 사이토카인의 생성을 자극 하고, 사이토카인은 국소 염증을 일으킵니다. 세균이 증식하면 백혈구가 이 부위로 침투해 들어와 세균을 죽이고, 고름이 생깁니다. 그리고 마침내 농포가 피부 표면에서 터지고, 모공을 막고 있던 뚜껑이 제거됩니다.

심상성 여드름 [2]

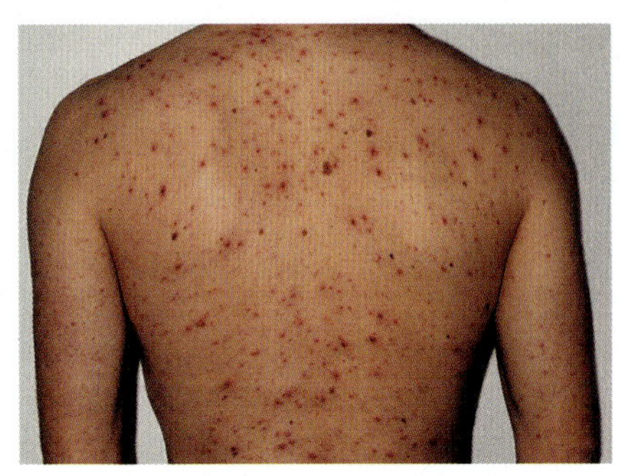

여러 부위에서 이와 같은 과정들이 동시다발적으로 진행되면서 여드름이 진행 되는 것입니다. [3] 여드름은 사춘기가 되면 두드러지게 발병하는 증상입니다. 주로 사춘기에 발생하여 20대 중반에 소실되지만 신생아부터 70세 전후까지 발생할 수도 있습니다. 여자가 남자보다 먼저 발생하고 더 오래 지속되지만 중증의 여드름은 남성에게서 10배나 더 많이 발생합니다. 테스토스테론의 분비 증가를 여드름의 가장 유력한 원인으로 보기도 하지만, 스테로이드성 여드름, 월경 전 여드름, 신생아 여드름, 켈로이드성 여드름, 응괴성 여드름, 화농성 여드름, 심상성 여드름 등 여드름의 형태는 다양하게 발현됩니다. 여드름은 그 정도에 따라 ①구진 ②농포 ③결절 ④낭포의 단계로 구분할 수 있습니다.

① 구진(papule)은 약 5mm 이하의 크기로 피부 표면에 융기된 작고 단단한 병변입니다. 다수의 구진과 미세면포는 눈에 띄지 않을 정도로 작습니다.

② 농포(pustle)는 형적으로 백혈구의 혼합물, 죽은 피부세포, 박테리아 등으로 이루어진 돔 형태의 농(pus)을 보이는 병변입니다. 일반적인 경증의 심상성 여드름에서는 면포가 주 병변이지만 좀 더 심한 경우에는 농포와 구진이 주된 병변입니다. 포낭형(cystic form)으로 진행되지 않은 농포는 대개 흉터가 남지 않습니다.

③ 결절(nodule)은 구진과 같이 단단하고 돔 형태 혹은 불규칙한 모양을 보이지만, 구진과 달리 피부의 더욱 깊은 층으로 염증이 확산되어 추후 흉터가 남게 됩니다. 매우 통증이 심할 수 있으며 이소트레티노인(isotretinoin) 이외의 치료에는 반응을 잘 보이지 않는 심한 형태의 여드름입니다. 중등도 이상의 여드름에서는 결절이 발생하며, 응괴성 여드름의 경우 결절이 주된 병변입니다.

④ 낭포는 남자에게 흔하고 얼굴, 가슴, 등에서 볼 수 있는 심한 형태의 여드름으로써 염증성 결절(nodule)과 농으로 채워진 낭포(cysts)가 특징적입니다. 결절(nodule)은 단단한 느낌이고 만지면 통증을 느낄 수 있습니다. 염증이 심화되면 매우 붉게 되거나 자주색을 띄게 되고, 치료 후 흉터가 남기도 합니다. 낭포는 단독으로 발생할 수 있으며 얼굴, 목, 등, 가슴 부위에 다수 발생할 수도 있습니다. [4]

📋 여드름용 처방의약품 분류

🟩 각질 용해제

① tretinoin(reti-A): 스티바에이액 0.025%, 크림 0.025, 0.01, 0.05, 0.1% 자극 증상이 있으므로 저농도에서 시작, 취침 전 한 번. 면포성, 염증성 여드름

② adapalene: 디페린겔 0.1% 　　③ azelic acid: 아젤리아크림

🔹 국소 항균제

1) benzoyl peroxide: 2.5, 5, 10%

2) clindamycin

3) erythromycin

🔹 전신요법

① 항생제: TC, doxycycline, minocycline, erythromycin

② 경구 retinoid: isotretinoin

③ 경구 피임약: 다이안(생리 1~2주 전 심해지는 여드름에)[5]

앞서 소개한 약물은 병원에서 처방하는 약물들이고, 약국에선 어떤 약을 사용할 수 있을지 살펴보도록 하겠습니다.

🔹 약국 OTC 제품

자극이 강하지 않은 면포 용해성 물질인 실리실산(salicylic acid)은 0.5%에서 2%까지의 농도로 사용 가능합니다. 시중에서 판매되는 클리어틴은 살리실산 2% 용액으로 심한 피부장애가 없을 경우에 장기간 사용해도 문제가 되지 않습니다. 각질 용해제로 작용하기 때문에 세균성 여드름에는 한계가 있습니다.

Benzoyl peroxide의 투여 지침서

- 환부를 세척하고 가볍게 두드려 말린다.
- 소량의 제제를 하루에 한두 번 환부에 골고루 넓게 펴서 바른다.
- 제제에 대한 민감도를 알아보기 위해 초기에 한 두 군데의 작은 환부에 2.5% 농도의 제제를 바른다.
- 15분간 방치한 뒤 씻는다.
- 어떤 부작용도 없다면 benzoyl peroxide가 피부에 적용되는 시간을 15분 이상 견딜 수 있는 범위까지 늘린다.
- 일단 2시간 이상 견딘다면 밤새 방치한다. 하루 한 번 바르는 것만으로도 충분하다. 충분한 개선이 나타나지 않거나 얼굴이 건조해지거나 허물이 벗겨지지 않는다면 약물 사용을 2~3일 이상, 하루에 2~3번씩으로 점진적으로 증가시킨다.
- 피부가 흰 사람은 2.5%의 제품으로 치료를 시작하고 처음 몇 주간은 하루에 한 번씩만 사용 한다.
- 치료에 잘 견디지만 문제가 여전할 경우 1주일 후에 약의 세기를 5%로 늘리고 2주 후에 10%로 늘릴 수 있다.
- 매우 자극적이기 때문에 자상 등 상처와 눈, 입, 입술, 코 주변에 사용할 때는 주의를 기울인다.
- 과도한 건조, 현저한 허물, 피부 딱지, 홍반, 부종이 나타난다면 짧은 시간 동안 낮은 농도로 사용한다.
- 자극감이 느껴질 경우 비누와 물로 씻어낸다.
- 태양광 등 자극을 피하는 것이 좋다.[6]

Benzoyl peroxide는 활성산소를 분비함으로써 여드름균을 사멸시키고, 또한 항생제가 아니기 때문에 내성균의 발현에 신경 쓸 필요도 없습니다. 또 털 피지샘관의 폐쇄를 막도록 피부를 자극하고 박리를 일으킵니다. 비염증성 여드름을 치료하는데 이용 가능한 가장 효과적이고 널리 쓰이는 약물입니다. 하지만 약간의 발적과 옷감에 대한 탈색 부작용이 있기 때문에 주의가 필요합니다.

이외에 사용할 수 있는 일반의약품으로 아젤리아크림(azelic acid)을 들 수 있는데, benzoyl peroxide 보다 항균력은 작지만, 피부에 대한 자극이 앞에 소개한 두 성분보다 적어서 약한 피부의 여드름에 사용할 수 있습니다.

필자는 대표적으로 화농성 여드름의 경우엔 생약으로 배농산급탕과 시호청간탕을 같이 줍니다. 결절이나 낭포 단계의 여드름에는 병원에서 이소트레티노인과 테트라사이클린계 항생제를 투여하는 것 이외에는 큰 치료법이 없을 수 있는데, 이때 배농산급탕과 시호청간탕을 투여하면 매우 경과가 좋습니다. 인스팜제약 에서 시호청간탕이 개별 포장으로 나오다가 판매 부진을 이유로 덕용 포장만 나오고 있어 많이 아쉽습니다. 소분 판매는 상대적으로 복잡하기 때문에 많은 약사님들이 사용하기에 불편합니다. 개별 포장으로 나온다면 보다 많은 약사님들이 사용할 수 있을 텐데 아쉽습니다. 개인적으로는 이소트레티노인 보다 안전하고 효과도 좋다고 자부하고 있습니다.

시호청간탕(柴胡淸肝湯)

> 시호, 황금, 생지황, 목단피 각2.4g, 승마2.4, 황련, 치자 각2.1g 천궁1.8g 감초 1.5g

시호청간탕은 열을 내리고 흥분된 교감신경을 안정시키며 염증 증상을 없애는 약이라고 할 수 있습니다. 따라서 사춘기의 심한 여드름에도 효과가 있지만 스트레스로 인해 생긴 여드름에 특히 효과가 좋습니다.

배농산급탕(排膿散及湯)

> 길경9g, 감초 6g, 대조 8g, 작약3g, 생강 3g, 지실 3g

배농산급탕은 배농산(지실, 작약 각 5g, 길경 2g)에 배농탕(감초 6g, 길경 9g, 생강 3g, 대추 8g)을 합방한 것으로 급성 염증에는 아무 때나 쓸 수 있도록 배려한 처방입니다. 배농산은 증상이 국소에만 한정돼 화농 침윤되면서 아직 파열되지 않았거나 궤양이 생기지 않았을 때 씁니다, 배농탕은 화농중에 쓰지만 환부는 그렇게 부어오르지 않으면서 약간 열이 있고 발적할 때 쓰는데 배농산급탕은 이 두 가지 증상이 모두 있을 때 사용합니다.[7]

이외에 필자가 많이 사용하는 제품으로는 멜라클리어 제제와 엘시스틴, 형개연교탕도 있습니다. 경험적으로는 엘시스틴과 비타민B, C 복합제를 고단위로 주면 여드름 상처의 회복과 치료 기간 단축에 많은 도움이 되는데, 이번에 글을 쓰면서 확인해 본 결과 충분한 근거가 없는 것 같아서 소개하지는 않았습니다. 형개연교탕은 단일제품으로도 나오기 때문에 많이 응용해보시길 바랍니다.

형개연교탕(荊芥連翹湯)

당귀, 천궁, 작약, 형개, 황련, 황금, 황백, 치자, 연교, 방풍, 감초, 박하엽, 숙지황, 지각 각 3g, 시호 4g, 백지, 길경 5g

각종 열성 염증성 질환에 쓸 수 있습니다. 해독증 체질 또는 선병성 체질을 개선합니다. 유년기의 시호 청간산증이 청년기가 되면 형개연교탕증이 됩니다.[8]

형개연교탕을 청소년기의 여드름 중 화농성 여드름에 써도 효과가 좋습니다. 병원에서 항생요법으로 여드름을 치료받고 있는 환자에게 병용할 것을 추천하거나, 단일로 추천하셔도 좋은 제품이라고 생각합니다. 필자는 형개연교탕과 비타민B, C 복합제를 화농성 여드름에 많이 추천합니다.

한 가지 속상한 이야기를 하자면 2000년대 중후반 약국 매출에 큰 도움을 주던 멜라클리어가 멜라클리어 플러스란 이름으로 의약외품으로 약국 외에서 판매되고 있습니다. 앞으로도 좋은 제품들이 약국에서 외면받고 약국 외 시장으로 나가게 될까 걱정이 앞섭니다.

📋 정리

여드름은 사춘기가 오는 청소년들이라면 누구나 겪게 되는 통과의례 같은 질병이라고 할 수 있습니다. 그러나 약국에서 사용할 수 있는 제품의 폭이 그다지 넓지 않습니다. 쉽게 사용 가능하고 상대적으로 부작용도 적었던 클린다마이신류의 제품들이 전문의약품으로 바뀌었고 그 대용으로 많이 접하고 있는 benzoyl peroxide 제품은 사용하기 까다롭습니다.

멜라클리어, 하이치올씨와 같은 제품들이 예전처럼 약국에서 다빈도로 취급되지도 않고, 멜라클리어 같은 경우는 멜라클리어 플러스(의약외품)란 이름으로 인터넷에서 판매되고 있습니다. 파워 블로거들이 제공하는 정보도 너무나 전문적이어서 오히려 약사들이 배워야 될 때도 있을 정도입니다. 건기식 형태로 외국의 여드름 제품이 물밀듯 들어오고, 여드름용 화장품 역시 좋기는 하지만 약국 시장을 외면하고 있습니다. 이래저래 약국은 여드름의 전문가가 되기 어려워 보입니다. 하지만 약국에서 약사가 제일 잘 할 수 있는 것들을 찾아서 환자에게 접근한다면 약사가 또다시 여드름 시장에서 강자가 될 수 있다고 확신합니다.

첫 번째로 해야 할 일은 여드름의 생리에 대한 정확한 이해이고, 그 다음으로 할 일은 여드름의 진행 단계별 적합한 약물과 정보를 제공하는 것이라고 생각합니다. 약국에 환자가 왔을 때 ①구진 ②농포 ③결절 ④낭포 형태의 여드름으로 구분을 한 뒤에 구진성 여드름이라면 면포 억제성 세안제와 각질 용해의 기능이 있는 제품을 추천하면 좋고, 농포성 이후의 화농 단계의 여드름일 경우라면 피부의 산화를 막기 위해 비타민C와 비타민 B군이 함유되어 있는 일반의약품과 생약을 고려해 보는 것도 좋을 것 같습니다. 또한 여드름으로 오인할 수 있는 주사, 구주위염, 다낭성 난소 증후군으로 인한 여드름, 임신성 여드름 등을 미리 숙지해 환자에게 정확한 정보를 줄 수 있다면 환자의 신뢰를 얻기란 그리 어려운 일이 아니라고 생각합니다.

약국에서 사용할 수 있는 여드름 제품은 아직 충분히 많습니다. 좀 더 적극적으로 약국 여드름 제품 라인을 정비하고 환자들에게 어떻게 접근할 것인가에 대한 고민을 해야 할 때입니다.

> **Point**
> 1. 클리어틴은 살리실산 2% 용액으로 심한 피부장애가 없을 경우 장기간 사용해도 문제가 되지 않습니다. 하지만 세균성 여드름에는 한계가 있습니다.
> 2. 아젤리아크림은 benzoyl peroxide 보다 항균력은 작지만, 자극이 적어서 약한 피부의 여드름에 사용할 수 있습니다.
> 3. 화농성 여드름에는 배농산급탕과 시호청간탕을 같이 줍니다.

---

1) https://upload.wikimedia.org/wikipedia/commons/7/74/Chickenpox_Adult_back.jpg
2) https://upload.wikimedia.org/wikipedia/commons/8/81/Ihave_too_much_pimples_on_my_face_what_should_I_do_2013-12-20_13-01.jpg
3) 커뮤니티 파마시 폴 루터
4) 피부질환의 일차진료 정종영 하창민
5) 피부질환의 일차진료 정종영 하창민
6) 비처방약 핸드북 로즈마리 R. 베라르디
7) 洋韓防 임상약학 김길춘
8) 알기쉬운 약국의 한방 임상 정동환

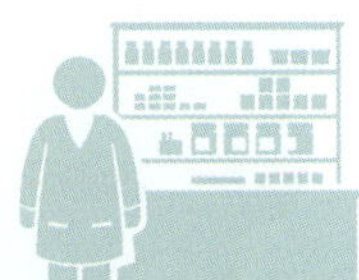

lecture 06 대상포진에의 영양학적 접근과 보조 요법

면역력 결핍으로 인한 대상포진, 신중하게 접근해야 합니다

재감염 및 합병증 가능성 있어, 초기 발견 및 적기 치료 필요
습포 요법, 영양 정보 제공 등 환자에게 큰 도움

'등 쪽에 파스를 붙이고 난 자리에 부작용으로 발진이 생겼다고 합니다. 통증이 심하고 물집이 수반되었다고 합니다. 습진 연고를 달라고 하는군요.' 약국에서 자주 볼 수 있는 일상적인 풍경입니다.

보통 약사님들은 환자의 상태를 보지 않고 습진 연고를 주는 경우도 있습니다. 환자가 습진 연고를 지명하고 약국을 방문했으니 약사가 개입할 부분이 크지 않은 것은 사실입니다. 하지만 만약에 이 환자가 파스로 인한 접촉성 피부염이 아니라 대상포진이었다면? 환자는 적당한 치료 시기를 놓쳐서 상당 기간 고생을 하게 될 것입니다. 저는 대부분 이 지점에서 약사의 역할이 발생한다고 생각합니다. 우리에게 직접적인 진료권과 처방권은 없지만 1차 진료인의 사회적 역할을 하는 입장에서 환자가 알지 못하는 질환의 유무를 잘 확인하고, 정확하게 환자에게 가이드를 해주는 것이 약사의 역할이라고 생각합니다.

등 쪽에 파스를 붙이고 난 자리에 통증이 수반된 발진이나 물집이 생긴다면 우선적으로 대상포진을 의심해야 합니다. 바늘로 찌르는 듯한 통증이 올 수도 있고, 통증이 없어 그냥 넘어갈 수도 있지만 대상포진은 포진이 문제가 아니라 대상포진 후 신경통 때문에라도 더욱 신중하게 접근해야 합니다. 이번 시간에는 약국에서 자주 접하게 될 수 있는 대상포진에 대해 알아보기로 하고 대상포진 환자에게 약국에서 할 수 있는 영양학적

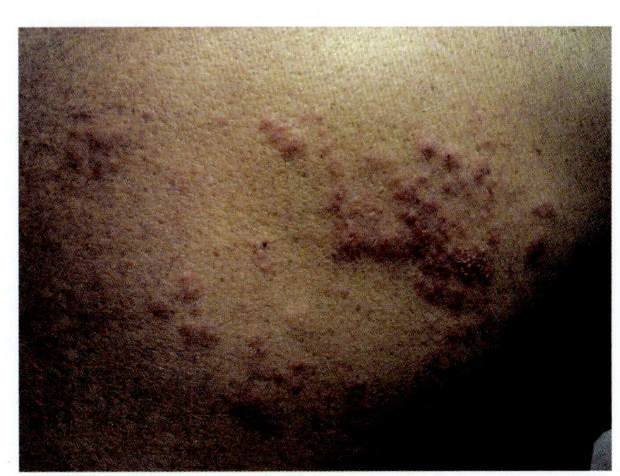

접근과 보조요법, 한방제품에 대해 소개해 보고자 합니다.

안구 대상포진

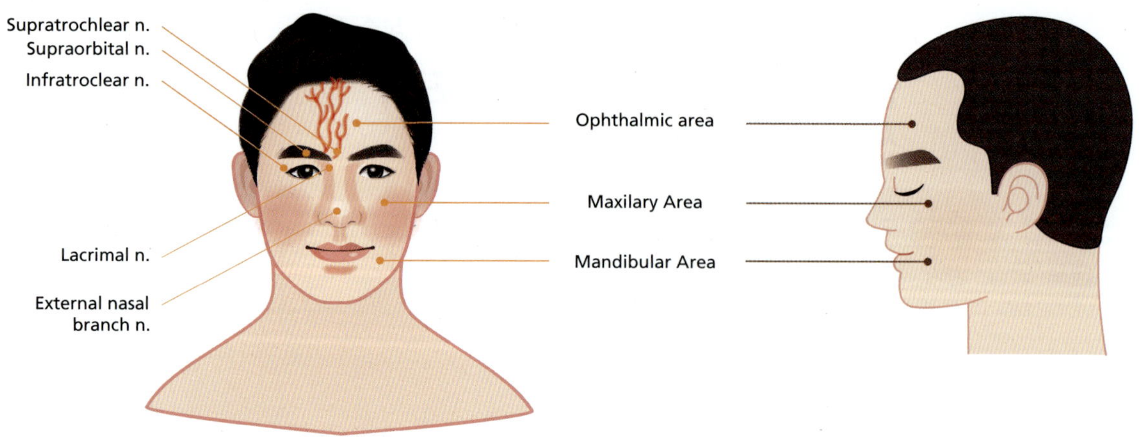

대상포진은 Varicella-zoster virus에 의해 감염됩니다. 이름에서 알 수 있듯이 수두(Varicella)-대상포진 (zoster) 순서로 감염되는 질환이기도 합니다. 대상포진은 수두를 일으키는 동일한 바이러스인 대상포진 바이러스에 의해 발생되는데, 대상포진은 바이러스가 후부신경절에 잠복하다가 재발할 때 일어납니다. 발진이 생기기 평균 4~5일(1~14일) 전부터 피부절을 따라 동통, 압통, 감각 이상이 나타나며, 두통, 권태감, 발열이 동반되기도 합니다. 흔히 국소 림프절이 커지고 압통을 동반할 수 있으며, 피부의 발진은 신경을 따라 띠 모양으로 분포합니다.

Varicella zoster 바이러스의 재활성화에 의하여 피부절을 따라 급성으로 발생되는 감염으로, 해당 감각 신경절에 지배되는 피부절에 국한되어 수포성 병변과 심한 동통이 편측성으로 발생됩니다. 주된 문제는 대상포진 후 신경통(PHN: Postherpetic neuralgia)으로 주로 40대에서 60대 사이에 호발하고 15세 이하의 소아는 약 5%가 발생합니다. 나이가 증가함에 따라 바이러스에 대한 면역력이 감소되는 것이 가장 흔한 인자라고 생각합니다. 악성 종양, 림프세포 증식성 질환, 화학요법에 의한 면역억제, 방사선 치료 등이 유발인자이고, 약 ⅛은 수두와 같이 전염성이 있고, 공기감염의 경로를 통하여 수두를 야기할 수도 있습니다. 통증은 일반적으로 피부발진보다 4~5일 선행하는데 감각 이상, 압통, 동통이 경도에서 심한 정도까지 흔하게 나타나며 신경 분포를 따라 전신적으로 또는 신경에 국한되기도 하며 전달통으로 나타나기도 합니다. 피부병변은 나타나지 않고 신경 침범만 발생될 수 있습니다. 동통은 30세 이하에서는 없거나 경미하며 특히 60세 이상의 노인에서 볼 수 있는 만성기의 PHN의 증상은 피부병변 소실 후 수주에서 수년간 지속될 수 있습니다. 전신에 다양한 소·대수포가 발생하는 범발성 대상포진은 악성 종양, 면역결핍 또는 쇠약한 노인에게 잘 생깁니다. 삼차신경의 안신경 부분을 침범하면 포도막염, 각 결막염, 망막염, 시신경염, 녹내장 등이 발생하고 심하면 실명이 올 수 있으므로 조기에 치료가 필요한데, 이러한 안구 대상포진은 코 측면에 수포가 발생하는 시신경 침범 징후(Hutchinson's sign)로 예측할 수 있습니다.

이럴 경우 안과적 검진이 요구되는데, 그 외 출혈과 괴저 그리고 안면신경 및 청신경을 침범하여 안면마비, 이통(otalgia), 안구진탕(nystagmus)을 야기하는 람세이 헌트 증후군(Ramsay-Hunt syndrome) 등의 합병증이 올 수 있습니다. 간혹 안면 대상포진 후유증으로 안면마비가 온 환자를 볼 수 있는데(10만 명당 5명꼴) 일반적인 안면마비와 달리 완치율이 낮습니다(50% 미만). 대상포진은 평생면역이 되지는 않고 2~3회 정도 재감염이 올 수 있습니다.[1]

🗒 치료

치료의 목표는 통증 경감, 바이러스의 확산과 2차 감염의 억제, PHN을 포함한 합병증을 최소화 하는 것입니다. 대상포진의 치료는 Herpes zoster 초기 감염에 대한 치료와 PHN의 치료로 나눕니다. 약물 치료로는 면역억제 환자에게는 아시클로비르(acyclovir), 정맥주사는 성인들에게 체중 kg당 10mg을 8시간 간격으로 7일간, 1세 및 그 이상 어린이들에게는 체표면 제곱미터 당 500mg을 8시간 간격으로 7일간 (1세 이상 어린이들에서는 매일 체중 kg당 30mg을 세 번 나누어서) 치료하기를 권합니다.

- Famciclovir 250mg 1일 3회 1정씩 7일간
- Valaciclovir HCl 500mg 1일 3회 2정씩 7일간
- Acyclovir 200mg 1일 5회 1회 800mg씩 7일간
- 칼라민 로션 수회 도포

위의 방법으로 처방을 하고 famciclovir(famvir), valaciclovir가 acyclovir 보다 경구 흡수율이 높습니다.

※ 여기서 잠깐 VZS에 대해 알아보고 간다면 VZS(varicella-zoster virus)는 HSV(Herpes simplex virus), CMV(cytomegalovirus), EB virus(Epstein-Barr virus)와 함께 herpesviridae에 속하는 대표적인 DNA 바이러스라는 점입니다.

Valaciclovir는 단순포진에서는 acyclovir와 비슷한 효과를 보이지만 대상포진에서는 acyclovir 보다 우수한 효과를 보입니다. Acyclovir는 herpes simplex virus, DNA polymerase의 작용을 억제하고, 동시에 deoxyguanosine triphosphate(dGTP)와 경쟁적으로 DNA 복제 과정에 작용해서 정상적인 DNA 복제가 이뤄지지 못하게 합니다. acyclovir의 viral DNA polymerase에 대한 억제 작용은 인체의 cellular DNA polymerase에 비해 300~3,000배 정도 강하기 때문에 바이러스에 대한 선택적 억제를 나타낼 수 있습니다. 또한 acyclovir의 구조에 있는 guanosine기를 herpes 바이러스가 guanine으로 잘못 인식하도록 함으로써 바이러스의 증식을 방해하는 원리로 포진을 치료하는 것입니다.

famciclovir나 penciclovir는 acyclovir의 낮은 경구 흡수율을 개선하기 위해 개발된 약제인데 처음 penciclovir가 나오고 그것을 개선해서 나온 것이 famciclovir입니다.[2] 그 외의 치료제로는 급성기의 안대상포진 등으로 인한 급격한 PHN을 막기 위해서 스테로이드가 사용되기도 하고, 극심한 통증에 의한 수면장애나 우울을 막기 위해 항우울증약 또는 마약성 진통제, gabapentin이 처방되기도 합니다.

이제 우리 약사들이 접근할 수 있는 치료법에 대해서 알아보겠습니다. 기본적으로 급성기의 통증을 완화시키기 위해 습포(wet dressing) 해주는 것이 도움이 되며, burrow 용액으로 wet dressing을 해주면 더 좋겠으나, 약국 사정상 식염수로 wet dressing 하는 방법을 환자에게 소개하는 것도 도움이 됩니다.

▌습포 요법(wet dressing)

수돗물이나 차가운 생리식염수, Burow's solution(aluminium acetate), potassium permanganate, 1% betadine solution 등을 사용하여 4×4 거즈를 흠뻑 적신 후 직접 병변부에 10~15분간 올려놓는다. 4~5분 간격으로 용액이 마르지 않도록 거즈를 다시 적시거나 삼출물이 많을 경우 새 거즈로 교환해야 한다. 급성기에는 하루 3~4회 시행해 주고 더 이상 진물이 나지 않을 때까지 계속해야 한다. 얼굴의 경우 눈에 들어갈 염려가 있으므로 생리식염수만 사용해야 한다. 습포 요법의 작용은 건조작용, 항소양작용, 냉각작용, 청결작용 등이 있으며 Burow's solution(aluminium acetate)과 potassium permanganate(KMnO4), 1% betadine solution은 정균작용도 있다. 적응증으로는 급성 습진성 질환 및 대상포진과 같은 수포성 질환이다.

대상포진으로 급성 통증이 있는 환자의 통증을 완화시키기 위한 방법으로는 리도카인 패치(리도아가아제도 가능)를 통한 국소 마취가 있습니다. 대상포진 초기에 갈근탕을 높은 용량으로 공급해 주면 도움이 됩니다. 땀이 나지 않고 통증이 있는 대상포진에 쓸 수 있는데, 100g의 양을 사용합니다. 1일 1회 사용하지만 필요할 경우 다음날 한 번 더 사용합니다.[3] 시령탕(소시호탕 합 오령산의 개념), 용담사간탕도 도움이 됩니다. 또한 만성기에는 면역력을 높이기 위해서 팔물탕, 보중익기탕 같은 약이 도움이 됩니다. 하지만 약국 치료에서 더욱 중요한 것은 PHN입니다. PHN에는 황련해독탕, 시호청간탕, 십미패독탕, 방풍통성산 등이 도움이 됩니다. L-라이신이 포진 바이러스의 활동을 억제하기 때문에 L-라이신이 높게 들어있는 메밀이나 계란 등이 대상포진의 치료에 도움이 되고 반대로 아르기닌은 포진 바이러스의 활동을 촉진시키므로 포진이 발생했을 때는 복용을 금하는 것이 좋습니다. 밀, 호두, 땅콩 등에 많이 들어있습니다. 또한 설탕과 같은 단 음식도 포진 치료에 좋지 않은 영향을 미치는 것으로 알려져 있습니다. 세포 손상을 막기 위해 항산화제의 보충이 도움이 되며, 아연과 프로폴리스 등은 포진 바이러스의 증식을 억제할 수 있습니다.

📋 정리

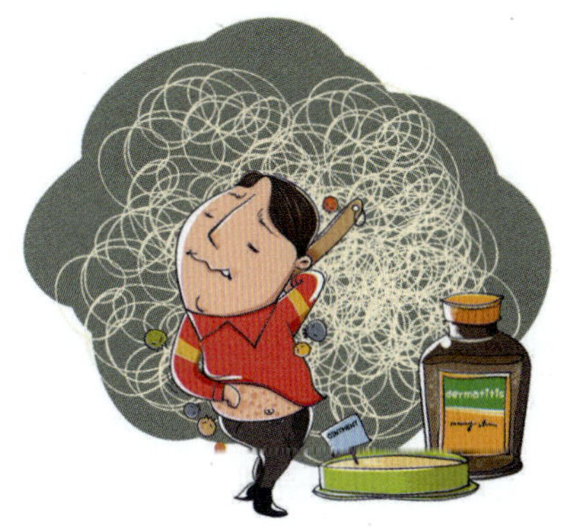

대상포진은 무더위로 면역이 떨어지는 여름에 더 잘 발생하는 질환입니다. 수두 바이러스가 신경절에 잠복해 있다가 면역이 떨어질 때 나타나며, 면역력이 약한 노년층에서 쉽게 발견됩니다. 초기에 발견하지 못하면 PHN(대상포진 후 신경통)으로 고생할 수 있기 때문에 환자가 대상포진으로 의심되면 피부과에 방문할 것을 추천하는 것이 좋습니다. Acyclovir나 valciclovir, famcyclovir를 이용해 치료를 하며 치료의 목표는 통증 경감, 바이러스의 확산과 2차 감염의 억제, PHN을 포함한 합병증을 최소화 하는 것입니다. Wet dressing 및 리도카인 가아제를 기억하시면 상담에 도움이 되고, L-라이신과 아르기닌에 대해 기억해 두는 것도 좋습니다. 일부에서는 전염성을 보이기도 하므로 전염성 질환임을 환자에게 인식시키고, 면역력을 키우는데 좋은 약품과 음식을 권하는 것도 좋습니다. 한약으로는 갈근탕이 도움이 되고 시호청간탕 정도는 기억하는 것이 좋을 것 같습니다. 대상포진은 초기에 발견하는 것이 제일 중요하고, 병원에서 적기에 치료를 받는 것이 매우 중요한 질환입니다. 하지만 동시에 약사가 환자에게 해 줄 수 있는 일이 많은 질환이기도 합니다. 소극적으로 병원에 가서 처방만 받도록 할 것이 아니라, 영양과 보조요법 등을 소개해주면 환자의 예후는 더욱 좋아질 것이며, 약사에 대한 신뢰도는 더욱 올라갈 것입니다.

Point

1. 대상포진으로 인한 급성 통증을 호소하는 환자에게는 리도카인 패치(리도아가아제도 가능)를 통한 국소 마취를 권합니다.
2. PHN에는 황련해독탕, 시호청간탕, 십미패독탕, 방풍통성산 등이 도움 됩니다.

---

1) 피부질환의 일차진료 정종영 하창민
2) 만화항생제 박성진
3) 방제에서 사람으로 윤영배

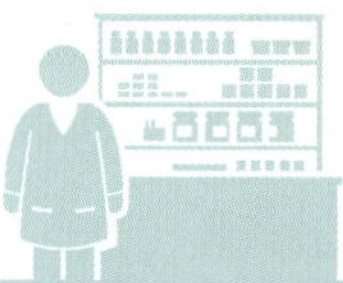

lecture 07 구내염의 원인과 분류 및 치료제

구내염, 원인부터 확인해야 합니다

칸디다성 감염 의심되면 프로바이오틱 가글 추천
구강건조 구내염은 심혈관계 질환이 원인일 수도

날이 더워지면 깊은 피로를 호소하는 분들이 많아집니다. 더불어 입병약을 찾는 환자들도 증가하는데, 구내염이라는게 쉽게 접근할 수 있을 것 같지만, 막상 약을 쓰려면 쉽지만은 않은 질병이기도 합니다. 이번 시간에는 입병의 원인을 간단히 분류해 보고 약국에서 접근할 수 있는 입병 치료제의 종류에 대해서 알아볼까 합니다.

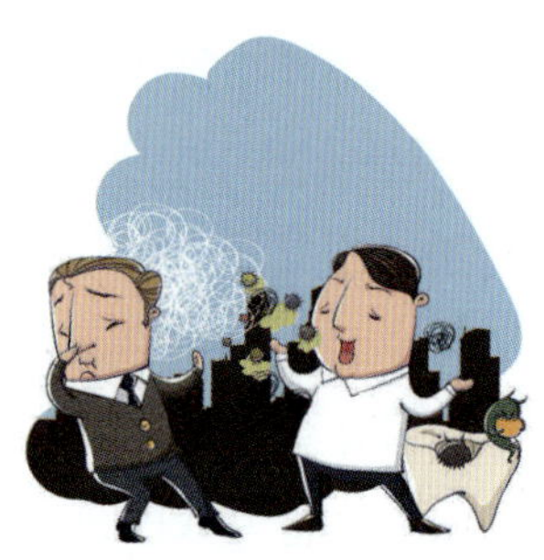

재발성 아프타성 구내염

구내염으로 약국을 방문하는 환자의 대다수가 재발성 아프타성 구내염입니다. 2~4mm 정도 직경의 궤양으로 한 군데 또는 여러 군데에서 나타나지만 잘 쉬면 쉽게 제거되는 궤양으로, 외상이나 음식 알레르기, 세균 및 바이러스의 감염, 또는 면역기능의 약화 등이 그 원인으로 알려져 있습니다.

감염성 구내염

헤르페스에 의한 구내염

소아 구강궤양의 주요 원인으로, 감염 초기에 미열이 나고, 피곤, 식욕 감퇴, 소화불량, 잇몸의 통증 등이 나타납니다. 궤양의 초기에 전신감염이 나타나는 것을 기억하면 좋습니다.

칸디다성 구내염

장기간에 걸친 항생제 사용으로 정상 세균총인 칸디다균이 병원성을 띄게 되면 칸디다성 구내염을 일으키게 됩니다. 우유색의 백태가 구강점막을 덮고, 혀로 밀면 잘 떨어져 나가고 출혈이 일어나기도 합니다.

📋 약물성 구내염

약물의 전신 투여로 인해 일어나는 알레르기 반응으로 항생제, barbiturate, salicylate, phenytoin 등에 의해서 발생합니다.

📋 접촉성 구내염

치아 교정기, 틀니, 치아 미백제, 가글액 등의 사용으로 발생되는 구내염입니다.

📋 그 밖의 경우

이외에도 방사선 조사에 의한 구내염이나 항암치료로 인한 구내염 등이 발생할 수 있습니다. 우리 약사는 환자의 구내염이 어디서부터 시작되었는지를 정확하게 확인할 필요가 있으며, 그로 인해 보다 정확하게 약물을 투여를 할 수 있습니다.

📋 약국에서 취급 가능한 구내염 치료제

🔹 외용제

① 코티코스테로이드제

구내염의 일차 선택약으로 오라메디연고와 같은 제품이 있습니다.

② 국소 마취제

리도카인 함유제품이 있는데, 구내염으로 인한 통증이 심할 경우에 사용할 수 있는 제품입니다.

③ 소독, 소염제

감초 성분과 염화세틸피리디늄 복합제품이 있습니다. 동화제약의 터치메드와 같은 제품이 있습니다.

④ 살균소독제

알보칠처럼 혈액을 부분적으로 굳게 해 주는 소독 기능의 제품이 있습니다. 초강산으로 분류되며 치질과 비출혈 등을 치료하기 위해서 사용됩니다.

💠 내복제

① 비타민 B군 복합제

소형으로 판매되는 비타민 B군 복합제를 잘 사용하면 입병의 치료에 도움을 줄 수 있습니다.

② 의이인 함유 비타민 복합제

율무 성분의 비타민 복합제를 사용하면 수포성 구내염에 도움이 됩니다. 율무(의이인)는 수포를 제거하는데 도움이 됩니다.

③ FAD제제

FAD(flavin adenine dinucleotide) 제품을 잘 활용하면 잘 낫지 않는 구내염에 도움을 받을 수 있습니다. 조아제약의 엘레멘 제품을 고단위로 복용하면 심한 구내염이 잘 제거되기도 합니다.

📋 김 약사의 제안

이상이 약국에서 약사들이 기본적으로 알아야 될 구내염에 대한 약물과 내용이라고 생각합니다. 하지만 이런 사실만 알고서는 환자들에게 적극적으로 설명하기 조금 부족할 수 있을 것 같아 조금 더 세부적으로 환자에게 접근하는 법을 소개하겠습니다.

💠 수포성 구내염

우선 환자가 구내염을 호소한다면, 구내염의 종류를 확인해 보는 것이 우선이라고 생각합니다. 입 안에 오돌토돌한 물집이 느껴지거나, 몸살과 열이 수반된 구내염을 호소할 경우 수포성 구내염을 의심하는 것이 맞다고 봅니다. 살균성 가글액을 사용해 입 안의 세균 제거를 돕고(이 경우 바이러스의 제균에 도움이 되는 가글액을 선택하는 것이 좋습니다) 염증을 가라앉힐 수 있는 제품을 고려하는 것이 도움이 됩니다. 클로르헥시딘 가글액도 HSV의 제거에 도움이 되지만, 가장 좋은 형태는 포비돈-요오드 가글액입니다. 내복약으로는 의이인 제품이 도움이 됩니다.

💠 피가 나는 구내염

입 안이 자꾸 헐고 껍질이 벗겨지면서 피가 나는 구내염을 호소할 경우엔 칸디다성 구내염을 의심하면 좋을 것 같습니다. 환자가 항생제를 오랜 기간 복용하고 있거나, 면역이 떨어져 있고, 또한 당뇨병이 있을 경우에도 쉽게 발생할 수 있습니다. 병원에서는 이런 환자에게 플루코나졸 가글액을 사용하겠지만, 약국에서는 프로바이오틱 가글을 추천하는 것이 좋습니다. 환자가 칸디다감염이 맞다면, 환자의 장내 상태 역시 그다지 좋지 않다고 생각해도 됩니다. 이런 경우 환자에게 프로바이오틱스를 공급하고, 단 음식은 칸디다의 증식을 촉진할 수 있다고 알려주는 것이 좋습니다. 프로바이오틱스는 소포장으로 나오는 제품을 제공하면 좋고, 점막세포의 재생을 촉진하기 위해서 비타민 B군이나 FAD 제품을 권하는 것도 좋습니다. 물론 가글액으로 살균 소독을 하면 좋은데, 칸디다균은 클로르헥시딘으로도 제균이 잘 되므로 가글액의 선택은 편하게 해도 좋습니다.

🔷 구강건조 증상인 경우

입 안이 자꾸 마르면서 혀가 갈라지는 구내염 환자도 많습니다. 이런 환자들은 어떤 이유로 구강건조가 시작되었는지를 확인해야 합니다. 심혈관계 질환이 있거나 지나친 긴장으로 혀가 마르거나 갈라지는 환자는 천왕보심단 제품과 비타민을 동시에 보충하면 좋은 효과를 볼 수 있습니다. 잠을 잘 자지 못하는 환자에게는 잠을 잘 잘 수 있는 약을 선택해야 하는데, 시중에 나오는 수면유도제는 오히려 항콜린 효과로 입 마름을 악화시킬 수 있기 때문에 피해야 합니다. 천왕보심단은 입이 마르는데도 도움이 되면서 항콜린 작용이 없기 때문에 좋은 선택이 될 수 있습니다. 나이가 많은 환자들에게 사용하면 좋습니다. 필자는 오령산에 팔미(혹은 육미), 청심연자음을 쓰기도 하는데 효과가 좋습니다.

🔷 틀니 사용 등으로 비롯된 경우

틀니 사용으로 비롯된 구내염이나 보철기 등으로 시작된 구내염의 경우 초기에는 스테로이드 제품이 도움이 됩니다. 하지만 오히려 틀니 사용자의 경우 틀니 접착제를 잘 사용함으로써 구내염을 치료할 수도 있습니다. 올바른 틀니 세척에 대한 정보를 전달하여 틀니를 자주 세척하도록 설명해 줘야 합니다.

🔷 당뇨병 환자의 구내염

당뇨병이 있는 환자가 구내염이 잦거나 잘 낫지 않는다면, 당 영양소를 제공하는 것도 도움이 됩니다. 필자는 당 영양소 제품 중에서 동충하초를 좋아하는데, 동충하초는 당을 조절하는데 도움이 되는 뽕잎 성분과 단백질, 그리고 다당체까지 있는 좋은 제품이라고 생각합니다. 당뇨가 있는 환자들에게 동충하초 제품을 소개하면 혈당 조절에 도움이 되는 경우가 많은데, 당 영양소를 제공하는 역할도 하기 때문에 입이 마르는데도 도움이 됩니다. 점액의 생성에 도움이 되기 때문이겠지요. 또 당뇨환자의 소갈증에 아주 좋은 약으로 옥천환이라고 있습니다. 입 마름에 아주 좋기 때문에 당뇨환자의 구내염에 의미가 있는 처방입니다.

🔷 식욕부진

barbiturate류 약물을 장기간 복용하면 비타민B2가 부족해지기 쉬운데, 이때 빠른 흡수를 위해서 FAD시럽을 고단위로 공급하면 구내염이 쉽게 호전됩니다. 약물성 구내염 외에도 식욕부진으로 인한 비타민B2 결핍이 올 수 있기 때문에 환자가 유제품류를 복용하지 않거나, 식욕이 많이 떨어져 있다면 적극적으로 추천하셔도 좋을 것 같습니다.

◈ 만성적이고 잘 낫지 않는 구내염

소시호탕과 백호인삼탕, 육미(팔미)지황환을 사용하면 경과가 좋습니다. 물론 약국에 구비된 비타민 B군 제품과 같이 사용하면 좋습니다.

◈ 그 밖의 경우

이외에도 베타차단제, 세포독성 약물, 니코란딜, 알렌드로네이트 등과 NSAIDs도 구내염을 유발할 수 있기 때문에 약사의 주의 깊은 관찰이 요구됩니다.

구내염 치료는 그다지 어렵지 않고, 좋은 제품도 많습니다만, 그렇다고 쉽지도 않은 것이 구내염 치료라고 생각합니다. 환자의 상태를 정확하게 확인하고 적합한 제품을 권한다면 구내염 하나만으로도 환자의 신뢰를 얻을 수 있다고 생각합니다. 다양한 가능성을 항상 대비해야만 합니다.

> **Point**
> 1. 수포성 구내염에 클로르헥시딘 가글액도 좋지만, 가장 좋은 형태는 포비돈-요오드 가글액입니다.
> 2. 피가 나는 구내염을 호소할 경우 칸디다성 구내염을 의심해 봐야 하며, 프로바이오틱 가글을 추천합니다.
> 3. 당뇨환자의 구내염에는 옥천환이 좋습니다.

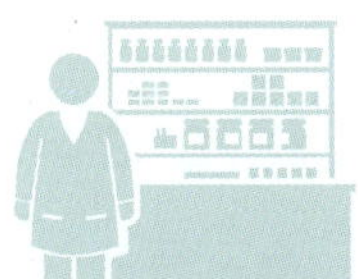

lecture 08 면역 시스템의 이해와 질환 원인

면역시스템을 이해해야 합니다

낡은 면역과 새로운 면역, 자율신경과 면역의 상관관계 중요
면역체계 알아두면 만성 염증성 질환, 알레르기성 질환 응용 가능

진화의 과정을 살펴보면 생명체는 변화하는 환경에서 살아남기 위해 스스로를 그 환경에 가장 적합한 형태로 변화시켜 왔습니다. 모두 다 살아남기 위함입니다. 진화는 언제나 생명 유지에 적합한 쪽으로 진행되어 왔습니다. 하지만 암과 자기 면역 질환 등 현대의학에서는 단지 '스트레스가 원인이다. 이유를 알 수 없다'는 설명만이 가능한 질환이 많이 존재합니다. 이런 질환이 진화의 최종 형태인 우리에게

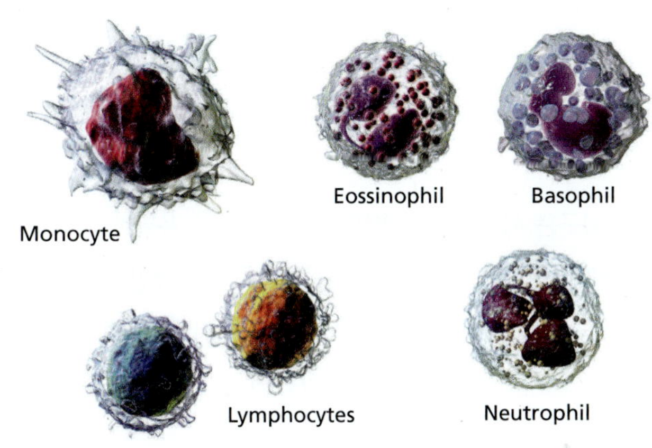

발생하는 이유는 무엇일까 궁금해집니다. 혹 이런 질환도 진화의 과정에서 발생할 수밖에 없는 필연이었을까? 라는 의문이 생기기도 합니다. 이번 시간에 소개할 아보 토오루(安保徹) 교수의 관점을 이해한다면 보다 많은 질환에 대한 깊이 있는 이해 역시 가능할 것이라고 생각합니다. 아보 교수의 체온면역 중에서 우리 약사들에게 가장 중요한 부분이라고 생각되는 낡은 면역과 새로운 면역, 자율신경과 면역의 상관관계에 대한 내용을 살펴 보도록 하겠습니다.

백혈구는 과립구, 림프구, 마크로파지 세 가지로 이루어져 있습니다. 과립구는 전체 백혈구 중 60%를 차지할 정도로 압도적인 비중을 차지하고 있는데, 마크로파지에서 진화돼 강한 탐식 능력을 바탕으로 세균처럼 입자가 큰 이물질을 처리하는데 탁월한 능력을 가지고 있습니다. 커다란 이물질을 통째로 삼켜서 소화효소와 활성산소를 사용하여 분해합니다. 하지만 몸 안에 침입해 들어오는 것은 세균처럼 큰 입자 외에도 바이러스, 리케치아, 세균이 분비한 독소, 꽃가루, 진드기 사체 등 입자가 작은 물질도 있습니다. 그러한 경우는 잡아먹지 않고, 접착분자로 이물질을 붙잡는 형식으로 백혈구가 진화했는데, 이것이 림프구입니다. 이는 나머지 면역의 35%를 차지하고 나머지는 마크로파지가 담당합니다.

📋 과립구

　과립구는 호중구, 호산구, 호염구로 나뉘는데 면역의 과정(여기서 면역이라 말하는 것은 한 번 노출된 질환에 다시 걸리지 않는 일련의 면역반응을 말합니다)을 거치지 않고 세균과 직접적으로 충돌해 화농성 염증을 일으켜 감염을 치유하는 형태로 세균을 제거합니다. 과립구는 면역의 과정을 거치지 않기 때문에 여드름과 같은 상처가 반복적으로 발생할 수 있습니다. 똑같은 부위에 똑같은 염증이 발생하기도 합니다. 식중독과 같은 질환도 과립구의 영역이기 때문에 면역이 생기는 일이 없습니다. 과립구는 마크로파지의 탐식능력을 물려받아서 세균(과립구 크기의 100분의 1정도)을 집어삼킨 후 소화효소와 활성산소로 세균을 파괴시킵니다. 과립구의 효소는 그랜자임(granzyme), 리소자임(lysozyme) 등 다양한데 이런 작은 분해 효소가 작은 자루에 가득차 있기 때문에 과립구라고 불립니다. 우리 몸을 공격하는 가장 주된 물질은 세균이기 때문에 백혈구의 약 60%가 과립구인 것이며, 과립구는 세균의 침입과 더불어 스트레스 상황에서도 분비가 됩니다. 아드레날린이 분비되면 과립구도 동시에 분비된다고 합니다. 그래서 심한 스트레스를 받으면 얼굴 등에 트러블이 발생하기도 합니다.

　과립구는 세균을 잡는 백혈구로서 화농을 유발해 세균을 제거합니다. 이는 스트레스를 받을 때 아드레날린의 영향을 받아 과립구가 증가하는 것에서도 확인할 수 있는데, 수명이 며칠 되지 않아서 쉽게 과립을 쏟아 내고 죽는다고 합니다. 화농성 여드름이 스트레스 탓이라는 이론의 근거가 되는 것 같습니다. 그래서 심한 스트레스를 지속적으로 받으면 몸 여기저기에 염증이 생기기도 합니다.

📋 림프구

　림프구는 과립구와 달리 마크로파지에 직접적인 영향을 받습니다. 물론 과립구도 마크로파지의 영향을 받지만, 림프구는 마크로파지의 지시가 없으면 활동 자체를 하지 않습니다. 일단 마크로파지가 항원을 인식하면 마크로파지는 인터페론, 인터루킨, TNF 등 약 50여 종의 사이토카인을 분비하고, 이를 인식한 림프구는 분열 하여 클론을 증가시킵니다. 하지만 휴식하던 모든 림프구가 활동하는 것은 아니고, 항원의 종류에 대응하는 단백질(항체)을 가진 림프구만 증식합니다. 처음 침입한 항원에 마크로파지가 MHC의 고리에 항원을 담아서 제시하면 이것을 Th세포가 인식하고 B세포에 전달합니다. 그 결과 B세포가 클론을 증가시키고 항체를 배출 해서 항원을 제거합니다. 싸움이 끝난 뒤 B세포의 일부는 항원을 기억한 상태에서 휴식합니다. 림프구는 과립구의 화농성 염증과 달리 맑은 장액이 나오는 카타르염증, 벌레나 해파리 등에 자극을 받아서 붉게 부어 오르는 플레그모네성 염증, 알레르기성 염증 등을 일으킵니다. 때문에 염증의 모양만 보고서도 현재 어떤 백혈구가 우세한가를 알 수 있습니다. 따라서 염증의 모양을 보고 환자의 체질을 파악할 수 있어야 합니다.

림프구에는 NK세포(Natural killer cell, 자연살해세포)와 흉선외분화 T세포(T세포이지만 장관상피나 간에서 만들어지는 T세포), T세포(Th1, Th2, T-killer 세포), B세포(B-1a, B-1b, B-2) 등이 있습니다. NK세포는 암세포를 공격하는 세포로 알려져 있는데, 그 형태가 마크로파지와 매우 비슷하며, 핵도 마크로파지처럼 신장형입니다(다른 진화된 세포는 원형핵을 갖습니다).

NK세포는 조건만 충족되면 마크로파지처럼 세균을 잡아먹기도 하는데, 이것은 NK세포가 마크로파지에서 진화된 것이라는 증거라고 말할 수 있습니다. 이 NK세포와 흉선외분화 세포는 진화의 초기 단계에 생성된 오래된 림프구이며, 이 둘은 외래 항원이 아니라 몸 안의 이상을 감지하는 세포입니다. 암세포와 손상된 세포로 달려가서 저장해둔 분해효소 등을 세포에 뿌리는데 항원에 직접 다가가서 반응하기 때문에 세포성 면역이라고 합니다.

B세포는 면역글로불린을 가지고 있는데 이것으로 이물질을 인식하고 응집시킵니다. 그러나 B세포는 수용체가 붙어있는 항체를 체액 안으로 방출하고 항체가 체액 안으로 흘러 이물질에 접착 항원과 반응합니다. 따라서 B세포의 면역을 체액성 면역이라고 합니다. B세포인 B-1세포는 흉선외분화 T세포, NK세포와 마찬가지로 자기 항체를 방출합니다. 결국 진화 단계에서 초기의 면역은 외래 항원을 공격하는 것이 아니라 자기 자신의 이상을 인식하면서 그 안에 이상이 발생했을 때 활동하는 것을 기본으로 진화한 것입니다. 림프구는 이렇게 낡은 면역과 새로운 면역이 구분되어 있습니다.

📋 흉선

우리 몸에서 면역의 핵심 중추는 무엇보다도 흉선일 것입니다. 흉선은 수중생물의 아가미에서 진화한 것입니다. 그렇다면 무엇 때문에 아가미가 수중동물의 면역에 있어 핵심이었는지를 안다면 앞서 소개한 낡은 면역과 새로운 면역에 대한 이해도 가능해집니다. 물속엔 1%의 산소가 있지만 공기 중에는 산소가 20%이고 산소를 이용한 에너지 이용 기회가 늘면서(실제로는 20배의 이용률이 늘진 않았고, 5배의 이용률이 늘었다고 합니다) 항원 노출의 기회도 늘었습니다. 수중생물이었을 때 아가미(림프구)는 외래 항원에 노출될 기회가 적어서 림프구의 95%는 자기 이상을 발견하는 자기 응답성 림프구였고, 나머지 5%만이 외래 항원에 대응했을 것입니다. 하지만 물 밖으로 나온 생명체들은 다양한 외래 항원에 노출이 되었고, 이에 대응하기 위해 림프구가 진화하여 현재의 면역 시스템이 완성된 것입니다.

진화의 과정에서 생명체는 먹이 경쟁이 심한 바다를 떠나 육지로 이동해야 했습니다. 대기로의 노출은 높은 에너지 효율을 제공했지만 물 속 보다는 훨씬 척박한 환경이었습니다. 따라서 SOD와 같은 항산화 능력도 갖춰야 했을 것이고, 외래 항원에 대한 강력한 면역도 필요했을 겁니다. 따라서 진화의 후기에 나온 면역은 외래 항원을 제거하는데 초점이 맞춰졌습니다. 진화의 초기에 발달한 면역은 대부분 자기 자신의 이상을 감지하여(자연살해세포는 암을 공격합니다) 그 안에 이상이 발생했을 경우 활동하는 것을 기본으로 합니다. 그래서 이들을 낡은 면역이라 칭하는 것입니다. 낡은 면역은 내 몸 안에 존재하는 문제를 해결하는 면역입니다. 수명이 다한 세포는 스스로 자살(Apoptosis)을 해야 합니다. Apoptosis를 하지 않는 세포는 암으로 전환될 수 있습니다. 낡은(예전부터 존재하던 면역) 면역은 이러한 낡은 세포를 파괴해서 암으로 전환되지 않도록 합니다.

낡은 면역 시스템과 새로운 면역 시스템

낡은 면역 시스템은 림프절이나 비장에는 거의 없고 흉선 골수에도 거의 없습니다. 반면에 소화기관 주변과 소화기관에서 진화한 간 그리고 외분비선 주변에 있습니다. 타액선이나 악하선과 자궁처럼 분비가 자주 발생하는 조직 주변에도 많습니다. 소화기관 주변에 낡은 면역 시스템이 발달한 이유는 소화효소가 음식물을 아미노산 수준까지 분해하지는 못하기 때문인데, 완전히 아미노산 수준까지 분해되지 못한 펩티드 덩어리와 음식물과 함께 들어온 바이러스 등에 대응하기 위해 낡은 면역 시스템이 발달했다고 생각됩니다. 또한 타액선과 악하선 자궁과 같은 점막세포들은 세포의 증식 속도가 매우 빠르고, 더불어 암이 생기기도 쉬운 곳입니다. 따라서 낡은 면역세포들이 감시를 하다가 암이 발생할 경우 즉각적인 대응을 하기 위해 점액 분비가 많은 조직 주변에 다량 분포되어 있는 것입니다.

새로운 면역 시스템의 중심인 흉선은 출생 이후 20세 까지는 중량을 늘려가다가 나이를 먹으면서 위축됩니다. 젊고 흉선이 클 때는 림프절과 비장 모두 충실하고 진화된 T세포와 B세포로 가득차 있지만, 나이를 먹어감에 따라 흉선이나 림프절 및 비장이 위축되면서 젊을 때는 두드러지지 않았던 장이나 간 외분비선의 림프가 활발하게 움직이게 되는 것입니다.

이외에도 스트레스를 심하게 받으면 코티솔이 분비되는데 이 호르몬은 흉선과 비장 림프절을 위축시킵니다. 이때도 낡은 면역 시스템이 활발해집니다.

위와 같은 방식은 매우 중요합니다. 나이가 들수록 이상 세포가 늘어나고, 노폐물도 쌓이게 되는데 이때 자기 응답성을 가진 낡은 림프구가 나서서 병든 세포를 파괴하는 것입니다. 또한 스트레스를 지나치게 받아 과립구가 증가하여 조직의 파괴 및 조직세포의 이상 그리고 노폐물이 분비되면 낡은 면역 시스템이 나서서 이상 세포와 노폐물을 처리하기도 합니다.

교원병(collagen disease) 등 자기면역질환도 이런 낡은 면역 시스템과 관계가 깊습니다. 교원병은 심한 감기를 앓은 이후에 발생하는 경우가 많습니다. 심한 감기를 앓는다는 것은 새로운 면역 기능이 상당히 약해져 있다는 뜻이고, 그것을 계기로 스트레스가 작용했을 수 있다는 것입니다. 암과 같은 병은 끊임없이 재생하는 세포 조직(피부, 장, 그리고 선조직)에 빈번하게 발생합니다. 따라서 이상 세포를 처리하는 낡은 면역 시스템은 이런 조직에 분포하는 것입니다.

백혈구와 자율신경의 상관관계

그렇다면 스트레스를 받거나 피로가 쌓일 때 병이 생기는 이유는 무엇일까요? 앞에서 살펴본 백혈구의 특징을 잘 살펴보면서 이해하면 편할 것입니다. 과립구는 낮에, 림프구는 밤에 상대적으로 우위를 보이고 여름에는 림프구 우위, 겨울에는 과립구 우위를 보입니다. 또한 아드레날린이 많이 분비될 때는 과립구가, 아세틸콜린이 많이 분비될 때는 림프구가 활동에 우위를 보입니다. 백혈구가 이와 같이 자율신경과 상관관계가 있는 것처럼 양적 변동을 일으키는 이유는, 우리가 흥분할 때는 기본적으로 활동을 할 때이기 때문입니다. 육체 활동을 하다보면 상처가 생기기 쉬워 다양한 세균이 침입하기 때문인데, 과립구가 미리 증가하여 몸을 지키는 것입니다. 반대로 음식을 먹거나 쉴 때는 소화 흡수 과정에서 소화효소로 잘라진 미세한 입자들이 조직에 침입할 위험성이 있는데, 그럴 때는 림프구가 활동해야 합니다. 그리고 림프구는 소화기관을 둘러싼 형태로 진화되었는데, 이것은 소화기관과 함께 활동할 필요성이 있었기 때문이라고 생각됩니다. 우리 몸의 세포와 백혈구가 자율신경의 지배를 받는 것은 보다 효율성 있고, 보다 나은 컨디션으로, 보다 강한 방어 태세를 갖추기 위해서입니다. 하지만 너무 무리하거나 지나치게 고민하면 과립구가 과도하게 분비돼(과립구는 수명이 이틀 밖에 되지 않기 때문에 과도하게 분비된 과립구가 죽을 때 과립구의 안에 있던 활성산소나 효소들의 대거 방출은 주변 조직에 염증을 일으킵니다) 만성적인 염증을 일으키게 됩니다. 이런 이유로 피곤하면 뾰루지가 생기고, 스트레스를 심하게 받으면 위궤양이나 대장염, 크론씨 증후군 등이 생깁니다. 이는 모두 교감신경 우위에서 발생하는 질환이므로 이럴 때 부교감 신경 우위의 상태를 만들기 위해서는 몸을 따뜻하게 하거나 섬유질이 많은 음식을 보충하는 등의 노력을 기울이면 좋습니다.

낡은 면역, 새로운 면역 등은 우리 약사들에게는 약간은 생소한 개념일 수 있습니다. 하지만 앞서 소개한 내용을 충분히 이해하면, 만성적인 염증성 질환이나, 알레르기성 질환에 응용할 바가 많습니다. 대한민국에서 약국의 위치란 불안하기 짝이 없습니다. 약사는 약에 있어서 최고의 전문가여야 하고 또한 양질의 상담이 가능한 임상가여야 한다고 생각합니다. 너무 한쪽으로만 치우치지 않는 다양한 공부가 필요합니다.

Point
1. 백혈구는 과립구, 림프구, 마크로파지 세 가지로 이루어져 있습니다.
2. 과립구는 면역의 과정을 거치지 않고 세균과 직접 충돌하여 화농성 염증을 일으킵니다.
3. 림프구는 맑은 장액이 나오는 카타르염증, 벌레나 해파리 등에 자극 받아서 붉게 부어오르는 플레그모네성 염증, 알레르기성 염증 등을 일으킵니다.

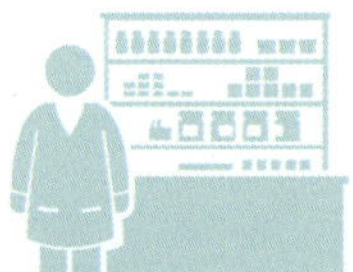

lecture 09 생활 독소 해독 방법

일상 곳곳에 **침투한 생활 독소, 해독주스**를 권합니다

시토크롬 P450, 글루타치온 등으로 간 독소 분해
단식, 노폐물 제거 및 인체 치유 과정 줄이는 지름길

평범한 직장인이 맞는 아침을 상상해보자. 아침에 일어나면 계면활성제가 든 치약으로 이를 닦고 샴푸로 머리를 감고 비누로 세수를 한다. 그리고 또다시 계면활성제와 기타 독성 화학물질이 섞인 화장품을 얼굴에 바른다. 진한 색조화장을 하는 여자라면 더 많은 화학물질을 바르게 된다. 그리고 화학물질로 코팅된 프라이팬에 화학첨가제 덩어리인 햄을 굽고, 항생제를 먹고 자란 닭이 낳은 달걀을 익힌다. 설탕과 밀가루와 버터가 주원료인 빵과 카페인이 풍부한 커피를 곁들이면 아침 식사가 준비된다. 음식을 담은 접시와 커피잔은 납 성분이 든 유액으로 칠한 비싼 도자기 제품이다. 식사가 끝나면 더러워진 그릇은 계면활성제가 들어있는 주방세제로 설거지를 한다. 그러고 나서 화학섬유로 만들어진 옷을 껴입고 나면 출근 준비가 끝난다.[1]

공상과학 소설에나 나올법한 내용 같지만 현대인들이 일상적으로 접하고 있는 생활 독소에 대한 이야기입니다. '그게 독이였어?' 라고 무시하고 넘어갈 수 있었던 많은 것들이 인체에 독으로 작용하고 있었던 것입니다.

서재걸 의사가 해독주스에 대한 소개를 하고 난 이후 전국적으로 해독에 대한 관심이 높아졌습니다. 해독주스 이전에도 디톡스 제품들이 상당 기간 인터넷을 달구었고 이와 유사한 이론서들이 넘쳐나고 있습니다. 해독 다이어트 열풍은 쉽게 식지 않고 있고, 앞으로도 상당 기간 지속될 것 같습니다. 이쯤 되면 약사들도 해독이나 해독 다이어트에 대한 정확한 개념을 이해할 필요가 있어 보입니다. 하지만

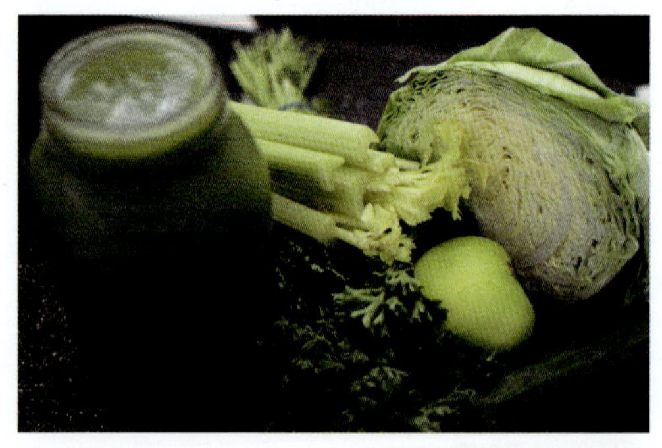

해독이란 개념이 쉽게 와 닿지 않기 때문에 환자들에게 설명을 하기에는 다소 어려움이 있습니다. 또한 해독이란 개념을 정확히 이해한다 해도 약사들이 약국에서 응용할 수 있는 해독이란 개념은 다소 제한적

이기도 합니다. 그러나 해독이 의미하는 바를 적극적으로 공부하고 이해하는 것은 매우 중요합니다. 독성 물질에 대한 노출과 축적은 심혈관 질환, 대사증후군, 성인병과 아토피 등의 주요 원인이기 때문입니다. 그래서 이번 시간에는 약국에서 알면 도움이 될 수 있는 해독 방법과, 그에 도움이 될 수 있는 영양요법 이나 약물 사용법 등에 대해 살펴보도록 하겠습니다.

독성물질은 대표적으로 간과 장 그리고 피부를 통해 체외로 배출이 되는데, 약국에서 접근할 수 있는 해독의 개념은 간과 장을 통한 해독입니다. 우선 간의 해독 과정을 알아보도록 하겠습니다.

📋 간의 해독

간은 대표적으로 해독을 담당하는 기관입니다. 간은 끊임없이 내부 생성 물질과 환경성 독소의 공격을 받는데, 간은 이에 효율적으로 대처하기 위한 중화 기능이 발달해 있습니다. 간은 해독과 관련된 몇 가지 역할을 합니다.

1. 혈액을 여과해 거대 독소를 제거합니다.
2. 콜레스테롤과 지용성 독소들로 가득한 담즙을 합성 분비합니다.
3. 효소를 이용해 불필요한 화학물질들을 분해합니다.

🟢 제1단계 해독 반응

효소 분해 과정은 보통 2단계로 나뉘어 진행되는데, 1단계는 시토크롬 P450과 관련된 일종의 효소 반응 으로 50~100개의 효소가 이 시토크롬 P450 체계를 구축합니다. 시토크롬 P450 효소의 활성은 유전, 화학 독소에 노출된 수치, 영양 상태에 따라 개인차가 매우 심합니다. 카페인, 음주, 흡연에 노출된 시간이 같다 하더라도 해독 능력에 따른 개인차가 생기는 이유입니다. 연구에 의하면 해독 속도의 차이는 5배 까지 벌어질 수 있다고 합니다. 시토크롬 P450이 독소에 작용하면 독성이 적은 화학적 형태로 변형되거나 수용성이 되고, 화학적으로는 더 활성형으로 바뀌거나, 중화되는 결과를 보입니다. 수용성으로 바뀌면 신장을 통해 소변으로 배설되기 용이해지고, 화학적으로 더 활성형으로 바뀌면 2단계 효소를 통해 쉽게 대사됩니다. 이 시토크롬 P450에 의한 1단계 해독 반응을 위해서는 구리, 마그네슘, 아연, 비타민C를 많이 보충해야 합니다. 시토크롬 P450은 간 이외의 조직 특히 뇌에서도 발견되는데, 충분한 양의 항산화제와 영양소가 공급되지 않으면 알츠하이머병과 파킨슨병에서와 같이 뉴런이 손상될 수 있습니다. 1단계 반응에 의해서 상당량의 활성산소가 발생하기 때문에 활성산소의 중화를 위해 항산화제의 보충이 필요하며, 가장 효과적인 항산화제는 글루타치온(시스테인, 글루타민, 글리신의 복합체)이고, 비타민C 3,000mg/1일을 보충 하면 충분한 양의 글루타치온을 생산할 수 있습니다. 그레이프프루트를 복용하면 시토크롬 P450의 활성을

30%정도로 떨어뜨리는 나린제닌(naringenin)으로 인해 시토크롬 P450이 억제됩니다. 따라서 약을 복용할 때 그레이프프루트를 복용하면 약물의 대사에 긍정적 혹은 부정적인 영향을 미치게 됩니다. 강황의 쿠르쿠민은 1단계 해독 반응을 억제하는 반면, 제2단계 반응을 자극합니다. 십자화과 식품(양배추, 브로콜리), 비타민B가 풍부한 식품(영양효모, 정백하지 않은 곡물), 비타민C가 풍부한 식품(후추, 양배추, 토마토, 감귤류) 등을 많이 먹는 것이 좋습니다.

🧊 제2단계 해독 반응

제2단계 해독 반응은 컨주게이션(conjugation)을 통해 독소를 중화하거나 소변 또는 담즙으로 더 쉽게 배설할 수 있도록 합니다. 제2단계 해독 효소는 일부의 경우엔 직접적으로 독소에 작용하기도 하지만, 일부 다른 효소는 1단계 효소에 의해 활성화가 되었을 경우에만 2단계 효소가 작용할 수 있습니다. 이 과정에는 글루타치온 포합, 아미노산 포합, 메틸화, 황산화, 설폭실화, 아세틸화와 글루쿠론화를 거쳐 2단계 해독 반응이 진행됩니다.

- 글루타치온(시스테인, 글루타민, 글리신) 포합은 주요 해독 경로이며 중금속, 용매, 살충제를 포함해 많은 지용성 물질을 수용성으로 전환시키는 방법입니다. 글루타치온이 지용성 독소와 결합할 때 독소를 수용성 물질인 메르캅테이트(mercaptate)로 전환해 신장을 통해 배출시킵니다. 수은이나 납 같은 중금속을 배출하기 위해서는 적절한 수치의 글루타치온이 필요합니다. 메티오닌과 시스테인이 충분해야 글루타치온 포합이 잘 이루어집니다. 글루타치온 결핍은 특발성 폐섬유증, 섬유 호흡곤란증, HIV 감염, 간경화, 백내장, 진행형 AIDS 등에서 나타납니다. 비타민C를 충분량(1일 3,000mg 이상) 복용하면 효율적으로 글루타치온을 증가시킬 수 있습니다.

- **아미노산 포합:** 대체로 글리신이 많이 이용되며, 충분한 단백질 섭취가 필요합니다.

- **메틸화:** 메틸기를 독소에 포합시키는 것으로 해독에 쓰이는 메틸기는 대부분 s-adenosylmethionine (SAM)에서 만들어집니다. SAM 합성에는 콜린, 비타민B12, 엽산이 필요합니다. SAM은 메틸화를 통해서 에스트로겐을 불활성화 할 수 있으며, 생리 전 증후군과 같은 에스트로겐 과잉 분비에 쓰일 수 있습니다. 에스트로겐 유도성 담즙 분비 장애를 예방할 수 있고, 담즙 순환을 촉진하는 여러 요소들을 회복시킵니다. 또한 메티오닌은 간에서 지방의 흐름을 촉진합니다.

- **황산화:** 독소를 황화합물로 포합하는 것을 말하며, 식품첨가물과 장내 세균성 독소, 환경성 독소를 해독하는데 중요합니다. 황산화는 일부 정상적인 인체 화학물질들을 해독하고, 스테로이드 호르몬 (에스트로겐 등)과 갑상선 호르몬을 제거해 해로운 수치까지 축적되지 않도록 합니다. 또한 황산화는

신경 전달 물질을 제거하는 주요 경로이기 때문에 이 체계에 장애가 생기면 일부 신경계 질환이 생길 수 있습니다. 과량의 몰리브덴이나 피리독신(비타민B6 1일 100mg 이상)은 황산화를 방해합니다.

- **아세틸화:** 아세틸CoA와 독소의 포합은 설파제를 제거하는 방법입니다. 비타민B1, 비타민B5, 비타민C가 아세틸화를 돕습니다.

- **글루쿠론화:** 많은 처방 약물의 주요 대사 경로로 아스피린, 멘톨, 바닐린, 안식향산염 같은 식품 첨가제의 일부 호르몬 해독을 돕습니다. 황이 풍부한 식품과 감귤류를 섭취하면 도움이 됩니다.

- **설폭실화:** 식품첨가제로 쓰이는 아황산염을 아황산염 옥시다아제(sulfate oxidase)를 이용해 더 안정적인 황산염으로 대사해 소변으로 배설시킵니다.

- 1단계 해독은 충분힌 효소를 통해 독소 물질을 배출되기 좋은 형태나 무독한 형태로 바꾸는 것이고 2단계 해독은 독소 물질을 잘 싸서(감싸서 배출) 버리기 쉬운 형태로 만드는 과정으로 요약할 수 있습니다.

🟢 담즙 순환의 중요성

일단 간이 독소를 해독하고 나면 되도록 빨리 인체에서 제거돼야 합니다. 제거의 주요 경로 가운데 하나가 담즙 배출인데, 담즙 분비에 문제가 생기면 독소가 몸에서 제거되기 어려워집니다. 담석과 알콜, 유전 질환, 갑상선 기능 항진증, 바이러스성 장염, 스테로이드 호르몬, 경구 피임약을 비롯해 여러 약물들이 담즙 순환을 방해합니다. SAM 형태로 투여된 메티오닌은 과량의 에스트로겐과 길버트 증후군으로 인한 담즙 정체를 치료하는데 도움이 됩니다. 콜린, 베타인, 메티오닌, 비타민B6, 엽산, 비타민B12는 항지방성 제제로 간의 안팎에서 지방과 담즙의 순환을 촉진합니다.

간 기능에 상당한 효능을 보이는 식물 중 실리마린은 항산화제로 작용해 간 손상을 예방하는데, 항산화제로써의 기능이 비타민C나 비타민E 보다 몇 배나 강합니다. 독성이 강한 독버섯 독소 등에 의한 간 손상에도 보호 반응을 보입니다. 실리마린의 해독기전 중 하나는 글루타티온의 고갈을 예방하는 것입니다. 실리마린은 간의 글루타티온 수치를 35% 정도 높입니다.

담즙 제품을 우루소데옥시콜린산이나 담즙산염의 형태로 복용하면 담즙 생산량이 늘어나고 약간의 완화 효과도 있습니다.[2]

3단계 해독은 담즙의 배출을 통한 해독의 완성을 이야기하고 있습니다. 충분량의 담즙 배출을 위해 불포화 지방산과 섬유질 프로바이오틱 등의 공급이 필요해 보입니다. 결국 해독이란 것은 간과 장의 기능 회복을 통해 독성 물질이 몸 밖으로 잘 배출될 수 있도록 해주는 것입니다. 해독을 생각할 때 간 기능 개선제와 유산균, 비타민C 정도는 우선적으로 고려해야 할 대상으로 보입니다.

📋 단식을 통한 해독

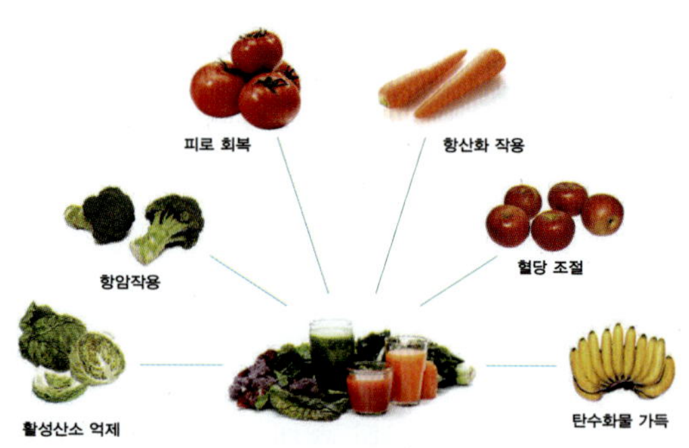

단식은 노폐물을 제거하고 인체의 치유 과정을 단축하는 가장 빠른 방법입니다. 따라서 해독의 한 방법으로 응용할 수 있습니다. 디톡스는 식사를 제한해서 세포자살(apoptosis)을 통해 몸 안에 있는 지방을 연소시키고 독성 물질을 제거한다는 개념입니다.[3] 이 개념을 차용해서 많은 절식 해독 방법들이 소개되어 나오고 있는데, 몸이 스스로 병들거나 오래된 세포를 자살에 이르게 함으로써 독소 물질을 제거한다는 개념은 매우 매력적으로 보입니다. 하지만 영양 보충 없이 단식을 하는 것은 건강에 나쁜 영향을 미칠 수 있고 또한 단식으로 인한 공복감 역시 어려운 일이기 때문에 도움이 될 수 있는 방법을 소개해 보겠습니다.

서재걸 약사가 출간한 해독주스 책자의 추천글에는 그룹 '봄여름가을겨울'의 김종진 씨가 해독주스를 통해 체중을 줄였던 경험을 소개하고 있습니다. 피부 가려움증으로 오랜 기간 고생을 하다가 글루텐을 줄이고 해독주스를 식사 대용으로 복용했다고 하는데 3개월 만에 10kg 정도의 체중이 줄었다는 내용입니다. 피부 가려움증을 고치기 위해 복용했던 해독주스가 다이어트에도 도움이 된다는 놀라운 사실. 그와 관련된 간단한 내용을 소개해 보도록 하겠습니다.

해독주스는 당근, 브로콜리, 토마토, 양배추를 10~15분간 삶고 사과, 바나나를 넣어서 믹서한 후에 식사 전에 1컵씩 아침, 저녁으로 복용하면 됩니다. 양배추와 브로콜리의 황성분과 효소가 간의 해독에 직접적으로 도움을 주고 많은 양의 섬유질과 비타민이 위장 기능과 배변에 도움을 주기 때문에 현대인들에게는 추천할 만한 방법입니다. 생야채를 복용하면 가스가 차는 부작용이 있고 흡수율이 10% 미만인데, 삶으면 흡수율이 60%에 이르고, 삶고 갈면 90%까지 흡수가 된다고 하니 놀라운 방법이 아닐 수 없습니다. 필자는 더 맛있게 복용하기 위해 홍초나 야쿠르트를 섞어서 복용하는데 효과가 매우 좋아서 항상 복용하고 있습니다. 필자가 직접 경험해 본 결과 당뇨와 혈압의 조절에 많은 도움이 되고 아토피 등 피부질환 환자에게 소개하면 아주 좋은 결과를 기대해 볼 수 있겠습니다. 해독주스를 식전에 복용하면 저절로 식사량이 조절되기 때문에 다이어트에도 도움이 되므로 매우 좋은 방법이라 할 수 있습니다. 아토피 환자에게 해독주스를 추천하면서 프로바이오틱스와 오메가-3를 함께 복용시키면 매우 좋은 결과를 얻을 수 있습니다.[4][5]

이외에 소개할 수 있는 해독 방법으로는 박용우 의사의 '4주 해독 다이어트'가 있습니다. 이 방법은 해독주스와 마찬가지로 식전에 단백질 셰이크를 보충함으로써 공복감을 줄이고 다이어트로 인한 근 손상을 막아서 지방은 줄이고 근육을 늘려서 기초대사량을 높이는데 그 목표를 두고 있습니다. 몸의 해독만 생각한다면 해독주스가 좋은 방법인 것 같고, 체중 조절과 해독의 개념을 동시에 고려한다면 단백질 셰이크를 보충하는 것도 좋은 방법인 것 같습니다. 필자가 단백질 셰이크를 복용해 본 결과 근육운동으로 인한 근육 손실이 단백질 보충으로 인해 줄어들었기 때문인지 운동 후 근육의 피로도가 많이 감소하는 것을 느낄 수 있었습니다. 유청단백질을 보충하면서 식사량을 조절하는 것도 좋은 방법인 것 같습니다. 하지만 단백질 셰이크를 복용해 보니 약간의 변비가 유발되기도 하므로 충분량의 수분과 프로바이오틱스의 보충이 필요해 보입니다.

해독 다이어드는 기본적으로 간 기능을 개선시킵니다. 간 기능이 나빠져서 병원에 입원하게 되면 기름기 많은 음식 대신 담백한 고단백 식사를 권하는데, 양질의 단백질 음식은 간 기능 개선에 필수적이기 때문입니다. 해독 기간에 밀가루 음식과 당분, 술을 끊고 양질의 단백질과 불포화 지방산, 비타민 B군과 항산화제를 보충한다면 살이 빠짐과 동시에 해독이 된다고 생각합니다.[6] 위의 두 가지 다 절식 내지는 소식을 통한 다이어트와 해독에 대한 개념들인데 약국에서 응용할 부분이 충분히 있다고 생각합니다. 필자는 환자들에게 해독주스를 복용하라고 많이 주문합니다. 온라인몰에 해독주스를 검색하면 국제약품과 제휴된 해소주스가 나옵니다. 집에서 직접 만들어 먹으면 더 좋겠지만 시간이 충분치 않다면 판매용 해소주스를 먹어보는 것도 좋을 것 같습니다.

📋 정리

인류는 불과 100년 만에 수명이 2배나 늘어났습니다. 100년 전 조상들의 평균 수명은 40세에 불과했는데, 현재는 의학과 기술의 발달로 말미암아 평균수명이 그 2배에 이르고 있습니다. 골골 80이란 말이 나올 만큼 아파도 80세 이상은 살 거라고 다들 생각하고 있습니다. 하지만 수명이 길어졌다고 해서 몸의 해독 능력까지 좋아지는 것은 아닙니다. 인류는 불과 수세기 전까지만 해도 충분한

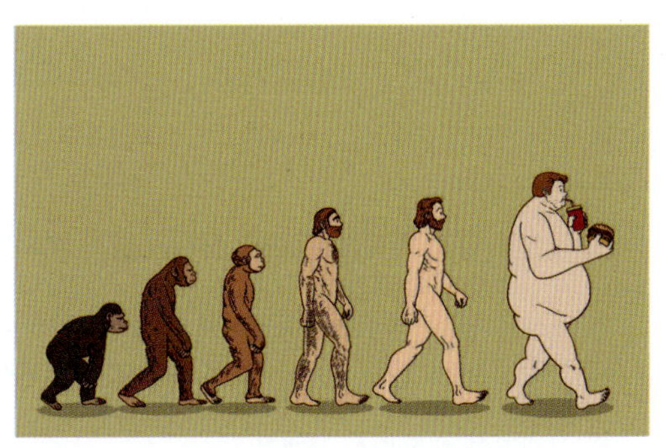

먹거리를 구할 수 없었기 때문에 지금처럼 비만 인구가 높지 않았으며, 인류 역사상 지금처럼 합성 화학물이

넘쳐났던 적도 없습니다. 그래서 인체는 지방과 독성 물질을 배출하는 특별한 능력을 보유하고 있지 않습니다. 그렇기 때문에 우리는 수명이 늘어나고 환경이 오염될수록 해독과 지방 연소에 관심을 가져야만 합니다. 그러기 위해선 해독의 장기인 간의 해독 과정에 대한 이해가 필요하며, 더 나아가 해독에 도움이 되는 여러 방법에 대한 연구가 수반된다면 중독으로 인한 만성질환의 개선에 보다 본질적으로 접근할 수 있을 것이라고 생각합니다.

> **Point**
>
> 1. 몸의 해독에는 해독주스, 체중 조절과 해독의 개념을 동시에 고려하면 단백질 셰이크입니다.
> 2. 해독 다이어트는 기본적으로 간 기능을 개선시킵니다.

---

1) 독소의 습격 해독혁명 EBS 〈해독, 몸의 복수〉 제작팀
2) 자연의학 백과사전
3) 절식을 통해 영양소가 공급되지 않으면 세포는 스스로 자살을 선택하고 분해된 영양물질을 이용해 생존을 유지해 간다는 의미. 세포자살은 병들고 오래된 세포가 우선적으로 자살하기 때문에 절식은 병든 세포를 제거하는 방법이라고 주장.
4) 서재걸의 해독주스 서재걸
5) 사람의 몸에는 100명의 의사가 산다 서재걸
6) 4주 해독 다이어트 박용우

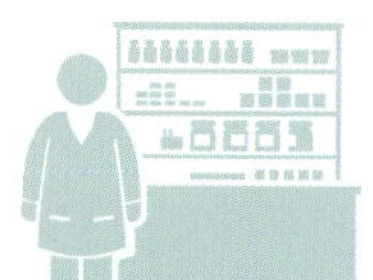

lecture 10 기침 관련 질환 및 치료 효과

기침과 약물 이해하면 효과적 치료 가능합니다

환자의 가래 유무 및 기간 등 제일 먼저 고려해야
비처방 약물·생의약품 처방 숙지가 약사 신뢰 높여

기침의 정의 : 기도 분비물이나 외부 먼지, 미생물 등을 제거하기 위해 갑작스럽게 숨을 내뿜는 반사 행동

기침의 사전적 의미는 앞에 소개된 것과 같이 정의되어 있지만, 약사들은 보다 자세하고 정확하게 기침을 설명할 수 있어야 합니다. 기침의 가장 흔한 원인은 바이러스로 인한 URTI(upper respiratory tract infection)이지만 그 외에도 기관지염, 결핵, 크룹(croup), 백일해, 심혈관질환과 역류성 식도염 역시 중요한 원인입니다. 현재 복용하는 약물이 기침의 원인일 수도 있습니다. 기침에 쓸 수 있는 비처방 약물은 덱스트로메트로판, 구아이페네신, 리소짐, 벤프로페린, 카르복시메칠시스테인, 소브레롤, 암브록솔 등이 있고, 또 생약 처방으로는 맥문동탕, 자음강화탕, 소청룡탕, 마행감석탕, 청폐탕, 시함탕 등이 있습니다. 이번 시간에는 기침을 호소하는 환자가 왔을 때 우선 고려해야 할 증상에 대해 알아보고 또한 기침과 관련된 각각의 질환을 간략하게 정리해 본 뒤 그 질환에 적합한 비처방 약물을 소개해 보도록 하겠습니다.

기침 환자가 약국을 방문하면 우선 그 기침이 마른기침인지, 가래가 수반된 기침인지를 확인해야 합니다. 또 그 기간이 오래 되었는가를 확인하고, 그 외에 동반된 증상이 있는지, 과거에 어떤 질환을 앓았는지, 현재 진행 중인 질환이 있는지를 확인하는 것도 중요하며, 현재 복용하는 약물에는 어떤 것이 있는지를 확인하는 것 역시 중요합니다.

가래의 유무

가래가 없는 마른기침은 비생산적 기침이라고 말하며, 이러한 기침은 바이러스성 감염에 의해 발생하기 때문에 저절로 낫는 것이 보통입니다. 하지만 가래가 끓는 기침은 생산적 기침이라고 말하며, 감염, 알레르기 등에 의해 기도가 자극을 받거나 흡연 등으로 인해 섬모가 제대로 작동하지 않기 때문에 발생하는 경우가 많습니다. 또 가래의 색깔이 중요한데 무색 또는 흰색의 가래는 기도가 감염되지 않았음을 말하므로 크게 신경 쓰지 않아도 되지만, 가래에 색깔이 있는 경우는 세균에 의한 감염을 의미할 수 있습니다.

🔶 기간

3주 미만 지속된 기침을 급성 기침, 8주 이상 지속된 기침을 만성 기침으로 구분합니다. 8주 이상 지속된 기침은 병원에 보내 정확한 진단을 받도록 하는 것이 좋습니다.

🔶 기침과 관련된 질환

① **기관지염**

대부분의 급성 기관지염은 가을 및 겨울에 발생하며 증상은 바이러스성 URTI와 비슷하지만, 급성 기관지염 환자는 호흡곤란과 천명을 보입니다.

② **결핵**

결핵의 전통적인 증상은 만성 기침, 각혈, 만성적 고열, 야간 발한 등이 있습니다. 과거에 이미 사라진 질환으로 간주돼 왔지만, 근래에 들어 지나친 다이어트 등과 영양 불균형으로 인해 다시 결핵환자가 늘어나는 추세입니다.

③ **크룹**

급성 후두기관염(acute laryngotrachetis)은 보통 유아에서 발생되는데, 마치 개가 짖는 듯한 거친 기침 소리와 호흡곤란이 나타납니다.

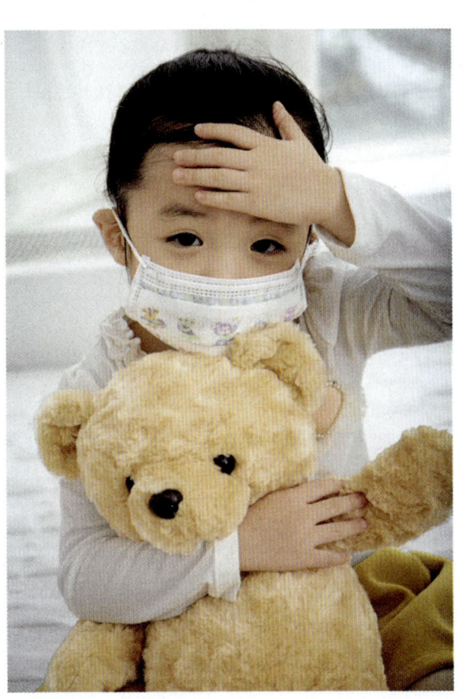

④ **백일해(whooping cough)**

백일해는 주로 소아들에게 나타나며 백일해균에 의해 발생하는 상기도 감염증의 일종입니다. 백일해의 Whoop는 발작적인 기침이 지나간 후 숨을 들이쉴 때 나는 소리를 말하며 1분 정도 심한 기침을 한 뒤 얼굴이 빨개지거나 창백해지면서 숨을 쌕쌕거리게 쉬는 증상을 말합니다.

⑤ **천식**

야간에 기침이 반복된다면 천식이 의심됩니다.

⑥ 심혈관 질환

심부전, 승모판막 협착증이 있을 경우 객담에 거품이 끼어 있고 핑크빛 또는 선홍색을 띨 수 있습니다. 호흡곤란과 발목 부종의 증상이 있다면 심부전 등의 질환을 의심할 수 있습니다.

⑦ 위-식도 역류

위-식도 역류 질환이 기침을 유발하기도 합니다. 위산의 역류로 후두부가 손상 될 때 기침이 발생할 수 있으며, 만성적인 위장장애나 소화기 장애가 있을 시 식도 이물감을 수반한 기침이 날 경우 위-식도 역류로 인한 기침을 의심할 수 있습니다.

⑧ 흡연

⑨ 후비루

후비루의 특징은 부비동이나 비강에서 나오는 분비물이 코 뒤쪽으로 흘러 목구멍으로 넘어가는 것입니다. 환자는 점액성 물질을 삼키거나 평소보다 목에 가래가 껴 있는 느낌을 받게 됩니다.

⑩ 약물

ACE 저해제가 기침을 유발할 수 있습니다. 환자가 만성적인 기침을 앓고 있는데 복용하는 혈압약에 ACE 저해제가 있다면 우선적으로 고려해야 합니다.

대표적인 비처방 약물

덱스트로메토르판

덱스트로메토르판은 2세 이상의 어린이에게 투여할 수 있으며, 일반적으로 남용의 위험성이 적은 것으로 간주됩니다. 그러나 고용량의 덱스트로메토르판은 조증을 유발할 수 있습니다.

구아이페네신

구아이페네신은 가래 배출에 도움이 된다고 인정받는 몇 안 되는 성분 중 하나입니다. 성인 용량에서 100~200mg을 복용했을 때 가래 배출에 도움이 됩니다.

※ 거담제가 기침을 멈추게 하는 메커니즘은 거담제가 기관지를 직접 자극하여 점액 분비를 촉진하는 것입니다. 점액 분비가 증가하면 가래의 수분 함량이 증가하여 배출이 쉬워지게 됩니다.

◈ 암브록솔

브롬헥신 대사물질로 유럽에서는 만성 기관지염에 오랫동안 사용해 왔는데, 점액용해 효과와 항염증, 국소 마취 효과 등이 입증되었습니다. 기관지 점액 분비를 증가시켜 섬모의 운동을 개선하고, 가래의 점도를 떨어뜨려 점액의 배출을 돕는 작용을 합니다.

◈ 항히스타민제

항히스타민제를 거담제와 섞어 쓰는 것은 상반된 효과를 갖고 있는 약을 동시에 사용하는 결과가 있기 때문에 바람직하지 않지만, 항히스타민제를 진해제와 배합하는 것은 바람직하다고 생각합니다. 항히스타민제는 점액 분비를 억제하고, 특히 밤에 복용할 경우 기침으로 인해 잠을 이루지 못하는 문제를 해결해 줄 수 있기 때문에 구세대 항히스타민제의 수면 진정 작용은 기침의 치료에 도움이 됩니다.

◈ 교감신경 흥분제

슈도에페드린과 같은 교감신경 흥분제는 기관지를 이완시키고 비충혈을 제거하기 때문에 기침·감기약에 많이 포함됩니다. 슈도에페드린은 중추신경을 흥분시키기 때문에 밤에 복용하는 것은 바람직하지 않지만 거담제와 슈도에페드린을 복합하면 가래를 수반한 기침의 제거에 도움을 줄 수 있습니다.

◈ 점액 제거제

아세틸시스테인(acetylcysteine)과 같은 점액 제거제는 점액의 점도를 줄이는 점액 단백질 황화수소 결합을 풀어버리는 자유 황화수소기를 가집니다. 하지만 일부 환자에 있어서는 점액 용해제가 기관지 수축을 유발하여 기도 폐쇄를 더 조장한다는 보고가 있습니다.

◈ 단백 분해효소

육안적으로 화농성 객담이 주된 경우에 사용합니다. 점액 용해제 이상의 이점은 없고 협부나 인두 점막의 자극감이나 반복적 사용에 따른 알레르기 반응도 문제가 됩니다.

◈ 벤프로페린

비마약성 진해제로 대뇌의 해소중추를 억제하고 폐포벽의 신전수용체를 선택적으로 억제하며, 기관지 근을 직접적으로 이완시키는 작용을 합니다. 다시 말해 중추성, 말초성 기침중추를 억제하여 효과를 나타낸다고 생각하시면 됩니다.

🔹 소브레롤

소브레롤은 비정상적인 점조성 객담을 묽게 하여 객출이 용이하도록 합니다.

🔹 노스카핀

양귀비과의 식물에서 추출되며 코데인보다 진해작용은 약하나 습관성은 없습니다. 기침중추 반사경로의 억제와 폐신전수용기에 대한 작용으로 기관지 확장 작용과 분비 증대 작용을 합니다.

📋 대표적인 생약의약품

🔹 소청룡탕

마황, 계지, 건강, 세신, 오미자, 작약, 반하, 자감초 등으로 몸을 따뜻하게 하여 가슴에 있는 찬 기운을 없애주며, 폐를 따뜻하게 하여 맑은 콧물, 묽은 가래, 기침을 멈추게 하는 약입니다. 이 처방은 찬 음식을 좋아하거나 몸이 찬 사람의 수음(水飮)이 노출돼 나오는 기침, 묽은 가래 등에 쓰는네, 교감 신경을 흥분시키는 작용이 있는 마황제이기 때문에 부작용이 있을 수 있습니다. 오한이 나고 열이 나며, 머리가 아프고 땀은 나지 않을 때 사용이 가능한 약이며, 묽은 가래가 수반된 기침과 콧물에 사용할 수 있습니다. 현대적으로 해석하자면 체력이 그다지 떨어지지 않는 사람이 감기에 걸려 묽은 가래와 콧물이 수반된 증상을 보일 때 쓰면 되는 처방입니다. 또한 심하유수기(心下有水氣)에 사용되는 약이기 때문에 밥을 먹을 때 콧물이 나온다거나, 앉으면 괜찮지만 누우면 기침이 심해지는 사람에게도 사용할 수 있는 약입니다. 물론 위-식도 역류질환도 누우면 기침이 심해질 수 있지만, 기억해 놓으면 좋을 듯합니다.

🔹 맥문동탕

맥문동, 반하, 인삼, 감초, 갱미 등으로 이루어져 폐와 위의 음액 부족으로 기도, 위 점막이 위축되거나 건조해지고 폐의 진액 손상이 진행될 때 사용하는 약입니다. 반하, 인삼, 감초, 갱미 등 모두 비위에 들어가 속을 달래는 기능이 있는 본초로 맥문동탕이 기침에만 도움을 주는 약이 아니라는 것을 알 수 있습니다. 폐가 건조해지지 않도록 하는 기능을 가지고 있는 약으로 기능적으로 해석하자면 위 점액 분비를 도와주는 거담제와 비슷한 기능을 한다고도 생각할 수 있습니다. 연속적으로 발작하듯 콜록거리며 기침을 하고, 토할 것 같거나 숨이 막힐 것 같은 기침에 사용이 가능하며, 가래는 거의 없고 입이 마르는 증상에도 사용이 가능한 약입니다.

🟢 자음강화탕

생지황, 건지황, 숙지황, 당귀, 작약, 천문동, 맥문동, 백출, 진피, 황백, 지모, 감초 등으로 신장에 음액을 보충하고 폐열을 낮춥니다. 피부 및 점막에 영양분을 공급하고 혈액량을 늘리는 기능을 하여 기침 가래의 심한 질환에 응용하는 처방입니다. 만성 기관지염이나 소모성 질환의 후유증으로 체액이 부족해져서 미열이 나고 식은땀, 마른기침 식욕부진과 대변이 건조할 때 사용합니다. 자음강화탕을 약국에서 응용할 일은 많지 않다고 생각하지만, 맥문동탕과 비교하기 위해 소개해 봤습니다. 맥문동탕은 감기와 같은 경등도의 마른기침에 사용하지만 훨씬 깊고 중한 질환에 쓸 수 있는 처방으로 자음강화탕 같은 처방이 있다는 것을 기억하는 것도 나쁘진 않습니다.

🟢 시함탕

시호, 반하, 괄루인, 황금, 황련, 인삼, 감초 등으로 소함흉탕(황련, 반하, 괄루인)과 소시호탕(시호, 반하, 인삼, 감초, 자감초, 생강, 대조)의 개념을 동시에 갖는 약이라고 볼 수 있습니다. 열을 내리고 가래를 삭히며 가슴이 답답하고 아픈 증상에 쓸 수 있습니다. 염증성 가래에 도움이 되고 오래된 기침에도 도움이 됩니다. 필자가 가장 많이 쓰는 기침약이며 추천하고 싶은 처방이기도 합니다. 증만 잘 맞으면 병원 처방으로도 잘 해결되지 않던 깊은 기침이 잘 치료됩니다. 오한, 발열이 교대로 있으며 누렇고 끈 적거리는 염증성 가래, 기침, 가슴 통증에 적극 추천합니다.

🟢 마행감석탕

마황, 석고, 행인, 자감초 등으로 급성 기관지염 등 폐열증에 쓸 수 있습니다. 맥문동탕과 함께 쓰면 좋은데, 기침이 아주 강하고 심할 때 응용하면 좋은 효과를 볼 수 있습니다.

🟢 청폐탕

황금, 길경, 복령, 상백피, 진피, 패모, 당귀, 천문동, 치자, 행인, 맥문동, 오미자, 감초, 생강, 대추 등으로 폐열을 내리고 기침을 멎게 하며 폐에 영양을 공급해서 음액이 생기도록 합니다. 오랜 기간 기침이 지속돼 코가 건조하고, 코딱지가 많거나 코가 부어오르는 증상에도 쓸 수 있는 약입니다. 만성 기관지염 이나 오래된 기침에 응용할 수 있습니다.

🟢 반하후박탕

반하와 복령이 담음을 제거하고, 후박, 소엽 등이 기울을 제거합니다. 반하후박탕은 담음이 성한 사람이 스트레스로 인해 목에 이물감이 있을 때 사용하는 약으로 신경성 위염으로 인한 식도 이물을 제거하는 약입니다. 담이 스트레스로 한 쪽에 뭉쳐 있을 때 사용하는데, 특히 식도에 뭉쳐 있으면 매핵기라고 합니다. 매실 씨가 붙어 있는 것과 같다는 뜻입니다. 소시호탕과 같이 써도 예후가 좋고, 위장 기능 조절에 도움을 주는 제품과 병용해도 효과가 좋습니다.

💠 청상보하환

숙지황, 산수유, 산약, 목단피, 택사, 복령, 황련, 황금, 반하, 길경, 괄루인, 패모, 행인, 오미자, 지실, 맥문동, 천문동 등으로 육미지황환에 폐 기능에 도움이 되는 맥문동, 천문동, 오미자, 괄루인, 패모 등을 배합한 처방입니다. 폐와 신장의 기능을 좋게 하는 처방이라고 볼 수 있으며, 만성 기관지염과 같은 오래된 기침, 누렇고 끈적거리며 잘 떨어지지 않는 가래 등에 쓸 수 있습니다.

🗒 결론

알면 도움이 될 기침에 대한 여러 가지 내용들을 소개해 봤습니다. 기침은 우리가 항상 접하는 질환임에도 불구하고 새롭게 알아야 할 내용이 참으로 많은 것 같습니다. 처방 위주의 현 의약분업 하에서 약사들이 이렇게 다양한 내용을 알 필요가 있을까 생각할 수도 있지만, 처방약만으로 해결되지 않는 부분들이 약국 비처방 의약품으로 해결되는 경우를 자주 볼 수 있는 질환이 기침이기도 합니다. 환자의 증상을 상세히 듣고 정확하게 설명을 해 주고 약을 준다면 약사에 대한 신뢰는 더욱 커지지 않을까 생각합니다. 앞서 소개된 약들은 현재 약국에서 쉽게 접할 수 있는 약들이므로 자신감을 갖고 열심히 응용해 보시길 바랍니다.

> **Point**
> 1. 구아이페네신을 100~200mg(성인 기준)을 복용할 경우 가래 배출에 도움이 됩니다.
> 2. 소청룡탕은 몸을 따뜻하게 하고 가슴에 있는 찬 기운을 없애주며, 폐를 따뜻하여 하여 맑은 콧물, 묽은 가래, 기침을 멈추게 합니다.
> 3. 청상보하환은 만성 기관지염과 같은 오래된 기침, 누렇고 끈적거리며 잘 떨어지지 않는 가래 등에 쓰면 좋습니다.

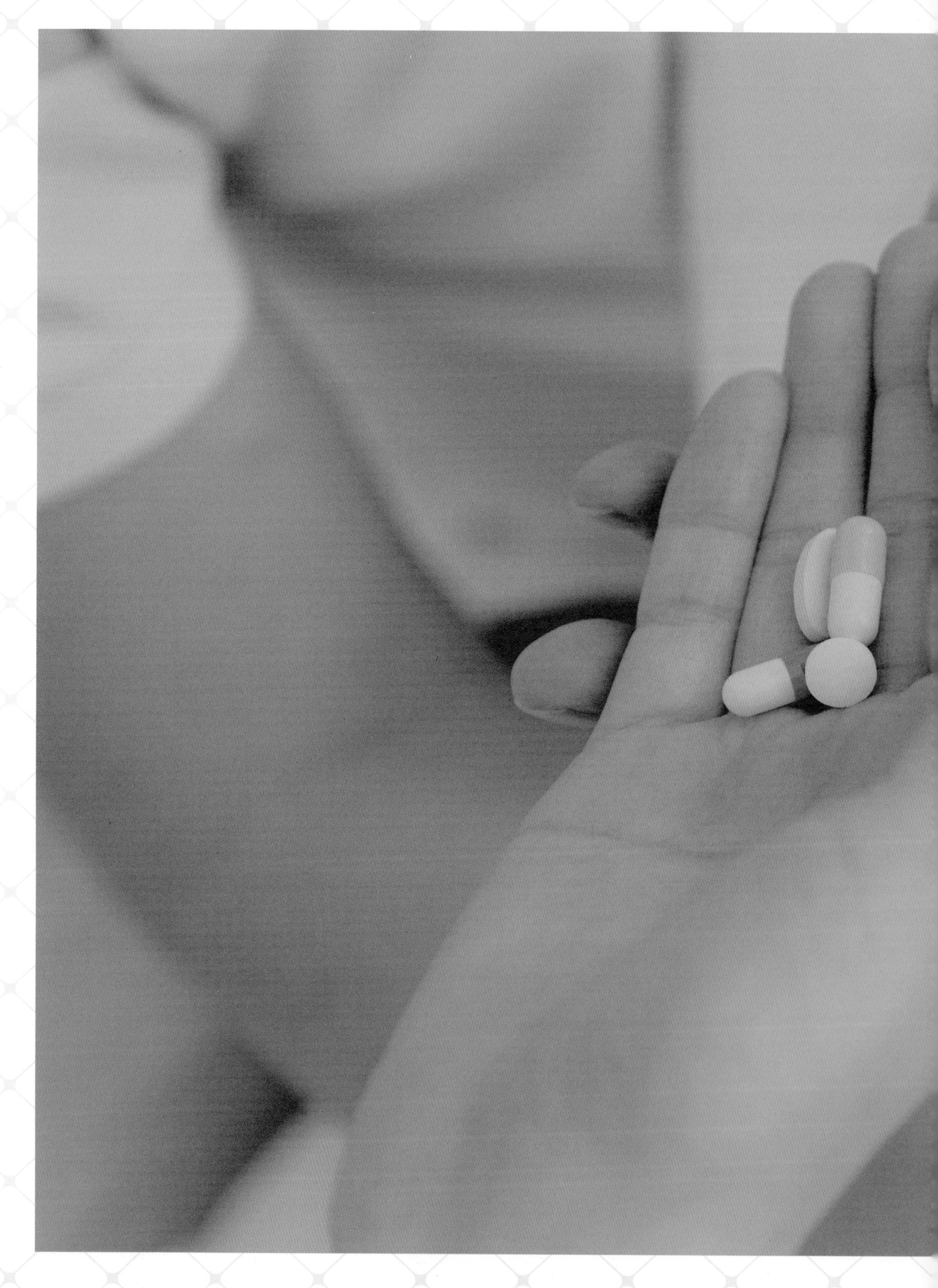

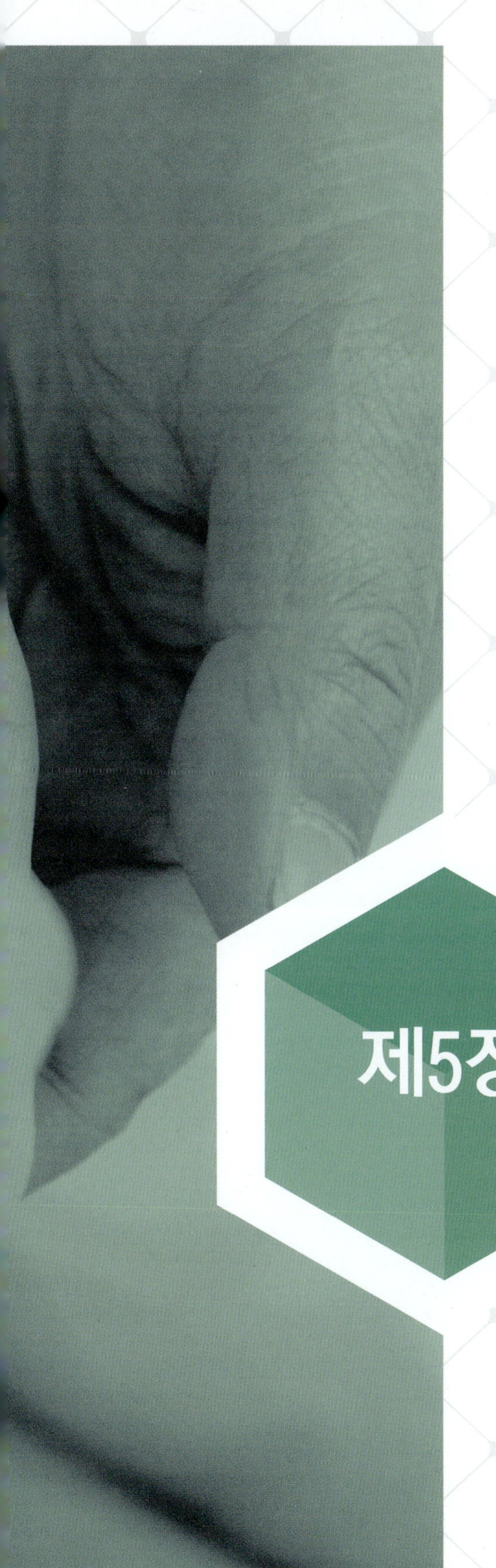

제5장

약국 매출과 시장 분석

MEMO

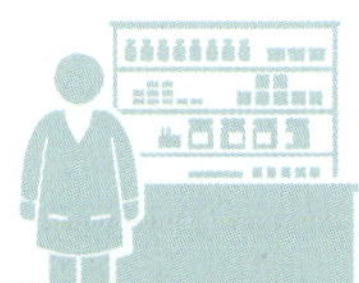

유산균 시장과 약국 매출

유산균 시장이 매출의 격차를 결정짓습니다

아토피 고위험군의 아기, 유산균 투여 시 예방
ADHD, 우울증, 공황장애 등에도 도움

한동안 유행을 하던 프로바이오틱스의 시대가 지나가고 요즘은 비타민D의 시대가 온 것 같습니다. 한때 클로렐라의 시절이 있었고 오메가-3의 시절도 있었습니다(물론 지금도 오메가-3 등 불포화지방산의 가치가 사라진 것은 아닙니다). 그와 마찬가지로 프로바이오틱스의 시절이 있었는데 요즘은 조금 주춤해진 것 같습니다. 건강기능 식품의 판매 추이를 살펴보면 TV에서 특정 전문가가 특

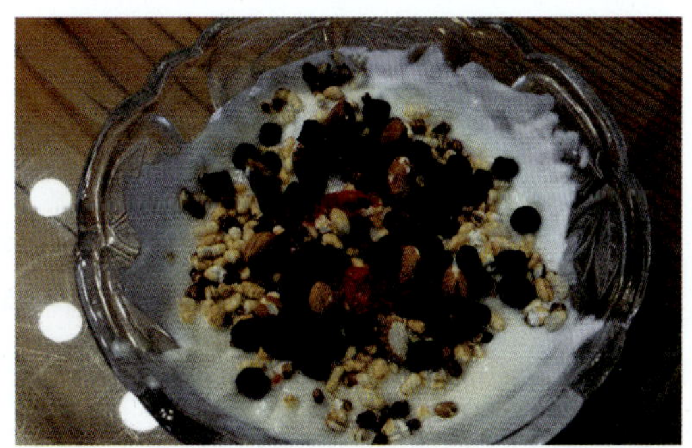

정 성분이나 제품을 홍보하거나 건강기능식품을 한참 동안 광고하다보면 수요가 발생하고 그로 인해 소비자가 약국을 방문하는 식으로 진행되는 것을 알 수 있습니다. 그래서 특정 제품이 인기가 있을 때는 그 성분을 구할 수 없을 정도로 품귀현상이 일어나지만, 인기가 시들해지거나 사람들에게서 잊혀지면 약국에서도 판매가 뜸해지는 현상이 반복됩니다. 그런데 여기서 우리가 주목해야 할 점은 건강기능식품의 판매에 있어 우리 약사들이 그다지 주인공으로 보이지 않는다는 점입니다. 만약에 특정 건강기능식품이 TV 광고가 아닌 약사의 전문성에 의해서 판매가 촉진된다면 광고와는 상관없이 환자들은 약국에 그 제품을 사러오겠지만 그렇지 않기 때문에 약국도 건강기능식품의 유행에서 자유로울 수 없습니다. 그래서 다소 때늦은 감이 있지만 이번 시간에는 프로바이오틱에 대한 이해를 높이고 어떻게 프로바이오틱스를 추천하면 좋을지 소개해 볼까 합니다.

유산균은 포도당과 유당 같은 탄수화물을 분해하여 유산(젖산)이나 초산과 같은 유기산을 만드는 세균을 말합니다. 유산균이 당으로부터 유산을 만드는 것을 발효라고 하며, 이런 발효 과정을 거쳐서 발효식품이 만들어집니다. 유산균은 크게 6가지의 학명으로 나눌 수 있습니다. 그리고 각각의 특징에 따라 인체에 작용하는 방식이 결정됩니다.

📋 Lactobacillus sp.

막대모양의 유당을 분해하는 균을 말합니다. 인체 내 소화액, 담즙산에 죽지 않고 주로 소장에서 활동하며 소장 내 균총을 정상화시키고 대장을 안정화시키는 효과가 있습니다. Lacotbacillus bulgaricus, Lactobacillus casei Shirota, Lactobacillus acidophillus 등이 있습니다.

📋 Streptococcus sp.

연쇄상(strepto)구균(coccus 구형)을 의미하며, 대표균으로 Streptoccus thermophilus가 있는데 열에 강해 치즈나 요구르트 제조에 애용됩니다.

📋 Bifidobacterium sp.

유산과 초산을 생성하고 장내 유익작용을 하며 모유 영양아의 장내에 압도적으로 우세하게 존재하는 균입니다. 대부분의 유산균은 일정한 모양이 있는 반면 비피더스균은 환경에 따라서 모양이 변합니다. 학술적으로는 초산을 더 많이 생성하고 유전자 염기의 구성이 다른 유산균과 많이 다르기 때문에 유산균으로 분류하지는 않습니다. 진화적으로는 유산균보다는 방선균에 가깝습니다. 하지만 인체에 유익한 작용을 많이 하기 때문에 유산균의 종류로 다룹니다. 비피더스균의 증식을 증강시키기 위해서는 올리고당을 사용하는데, 올리고당은 대장균과 같은 병원성 미생물을 성장에 이용하지는 못하지만 비피더스균은 이를 이용할 수 있습니다.

📋 Leuconostoc sp.

쌍구균으로 발효 김치 또는 발효 야채류, 그리고 치즈에서 주로 발견됩니다. Leuconostoc mesenteroides 같은 김치 유산균이 있습니다.

📋 Pedicoccus sp.

균체가 2개씩 또는 4개씩 연결된 구균으로 내염성이 강해 김치나 절임 식품에 많이 존재합니다.

📋 Sporolactobacillus sp.

아포(내생포자)를 형성하는 막대균으로 최근까지 Streptococcus에 속했다가 새로운 속으로 분류됐습니다. 이 속에 속하는 유산균들 중 항균물질을 생산하는 유산균이 존재하는 것이 밝혀졌습니다.

이중에서 특히 신경을 써서 알아야 될 균주들이 있는데 Lactobacillus와 Bifidobacrerium 균주의 일반적 효능은 기억해 두면 좋습니다.

1) Lactobacillus 균주들의 일반적 효능

① 콜레스테롤 저하인자 분비, 콜레스테롤 감소 효과
② 과민성 대장 증후군에 의한 복통 감소
③ 항암 효과(발암물질 등을 체외로 배설시키는 효과)
④ Helicobacter pyloli의 urease 활성 억제
⑤ 장점막에 부착하여 장질환을 유발하는 병원균(O-157) 억제 효과
⑥ 비타민 B균 합성
⑦ 면역조절 기능
⑧ Helicobacter pylori 억제 효과
⑨ 유당불내증 개선

2) Bifidobacterium 균주들의 일반적 효능

① 백혈구 증식 촉진
② 위산에 강함
③ 비타민 B균 생성
④ Helicobacter pylori 억제, 제균 항생제 치료 효과 높임
⑤ 페니실린계, 테트라사이클린계 항생제에서도 살아남음
⑥ 혈중 콜레스테롤 농도 저하에 효과적(HDL 수치 상승, LDL 수치 저하)
⑦ 대장의 유해균 억제와 염증 발생 억제
⑧ 로타 바이러스 감염에 의한 어린이 설사 예방 및 치료 효과

유산균의 일반적 효능도 알아두면 도움이 되겠죠.

1) 변비

유산균이 장내에서 생성하는 유산과 초산은 장벽을 자극하고 장의 연동 운동을 촉진시켜 배변 활동을 원활하게 만듭니다.

2) 아토피

아토피 질환의 가족력을 가진 산모의 임신 시기와 슈유기, 해당 산모에게서 태어난 아토피 고위험군의 아기에게 유아기부터 유산균을 투여하면 아토피 질환의 발생을 줄이거나 늦춰지게 하는 예방 효과를 확인할 수 있고, 음식물에 알레르기를 보이는 소아기 아토피 피부염 환자에게도 유익한 치료 효과를 보입니다.

3) 비만

비만인의 장내에는 특수한 장내 세균인 피르미쿠트(Firmicutes)가 90% 이상을 차지하고 있는데 이것을 유산균으로 대체하면 살이 빠진다는 이론이 있습니다.

4) 고혈압

고혈압을 유발하는 효소인 ACE를 억제하는 펩티드를 유산균이 생성합니다.

5) 콜레스테롤

유산균은 콜레스테롤 수치를 감소시킵니다. 유산균은 특이적으로 bile salt hydrolase라는 효소를 가지고 있는데 이 BSH의 작용으로 유산균은 담즙산염을 유리시키고 유리된 담즙산은 무정형의 칼슘과 결합하여 침전하게 됩니다. 그로 인해 담즙산의 배설이 증가하고, 담즙산의 재순환이 감소하게 됩니다. 그러면 부족한 담즙의 양을 채우기 위해서 간에서 담즙 생산 합성량이 증가하는데 이때 담즙을 만들기 위해서 체내 콜레스테롤 소비가 증가하게 됩니다.

6) 간질환

간이 건강해지려면 간으로 유입되는 유해물질을 제거하거나 간에 영향을 미치는 장내 세균 구성을 조정해야 합니다. 유산균은 이 두 과정에 도움이 됩니다.

7) 비타민 B군 생성

비타민B1, B2, B6, B12, 판토텐산, 비오틴, 나이아신, 엽산 등의 생성에 도움을 줍니다.

8) 대장암 억제

유산균은 대장암 세포의 증식을 억제하는 면역물질인 TNF-α의 분비를 촉진하여 대장암 예방에 효과적입니다. 또한 유해균은 아미노산과 작용해서 발암성이 강한 니트로소아민을 생성하는데 유산균은 이러한 니트로소아민을 분해하여 장내 부패를 주도하는 대장균의 번식을 억제하여 발암물질인 암모니아와 독성물질이 인체 내에 생성되는 것을 방지합니다.

9) 구강질환

사람의 구강에 존재하는 400~500가지의 미생물의 균형에 도움을 줘 충치 발생을 감소시킬 수 있습니다.

10) 요로계 감염

고단위의 항생제를 복용하면 장내 세균뿐만 아니라 질 내 유익한 세균의 증식도 억제됩니다. 또한 과도한 질 세정제의 사용이나 피임약의 복용은 질내 세균이 증식되도록 할 수 있는데 유산균을 꾸준히 섭취하거나 질 세척제를 사용하면 효과를 볼 수 있습니다.[1]

이외에도 ADHD, 우울증, 공황장애에도 유산균이 도움이 됩니다.[2] 또한 동양인의 안구건조증 70~ 80%는 마이봄샘 질환인데, 마이봄샘은 눈꺼풀에 존재하는 피지샘으로 눈물의 과도한 증발을 막는 역할을 합니다. 그런데 혈중 콜레스테롤이 높아지면 마이봄샘이 막혀서 눈물이 마르게 돼 안구건조증이 생깁니다.

이와 같은 작용들이 대표적인 프로바이오틱스의 역할이라고 할 수 있습니다.
그러면 약국에서 어떠한 방법으로 프로바이오틱스를 취급하면 도움이 될까요?

① 기본적으로 Helicobacter pylori 감염증 환자의 제균 치료에 적극적으로 추천하면 도움이 됩니다. 제균 치료로 인한 균교대증을 예방할 수 있고, Helocobacter pylori균의 억제에도 직접적인 도움이 되므로 제균 치료의 완치율을 높이기 위해서는 환자에게 적극적으로 추천하는 것이 좋습니다.

② 또한 만성적인 질염 환자에게도 추천하면 좋습니다. 고단위 프로바이오틱스를 복용하게 하는 것도 좋고 캡슐 속 내용물을 물에 희석해서 질에 분무하는 것도 치료에 도움이 됩니다. 시중에 나오는 질 유산균의 효과도 아주 뛰어납니다.

③ 구취가 많이 나는 사람들에게는 인진호탕, 향사평위산을 함께 투여하면 좋은 효과를 볼 수 있습니다. 위장관의 운동이 잘 되지 않고 구취가 심한 사람에게 적극적으로 권하면 좋습니다.

④ 궤양성 대장염과 과민성 대장증후군 환자에게 도움이 됩니다. 글루텐 또는 유당불내증 환자에게 추천할 경우 유당 등의 분해에 도움을 줍니다. 그 결과 불필요한 장염이 유발되지 않도록 예방할 수 있습니다.

⑤ 어린이뿐만 아니라 성인 아토피 환자 등에게도 홍초액과 소화효소 유산균을 복용시키면 증상을 호전시킬 수 있습니다. 아토피는 기본적으로 완전히 소화되지 않은 단백질의 장관 통과가 그 원인일 수 있는데 위의 세 가지 물질을 보충시키고 단백질 위주의 식사를 교정해 주면 아토피 증상을 호전시키는데 도움이 됩니다.

⑥ 간 기능이 좋지 않은 사람에게 간장약과 프로바이오틱스를 동시에 주면 더욱 좋습니다.

⑦ 콜레스테롤 환자에게 도움이 되고, 다이어트 환자에게도 권하면 좋습니다.

⑧ 항생제를 오랜 기간 복용해야 할 환자에게는 작은 포장 형태의 프로바이오틱스를 권하면 쉽게 구매가 이뤄집니다.

이상으로 유산균의 응용에 대해 살펴봤습니다. 유산균 제품에 대한 관심 여부는 유산균 제품에 관심을 갖는 약사와 그렇지 않은 약사 사이에 매출의 격차로 이어집니다. 물론 근래에는 유산균에 대한 좋은 정보나 강좌가 많기 때문에 소개된 내용이 그다지 생소하지는 않았으리라 생각합니다. 다만 이런 내용을 완벽하게 숙지하고 응용할 수 있도록 준비가 되어 있으면 유산균이 필요한 환자에게 적절한 설명과 판매를 할 수 있습니다. 약국에서 판매할 수 있는 제품 중에 이보다 더 다양한 응용을 할 수 있는 제품은 많지 않습니다. 환자들도 유산균의 필요성에 대해 많이들 인식하고 있고, 함량이 좋은 제품도 많이 유통돼 있습니다. 우리 약사들이 좀 더 적극적으로 유산균 시장에 관심을 갖고 이 유산균 시장에서 지금보다 더 주인공으로서의 역할을 할 수 있기를 기대합니다.

> **Point**
> 1. 만성적인 질염 환자에게 도움이 됩니다.
> 2. 궤양성 대장염과 과민성 대장증후군 환자에게 도움이 됩니다.
> 3. 어린이뿐만 아니라 성인 아토피 환자 등에게도 홍초액과 소화효소 유산균을 복용시키면 증상을 호전시킬 수 있습니다.

---

1) 내 몸을 살리는 유산균 하남주 이도경
2) 슈퍼유산균의 힘 서재걸

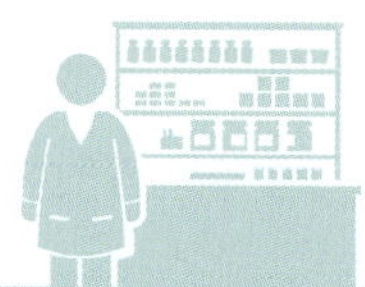

다이어트 상담과 접근법

체중 조절 상담, 제품의 **이해**에서 **시작**됩니다

BMI 23 이상이면 과체중, 복부지방률 男 0.9, 女 0.89 이상 비만
하체 비만자 – 방기황기탕, 중년 남성 – 방풍통성산, 키토산, CLA 도움

다이어트의 계절이 돌아오면 서점가에는 다이어트 관련 서적이 넘쳐나고, 헬스클럽은 신규 회원 등록을 위해 각종 광고 전단지를 뿌립니다. 이와 더불어 다이어트와 관련된 병원 처방이 늘어나고, 약국에서도 다이어트에 관한 상담 요청이 쇄도합니다.

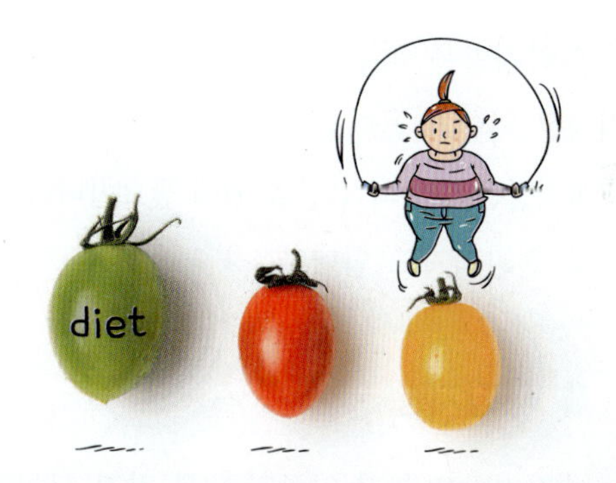

이처럼 누구나 날씬해지기를 바라고, 그로 인해 다양한 다이어트 제품이 나오고 있지만, 확실하게 살을 빼는 방법은 없는 것 같습니다. 그 이유는 현대인들이 충분히 운동할 시간이 없다는 것과, 개인마다 비만의 원인이 다르기 때문입니다. 또한 과거와 달리 서구화된 식습관과 인스턴트 음식, 탄수화물의 과잉 섭취 역시 비만을 부추깁니다. 그래서 이번 시간에는 다이어트에 대한 여러 용어와 다이어트에 사용되는 약물들(병의원 처방약물, 약국에서 응용 가능한 약물과 건강기능식품)을 알아보고 약국에서 환자들에게 어떻게 다이어트를 설명할 것인지, 또한 어떻게 접근하면 더 효과적으로 다이어트에 도움을 줄 수 있을지를 고민해 보고자 합니다.

다이어트(비만 관련) 용어

헬스클럽만 가더라도 체성분 분석을 통해 다이어트에 대한 개인 맞춤 상담을 해 줄 정도로 다이어트는 일상화되어 있습니다. 하지만 우리 약사들은 비만과 관련된 용어들에 그렇게 익숙지 못합니다. 상대적으로 약국에서 다이어트 상담을 많이 못하기 때문이 아닐까 생각합니다. 하지만, 우리 약사들이 비만과 관련된 용어를 잘 알아야지만 다이어트 시장에서 뒤쳐지지 않을 수 있습니다. 충분치는 않겠지만 다이어트와 관련된 용어들을 소개해 보겠습니다.

🔷 체성분 분석

우리 몸은 크게 수분, 단백질, 지방, 무기질로 구성되어 있습니다. 각 성분이 균형을 이루면 좋겠지만 특정 성분이 과도하거나 부족하다면 건강에 이상이 오게 됩니다. 체성분 분석을 통해 체지방량을 확인하는 것은 비만을 확인하기 위한 가장 기본적이고 중요한 검사입니다.

🔷 체지방

몸을 구성하는 지방을 말합니다. 넓은 의미로 피하지방과 내장지방을 포괄한 개념을 말하며 몸속의 총 지방량을 수치화한 것입니다. 일반적으로 여성은 피하지방이 많고 남성은 내장지방이 많은 편입니다.

🔷 피하지방

피하지방은 피부 아래층에 존재하는 지방을 말합니다. 엉덩이나 팔다리에 존재하는 지방을 말하며, 여성은 나이가 들어감에 따라 피하지방의 비율이 늘어나게 됩니다. 미관상 보기에 좋지는 않지만 적당한 피하지방은 피부의 건강을 위해 필요합니다. 체온을 유지하거나 피부의 탄력을 유지시켜주고, 유사시에 에너지로 전환되기도 합니다.

🔷 내장지방

내장지방은 복강 안쪽의 내부 장기 사이에 존재하는 지방을 말합니다. 중년 남성에게 많이 보이는 비만 유형에 많이 존재하며, 심혈관계에 영향을 미치는 경우가 많아 심장병, 혈압, 당뇨를 유발할 수 있으므로 주의해야 하는 지표입니다.

🔷 BMI(Body Mass Index)

BMI란 체질량지수라고 하고 신장과 체중을 이용하여 비만 여부를 판정하는 지수입니다. 체중(kg)을 신장(m)의 제곱으로 나눈 수치입니다. 수치는 23 이상이면 과체중, 25 이상이면 경도비만, 30 이상이면 고도비만으로 기준이 정해져 있습니다.

🔷 체지방률

체지방률은 전체 체중에서 체지방이 차지하는 비율을 말합니다. 대게 남자는 10~20%를 정상 수치로 보고, 여성은 18~28%를 정상 수치로 봅니다. 체지방률이 기준보다 높으면 비만이라고 판단합니다. 체중은 적은편이지만, 체지방률이 높으면 지방의 비율이 높다는 뜻이므로 마른 비만이라고 판단합니다. 체중이 적고 체지방률도 낮은 상태라면 근육과 지방 모두 부족한 상태이므로 영양결핍 상태라고 볼 수 있습니다.

표준체중=(신장-100)×0.9
표준 체중에 비해 10% 이상은 과체중, 20% 이상은 비만입니다.

비만도={(현재 체중-표준 체중)/표준 체중}×100
비만도가 20~30%면 경도비만, 30~50%면 중등도비만, 50% 이상이면 고도비만입니다.

체질량=체중(kg)÷신장의 제곱(m×m)
체질량지수는 25 이상이 비만이고 27 이상이면 성인병의 유발률과 사망률이 급격하게 증가합니다.

◆ 복부지방률

복부지방률이란 허리와 엉덩이의 둘레의 비율로, WHR이라고도 하며 남성은 0.9, 여성은 0.89 이상이면 복부에 과도한 지방이 축적된 복부비만이라고 진단합니다. 복부비만은 내장지방과 관련이 많아 건강상 특히 유의해야 하는 수치입니다.

◆ 기초대사량

기초대사량이란 신체가 삶을 영위하기 위해 필요한 최소한의 열량을 의미합니다. 기초대사량이 높은 사람은 체중이 잘 늘지 않고, 반대로 낮은 사람은 조금만 관리가 소홀해져도 체중이 쉽게 늘 수 있습니다. 따라서 비만인 사람들은 기초대사량을 늘리는데 신경 써야 합니다. 기초대사량은 근육량이 높을수록 함께 높아지므로 적절한 근력운동을 통해 근육량을 높이는 것이 좋습니다.

📋 다이어트에 사용되는 약물

다이어트에 도움을 주는 약물을 계통별로 알아본다면, 이후에 다이어트 상담을 하게 될 때 좀 더 전문적이고 적극적인 상담을 하게 되지 않을까 생각합니다. 약사가 알아야만 할 다이어트에 쓰이는 약들과 성분들을 가감 없이 가능한 다 조사해서 소개해 보려 합니다.

◆ 식욕 억제제

① **펜타민(phentermine)**

노르에피네프린(norepinephrine), 도파민(dopamine) 증가로 인해 식욕 억제작용을 보입니다. 복용 후 1~4시간 후 효과가 가장 크게 나타나고 단일 제제로 식욕 억제 효과가 강력합니다. 대부분의 비만 클리닉에서 다빈도로 사용하는 식욕 억제제입니다. 내성은 비교적 적고 하루 1정을 1~2회 분복합니다. 불면증과 손 떨림, 심계항진, 성기능 장애와 같은 교감신경성 부작용이 있습니다.

② 펜디메트라진(phendimetrazine)

펜타민과 마찬가지로 노르에피네프린, 도파민의 증가로 식욕을 억제합니다. 복용 후 1~2시간 후 식욕 억제 효과가 가장 크게 나타납니다. 작용 발현 시간은 짧지만 지속 시간이 상대적으로 짧습니다. 도파민의 활성도가 높아 내성이 생기기 쉽습니다. 하루 4.5정까지 사용합니다.

③ 마진돌(mazindol)

노르에피네프린, 도파민, 세로토닌, 히스타민의 재흡수를 억제합니다. 펜타민, 펜디메트라진에 비해 식욕 억제가 약한 편입니다. 인슐린 분비 억제 작용이 있어서 중증의 췌장질환 환자, 당뇨 환자는 복용할 수 없습니다. 중단 후 체중 증가가 크지 않은 편입니다. 부작용은 입 마름, 두통, 졸음, 불면증 등이 있습니다.

④ 베타히스틴(betahistine)

메니에르 증후군에 사용되는 베타히스틴은 히스타민 수용체에 작용하여 섭식 행동을 억제하고, 포만 중추를 자극하는 작용을 합니다. 6~24mg을 하루 1~2회 복용할 수 있습니다. 또한 다른 식욕 억제제와 병용 투여 가능합니다. 부작용으로는 울렁거림, 두통, 불면증 등이 생길 수 있습니다. 소화기 궤양, 천식 환자는 주의를 요합니다.

⑤ 디에틸프로피온(diethylpropion)

노르에피네프린을 증가시켜 식욕을 억제합니다. 부작용이 상대적으로 적습니다.

◆ 폭식행동 억제 약물

① SSRI(selective serotonin reuptake inhibitor)

항우울제, 항불안제로 쓰이기도 합니다. 대표적으로 푸로작이 많이 알려져 있고, 두통, 불면증, 성기능 장애가 유발될 수 있습니다.

② 토피라메이트(topiramate)

항전간제, 기분 조절제로 쓰이기도 하는 약으로 대사 촉진 효과와 식욕 억제 작용이 있는 것으로 판단되고 있습니다. 감각 이상(저림), 대사성 산증, 신장결석, 녹내장 등의 부작용이 올 수 있습니다.

③ 부프로피온(bupropion)

항우울제, 금연 보조제

④ 조니사미드(zonisamide)

⑤ SNRI(serotonin-norepinephrine reuptake inhibitor) 항우울제

🔷 Metabolism enhancing agent(대사 촉진제)

① 에페드린

30분 이내 효과 발현, 3~6시간 정도 지속됩니다. 카페인과 병용할 경우 더 효과가 좋고, 단독 투여는 효과가 약한 편입니다. 부작용으로는 불면, 떨림, 울렁거림, 불안, 혈압 상승 등이 발생할 수 있습니다.

② 카페인

교감신경계 작용을 증강하여 식욕 억제 효과를 일부 증가시킵니다.

③ 녹차 추출물(green tea extract)

갈색 지방세포를 자극해서 열 생성(우리 몸에는 두 가지 지방세포가 있습니다. 그중 백색 지방세포를 단순 지방의 저장소라고 볼 수 있다면, 갈색 지방세포는 열을 발생시켜 체온을 상승시키는 역할을 합니다. 신생아의 체온을 올리는 세포로도 알려져 있으나, 성인에게서도 발견된다고 합니다)을 돕고, 지방 산화를 촉진합니다. 노르에피네프린을 분해하는 COMT(Catechol-O-methyltransferase) 효소를 억제해서 결과적으로 열 생산, 지방 산화 효과를 증강시킵니다.

④ L-carnitine

긴사슬지방산(long chain fatty acid)을 미토콘드리아 내로 이동시켜서 지방 산화를 촉진하고 뇌에 당분 공급을 증가시켜 식욕을 억제합니다. 부작용으로 설사, 구토, 복통이 생길 수 있습니다.

🔷 Fat resoption inhibitor(지방 흡수 차단제)

① Orlistat(제니칼)

소아비만(만 12세 이상)에 사용 가능합니다. 췌장의 선택적 리파아제(lipase) 억제제로 음식을 통해 섭취된 지방의 30%를 흡수 억제합니다. 식사 중이나 식사 전후 1시간 이내에 복용합니다. 부작용으로 기름변과 가스가 생길 수 있습니다. 췌장염, 만성 흡수장애, 임부, 수유부의 복용을 금지하며 기름변을 참기 힘들다고 차전자피와 같이 복용하면 지방이 흡수되어 효과가 떨어질 수 있습니다.

② 메트포민(Metformine, BMI 30 이상인 경우)

음식 섭취 감소, 에너지 소비 증가를 통해 체중 감량에 도움을 줍니다. 고인슐린혈증 감소에 도움이 됩니다.

③ 글루코바이(Glucobay)

④ 키토산 제품

키토산의 이온 결합을 통해 지방의 흡수를 방해합니다. 충분한 물(하루 7잔) 복용이 필수적입니다. 연변 기능이 있으며 효과는 Orlistat와 유사하다고 합니다. 기름진 음식을 자주 먹어야 하는 사람들에게 도움이 됩니다.

⑤ soybean oil 제제(콜레스테롤 저하제)

비타민 B5(pantothenic acid)의 활성형인 판테틴과 대두에서 추출한 소이스테롤, 초산토코페롤로 이루어진 복합 지질 개선제입니다. 판테틴은 콜레스테롤 합성에 중요한 효소를 저해해서 콜레스테롤 합성을 억제하고, 지방 대사를 촉진해서 신진대사를 촉진시키는 기능을 합니다. 소이스테롤은 소장에서 콜레스테롤의 흡수를 저해하고 배설을 촉진합니다.

⑥ 홍국

홍국의 성분 중 모나콜린K(monacolin K)가 콜레스테롤 합성을 막아 콜레스테롤 저하에 도움을 줍니다. 모나콜린K는 HMG-CoA reductase와 결합해서 콜레스테롤 합성을 저해하는 것으로 알려져 있습니다. 콜레스테롤 저하제와 비슷한 기능을 하기 때문에 고지혈증약과 함께 복용하는 것은 바람직하지 않으며, 임산부, 수유부, 간질 환자, 청소년 등은 복용하지 않는 것이 좋습니다.

⑦ 가르시니아 캄보지아

HCA(hydroxycitric acid)가 탄수화물 소화에 필요한 알파 아밀라제, 알파 글루코시다제를 억제해서 지방의 생합성을 억제합니다. 탄수화물 섭취가 많은 우리의 식습관을 생각할 때 잘 응용하면 좋은 효과가 기대됩니다.

🔷 포만감 유도 약물

① 알긴산(alginic acid)

알긴산은 자기보다 수백 배의 물을 끌어당기는 기능을 가지고 있습니다. 알긴산 제품은 물을 빨아들이고 부풀어서 포만감을 주는 기능이 있습니다. 식전에 복용하고 충분히 물을 마셔야 합니다.

당분이 높은 음식을 좋아하는 사람보다는 식사량 자체가 많은 사람의 다이어트에 도움이 될 것으로 보입니다.

② 카르복시메틸셀룰로스(CMC)

🟩 기타

① 방풍통성산(防風通聖散)

내장지방이 많은 남성의 복부비만 개선에 도움이 될 수 있습니다. 변비, 알레르기, 고혈압과 두근거림이 있는 사람들의 다이어트에 도움이 될 수 있습니다. 지방의 연소를 돕고 대변의 배출을 돕는 등 단단한 복부비만을 가진 사람이라면 추천할만합니다. 혈압과 중풍을 걱정하는 비만자에게 적합한 제품으로 보입니다.

② 방기황기탕(防己黃耆湯)

희고 물살인 사람의 다한증과 슬관절 부종에 도움을 줍니다. 상체 쪽으로 땀을 많이 흘리는 하체 비만자들의 다이어트에 도움이 되며, 일반의약품과 조제용 과립으로 나옵니다. 필자는 방기황기탕을 다한증에도 많이 사용하는데, 땀이 많은 하체 비만자들에게 보조적으로 사용하면 좋을 것 같습니다.

③ 비티스비니페라엽건조엑스(Vitis vinifera leaf dry extract)

하지부종 치료제로 사용되는 약입니다. 하지정맥류를 개선시킴으로써 부종을 개선시키는 약인데, 방기황기탕과 함께 사용하면 좋을 것 같습니다. 다이어트 목적이 아니더라도 하지부종에 자주 응용하시면 좋은 효과를 기대하셔도 좋습니다.

④ α-lipoic acid(thiotic acid)

시상하부의 AMPK(active protein kinase)를 억제해서 식욕을 억제하는 것으로 보입니다. AMPK는 당의 감지를 높여 적절한 당 수준을 조절하는 역할도 하지만 식욕을 촉진하는 역할도 합니다. 알파리포산이 이 AMPK의 분비량을 줄임으로써 식욕을 억제하는 것으로 추정됩니다.

⑤ CLA(conjugted linoleic acid)공액 리놀렌산

항암물질로도 이용되지만 하루 3.2g을 복용할 경우에 지방은 연소되고 근육량은 늘어나게 됩니다. 근육이 늘어나기 때문에 체중 감소는 미미하게 보일 수 있지만, 염증을 줄이고 지방세포 수를 줄일 수 있는 방법으로 내장지방이 많은 중장년의 다이어트에 적합해 보입니다.

응용방법

다이어트에 실패하는 사람들의 경우 자신의 체형에 맞지 않는 다이어트 보조제를 이용하기 때문에 실패를 하는 경우가 많다고 생각합니다. 앞서 소개된 제품들을 체계적으로 잘 이용하면 다이어트에 큰 도움을 줄 수 있을 것 같아 몇 가지 방법을 소개해 볼까 합니다.

◈ 하체비만자의 다이어트

운동량도 적지 않고 먹는 양도 많지 않은데 하체 비만이 심한 여성들이 많습니다. 이런 소비자들에게는 vitis vinifera seed oil 제품과 방기황기탕을 추천하면 좋지 않을까 생각해 봅니다. 실제로 사용하면 소변량이 늘고 관절통과 하지둔중감이 눈에 보일 정도로 줄어드는 것을 확인할 수 있습니다. 또한 몸이 지나치게 물살이고 체온이 낮다면 L-carnitine 제품을 운동 전에 보충하도록 하는 것은 어떨까 생각합니다.

◈ 업무상 술자리가 잦은 중년 남성의 다이어트

방풍통성산과 키토산, 그리고 CLA 제품을 우선적으로 고려하면 어떨까 생각해 봅니다. 기름기 많은 음식을 복용해야 한다면 병원 처방용으론 orlistat를 사용하고, 판매용 제품으로는 키토산 제품을 식전에 복용하면 지방 성분의 소화를 방해해서 다이어트에 도움이 될 수 있습니다. 또한 방풍통성산은 두통과 간의 피로를 풀어줄 수도 있는 약이므로 환자의 건강에도 도움이 됩니다. CLA제품을 충분히 보충한다면 지방세포의 제거와 성인병 예방에 도움이 되므로 역시 좋은 선택이라고 생각합니다.

◈ 식욕을 잘 참지 못하는 환자의 다이어트

공복감을 잘 참지 못하는 사람에겐 알긴산 제품이 도움이 됩니다. 식전에 알긴산 제품을 섭취하고 충분량의 물을 마시면 식욕도 억제되고 다이어트에도 도움이 됩니다. 하지만 식욕의 억제만이 능사는 아니기 때문에 L-carnitine과 함께 보충한다면 지방의 연소도 촉진되므로 다이어트에 추천할 만한 방법이라고 생각합니다. 필자도 보충을 하고 있는 제품인데 식사를 하지 않을 때 올 수 있는 당분 부족으로 인한 두통, 현기증에 도움이 되며, 뇌로 당분을 잘 보내주기 때문에 피로와 기억력 감퇴에도 좋습니다. 알긴산이 포만감을 주고 카르니틴이 저혈당으로 인한 뇌기능 저하를 막아주기 때문에 좋은 배합이 될 수 있다고 생각합니다. 또한 식욕은 잘 참지만 저혈당으로 인한 무기력증만 있는 사람에겐 샐러드와 카르니틴이 좋은 조합이 되지 않을까 생각해 봅니다. 만성 피로 증후군(부신피로, 부신고갈) 상태일 때 사람들은 공복감을 참지 못하는 성향을 보인다고 합니다(코티솔 분비가 잘 되지 않아서 지방을 에너지로 전환시키는 기능이 떨어지게 됩니다. 따라서 습관적으로 탄수화물을 섭취하는 성향을 보이게 됩니다). 카르니틴이 보충되면 지방의 연소가 촉진되기 때문에 공복으로 인한 무기력감이나 어지러움 증상이 해소됩니다.

🧊 대사 기능이 떨어져 있는 사람의 다이어트

기초체온이 낮고 대사 기능이 떨어져 있는 사람은 적게 먹어도 살이 찌고 몸이 무겁고, 몸이 찬 증상을 보이는 비만자의 경우엔 운동을 한다고 해도 능률이 잘 오르지 않고 체중이 잘 줄지도 않습니다. 이런 사람들에게는 녹차 제품과 카르니틴이 도움이 될 것 같습니다. 녹차 제품의 COMT 저해 작용, 갈색 지방세포를 자극해서 체온을 올리는 등의 작용은 기초체온의 상승을 통한 대사 기능 향상과 다이어트에 도움이 됩니다. 또한 지방산을 미토콘드리아로 이동시켜 대사를 촉진하는 카르니틴이 역시 체온 향상을 통한 비만 치료에 도움이 됩니다. 단 두 제품을 사용할 때는 양질의 지방산(오메가-3)과 비타민 B군을 함께 추천하면 좋을 것 같습니다.

이외에도 가르시니아 캄보자이와 홍국제품 등 약국에서 응용해 볼 수 있는 제품들이 다양하게 있습니다. 제품의 특징을 제대로 파악하고 잘 추천한다면 약국 다이어트 시장도 점차 커지지 않을까 생각해 봅니다.

📋 건강한 체중 감량

다이어트의 가장 기본은 건강을 잃지 않는 체중 감량이라고 생각합니다. 앞서 살펴본 바와 같이 다이어트에 도움이 될 수 있는 제품군들은 참으로 많이 있습니다. 체중 조절에 앞서 환자의 생활에 문제가 될 요인이 있는지, 교정할 문제는 없는지를 잘 살펴보고, 건강을 증진시키는 다이어트 법을 소개 한다면 좋지 않을까 생각합니다.

언제나 시작은 우리 주변에 있는 좋은 제품을 이해하는데 있다고 생각합니다. 좋은 제품을 꾸준히 연구하고, 재발견을 통해 건강한 블루오션을 만들어가는 것이 앞으로 우리가 살 길이 아닐까 생각합니다.

> **Point**
> 1. 다빈도로 사용하는 식욕 억제제에는 펜타민이 있습니다. 1~4시간 후 효과가 나타나고 단일 제제로 식욕 억제 효과가 강력합니다.
> 2. 지방 흡수 차단제 제니칼은 소아 비만(12세 이상)에 사용 가능합니다. 섭취된 지방의 30%를 흡수 억제합니다.
> 3. 내장지방이 많은 남성의 복부비만 개선에는 방풍통성산이 좋습니다.

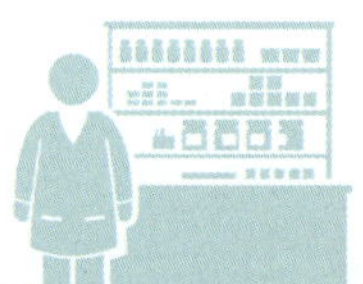

건강검진표 해석 및 고객과의 소통

'혈액 생화학 검사'는 아는 만큼 보입니다

혈액 속 물질 통해 장기·조직 상태 체크
정확한 설명 통해 신뢰 얻고 거리 좁혀야

환자를 상대하다 보면 약리적인 지식 이외의 것들에 대한 질문을 종종 받기도 합니다. 그 중 자주 듣는 질문으로 건강검진 결과 통보서가 있는데, 약사가 충분히 그 내용을 이해하지 못하면 정확한 설명을 할 수 없습니다. 약사님들 중에는 건강검진 결과 통보서를 정확히 이해하고 환자에게 정확한 설명을 하실 수 있는 분들이 더 많을 것입니다. 하지만 그렇지 못한 경우도 있다고 생각하기에 이번 기회에 건강검진에 대한 이해도를 높이고자 그 내용을 소개해 보고자 합니다.

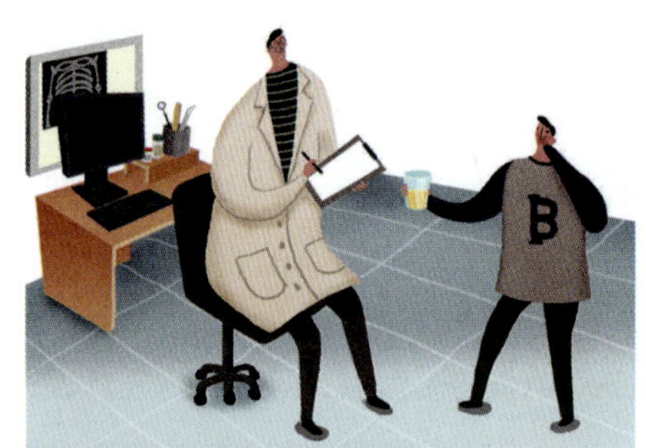

환자들이 약국에 들고 오는 건강검진 결과 통보서에서 약사들이 정확히 이해해야 할 문항으로는 혈액 생화학 검사가 있습니다. 혈액 생화학 검사는 채혈한 혈액을 30분 이상 방치해 두었다가 원심분리기로 고형성분(적혈구, 백혈구, 혈소판)과 액체성분(혈청)으로 분리한 뒤에 이 혈청을 화학적으로 분석하는 것을 말합니다. 혈액 속에 어떤 물질이 얼마만큼 있는가를 조사함으로써 각 장기와 조직의 변화 상태를 이해할 수 있습니다. 그 중에서 중요한 검사는 단백 관계 검사, 혈청 효소 관계, 당질 관계, 색소 관계, 호르몬 관계 검사가 있습니다. 모두 확인할 수는 없지만 그 중에서 약국에서 반드시 알아야 될 것들을 중심으로 소개해 보겠습니다.

GOT(AST), GPT(ALT) 검사

GOT와 GPT는 간을 포함한 많은 장기에 함유되어 있는, 아미노산의 생성을 촉진시켜주는 효소입니다. 이 효소들은 간이나 심근, 골격근, 적혈구에 많이 존재하기 때문에 각각의 조직이 손상될 경우에 혈액을 통해 검출됩니다. 때문에 간 기능을 간접적으로 확인할 수 있게 합니다. GOT는 간장, 심근, 골격근,

적혈구에 많이 존재하고, GPT는 간에 특히 많고 심근이나 골격근의 세포에는 조금밖에 함유되어 있지 않아서 두 효소를 확인하고 수치의 상대적 높낮이를 확인하면 간장의 상태를 확인할 수 있습니다. GOT 수치는 5~35IU/L, GPT 수치는 5~25IU/L가 정상치입니다. 건강한 사람은 언제나 GOT 수치가 GPT 수치보다 높습니다. 급성 간염이 생기면 발증 1~2주 후에 GOT와 GPT 수치가 2,000~3,000IU/L로 상승합니다. GPT는 GOT에 비해서 혈액 속에서 소실되는데 시간이 걸리기 때문에, 초기에는 GOT가 높지만 후기로 가면 GPT가 높아집니다. 만성 간염의 경우는 GOT, GPT 모두 50~60IU/L 정도일 경우 이상을 나타내지만 간경변을 일으키기 쉬운 활동형이 되면, GOT보다 GPT가 높아지면서 100~300IU/L까지 올라갑니다. 전격성 간염은 발증 후 1~2주의 경과가 매우 중요합니다. GOT, GPT 수치가 모두 1000IU/L를 넘기고 황달이 생기며 부어있던 간이 급격히 축소되어 혼수상태에 빠지게 되면, 죽음에 이를 위험도가 높아지는 것입니다. 이때는 남아있는 간세포가 거의 없기 때문에 GOT, GPT 수치는 오히려 정상치에 가까워집니다. 급성 심근경색이 있을 경우 GOT 수치는 정상치 보다 수십 배 높은 값을 나타내지만 GPT는 대개 정상입니다. 빈혈이 있으면 간세포에서 GOT, GPT가 새어나가기 때문에 모두 약간씩 높은 값을 나타냅니다. 수액주사를 맞거나 철제 주사를 맞을 때도 약간 수치가 상승할 수 있습니다. 근디스트로피(muscular dystrophy)나 갑상선 기능 항진증에서도 이상 수치가 나올 수 있습니다.

📋 γ-GPT

감마지티피는 글루타민을 아미노산과 결합시켜 세포 내로 이송하는 역할을 하는 효소입니다. 이 효소는 심장과 간, 췌장, 혈구 등에 함유되어 있고, 신장에는 고농도로 존재합니다. 신장에 장애가 생기면 γ-GPT가 소변 속으로 유출되기 때문에 혈중 농도에는 큰 변화를 주지 않지만, 담도계나 간세포에 장애가 생겼을 경우에는 혈액 속으로 유출되어 현저한 변화가 나타납니다. γ-GPT는 약물을 대사하는 효소로도 유도되므로, 약물이나 알콜의 섭취로도 상승하게 됩니다. 남성의 경우 60IU/L 여성의 경우 40IU/L 이하가 정상입니다. 다른 간 기능 검사에서 이상이 없으면서 감마지피티만 높을 경우 알코올 섭취를 그 원인으로 판단합니다.

📋 글리코헤모글로빈(HbA1c)

글리코헤모글로빈은 세포에 산소를 운반하는 헤모글로빈과 혈액 속의 포도당이 결합한 것으로 적혈구 속에 함유되어 있습니다. 적혈구의 수명이 120일이기 때문에 글리코헤모글로빈을 검사하면 1~3개월의 평균 혈당치를 알 수 있습니다. 공복 혈당이 높지 않지만 식후의 혈당치가 올라간 상태에서 원래 상태로 돌아가지 않는 타입의 당뇨병 발견에 효과적이고, 당뇨병인 사람이 혈당 조절이 제대로 되고 있는가를 보는데 매우 중요합니다. 글리코헤모글로빈의 50%는 검사 1개월 전까지의 평균 혈당치를 나타내고, 나머지 25%는 지난 1~2개월간의 평균 혈당치, 나머지 25%는 2~4개월 전의 평균 혈당치를 나타냅니다.

당화혈색소(%)	평균 혈장 혈당	
	mg/dL	mmol/L
6	126	7.0
7	154	8.6
8	183	10.2
9	212	11.8
10	240	13.4
11	269	14.9
12	298	16.5

HBs 항체, 항원

B형 간염 바이러스를 HB 바이러스라고 합니다. HBs 항원 항체의 유무를 알아내서 HB 바이러스에 감염되었는지의 여부를 조사합니다. HB 바이러스가 체내에 침입하면 간세포에 들어가서 증식합니다. 세포 안에서는 HB 바이러스 1개가 HBs 항원을 1,000개씩 만들어 냅니다. 혈액 속에 방출된 HBs 항원은 간세포의 세포막 성분과 결합합니다. 감염자의 혈청 속에 생긴 HBs 항체와 T-killer 세포가 간세포 안의 HB

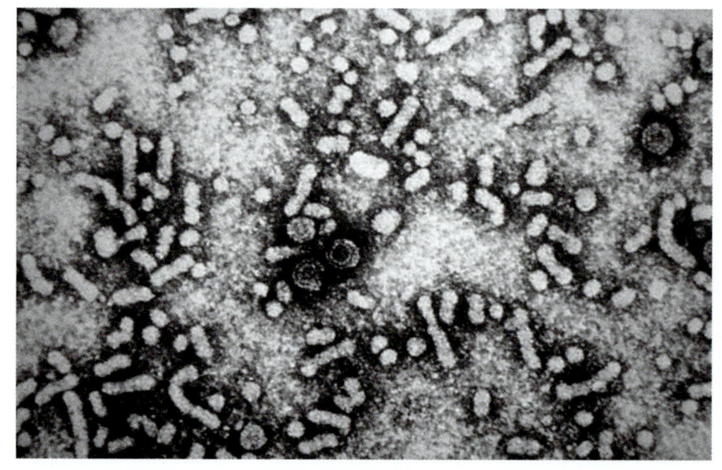

바이러스를 파괴하는데, 그때 간세포도 함께 파괴해 버립니다. HBsAg와 Ab가 모두 음성이면 정상입니다. HBsAg가 양성이면 HB 바이러스에 감염되었다는 뜻이고, HB 항원의 내부 항체인 HBeAb만 양성인 경우에는 감염이 지나갔다는 의미입니다. HBsAg가 양성이면서 HBeAg가 양성이면 바이러스 증식이 계속되고 있다는 의미이고, HBeAb가 양성이면 바이러스 증식은 멈춘 것을 의미합니다.

표면항원인 HBs와 중심(내부) 항원인 HBe, HBc도 정확하게 이해해야 합니다.

혈청 총단백

혈액 속에 함유된 여러 가지 단백질을 총칭하여 혈청 총단백이라 합니다. 혈청 단백의 대부분은 간장에서 합성되고, 오래되면 다시 간장에서 파괴됩니다. 신장에서는 근소한 양으로 배설이 이뤄지면서 항상 일정량을 유지하고 있습니다. 혈청 총단백의 65%가 알부민이기 때문에 간세포 장애가 있으면 알부민이 줄어서 저단백증이 됩니다. 네프로제 증후군과 같은 신장의 질병이나 위장의 질병, 화상 등의 피부질환이 있으면 알부민이 소변이나 소화액, 피부 삼출액 속으로 새어나가기 때문에 알부민 수치가 저하됩니다. 고단백증의 경우는 혈액 농축에 의한 탈수증, 감마글로불린의 증가에 의한 만성 간장장애나 만성 감염증, 교원증, 다발성 골수종 등이 의심됩니다. 간 기능 장애가 있으면 알부민은 저하되고, 글로불린은 증가합니다. 이는 항체 활성을 가진 면역 글로불린이 계속 형성되어 가기 때문입니다. 이상과 같이 혈청 단백의 양과 종류를 알 경우 예측할 수 있는 질환으로는 간 기능 장애, 감염성 질환, 탈수증 등을 꼽을 수 있습니다.

요산(UA)

세포의 핵에 함유된 핵산 성분 중의 하나인 퓨린체가 체내에서 분해되어 생기는 최종 대사산물이 요산입니다. 주로 신장에서 여과되어 소변으로 배출됩니다. 요산이 과잉 생산되거나 제대로 배출되지 않아서 혈액 속의 값이 상승하면 통풍의 원인이 됩니다. 요산이 높아지는 원인에는 요산의 과잉 생산, 신장에서의 재흡수 증가, 요산 배출의 저하 등이 있습니다. 요산은 격렬한 운동이나 스트레스 등으로 체내에서 만들어질 뿐 아니라, 퓨린체를 다량 함유한 식품을 지나치게 먹었을 경우에도 상승합니다. 한편 요산 배출 저하의 원인으로는 신장염과 요독증 같은 신장 기능 장애를 들 수 있습니다. 요산은 7.0mg/dl 이상일 경우에 요산염이 결정화되어 엄지발가락의 뿌리 부분이나 무릎관절에 모여 염증을 일으키고, 격렬한 통증을 수반하는 통풍을 일으키게 됩니다.

크레아티닌(CR)

단백질이 근육에서 에너지원으로 사용되고 나면 크레아틴이 생깁니다. 이 크레아틴이 분해되어 만들어지는 대사산물이 크레아티닌입니다. 혈액 속으로 배출된 후, 신장에서 여과되어 소변으로 배설됩니다. 크레아티닌은 그 양이 항상 일정하고 신장 기능에 의해서만 변화가 되므로, 신장의 배설 능력을 알기 위한 중요한 지표가 되는 검사입니다. 또한 근육에서 만들어지는 크레아티닌의 양은 근육의 양과 비례하므로, 크레아티닌 양의 측정은 근육이 위축되는 질환(근디스트로피 등)의 진단에도 특히 효과적입니다.

크레아티닌 클리어런스(Ccr)

크레아티닌 클리어런스란 요 속 및 혈액 속의 크레아티닌의 양을 측정해 사구체가 크레아티닌을 1분 동안 몇 ml 여과하고 있는지를 계산함으로써 사구체가 제대로 기능하고 있는지의 여부를 조사하는 검사입니다. 수치가 높을 경우는 당뇨, 임신, 말단비대증 등을 의심하고 수치가 낮을 경우는 혈압, 신장 혈류의 저하, 사구체신염 등 신장 질환을 의심하게 됩니다.

　간략하게 몇 가지 혈액 생화학검사에 대해 살펴봤습니다. 따로 이해할 필요가 없거나, 사전 지식이 크게 필요치 않은 검사에 대해선 언급하지 않았습니다. 약국에서 꼭 알아야 될 내용을 중심으로 소개했습니다. 환자의 건강검진표를 해석해 주다 보면 환자의 상태에 대해서 좀 더 정확한 이해를 할 수 있습니다. 그렇게 해서 얻게 된 환자의 정보를 약국 상담에 응용하게 되면 좋은 결과를 얻을 수 있습니다. 아는 만큼 보이는 것입니다. 약국에서 환자와의 거리를 좁힐 수 있는 방법은 참으로 많습니다. 앞서 소개한 건강검진표 해석 역시 그 일환이라고 생각합니다. 환자가 건강검진표에 대해 질문을 할 때 약사가 자세하게 그 의미와 내용을 해석해 준다면 환자는 약사에 대해 더욱더 신뢰를 갖게 될 거라고 생각합니다. 건강검진표를 잘 살펴볼 이유라고 생각합니다.

Point

1. 급성 간염이 생기면 발증 1~2주 후에 GOT와 GPT 수치가 2,000~3,000IU/L로 상승합니다.
2. 감마지피티는 남성의 경우 60IU/L, 여성의 경우 40IU/L 이하가 정상입니다.
3. 크레아티닌은 그 양이 항상 일정하고 신장 기능에 의해서만 변화가 되므로, 신장의 배설 능력을 알기 위한 중요한 지표가 되는 검사입니다.

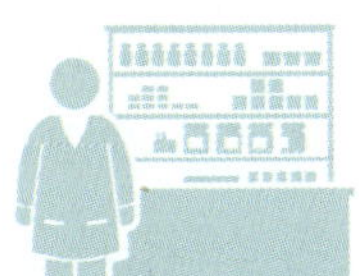

기능성 치약의 성분과 효능

기능성 치약은 단순 판매 제품이 아닙니다

흡연자와 플라그 많은 손님에게 연마제 강한 치약 권해야
시린이는 치수의 신경에 작용하도록 질산칼륨 성분 추천

약국에서 판매되는 치약은 상당히 다양한 성분으로 구성돼 있습니다. 미백용 치약, 잇몸 염증용 치약, 구취 제거에 도움을 주는 치약 등 기능도 다양합니다. 치약을 단순히 약국 매출의 일부분을 차지하는 단순 판매 제품으로 치부하면 안 됩니다. 소비자에게 치약을 판매할 때도 소비자의 치아 상태를 확인하고 제품을 소개하다 보면 자연스럽게 다른 치과용 제품의 판매로 이어지기도 합니다. 꼭 잇몸약을 사러 온 사람에게만 잇몸 치료제(영양제)를 판매하는 것은 아닙니다. 이번 시간에는 치아의 구조를 살펴보면서 치약의 성분을 중심으로 증상에 따라 선택 기준이 어떻게 달라지는지 알려드리도록 하겠습니다.

치아의 구조

치아는 눈으로 볼 수 있는 치관 (Crown)과 치근으로 구분되어 있습니다. 또한 치아는 법랑질, 상아질, 치수 및 백악질로 구분되어 있습니다. 법랑질은 인체에서 가장 견고한 칼슘염 결정체로서 치관을 감싸고 있습니다. 한 번 손상된 법랑질은 재생되지 않기 때문에 평소에 꾸준히 관리해 줘야 합니다. 상아질은 법랑질 바로 아래 위치하고 있으며 치아 구조의 대부분을 차지하고 있습니다. 치수로부터 영양을 공급받고

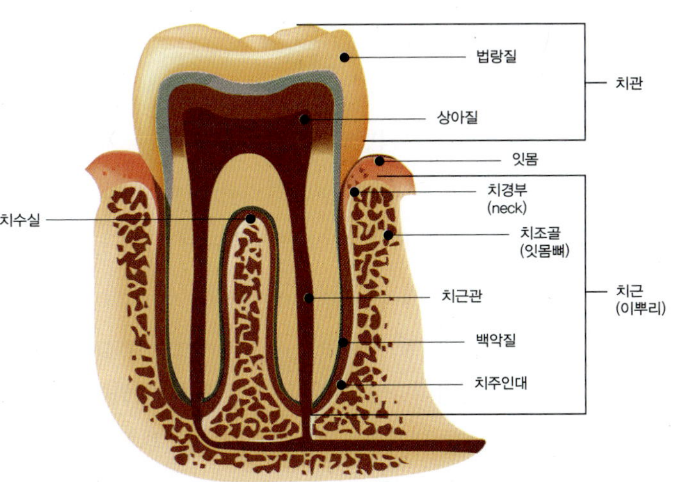

치아의 구조

여러 자극으로부터 치수를 보호하는 역할을 합니다. 그리고 상아질에는 신경이 있기 때문에 법랑질이 손상돼서 상아질이 노출되면 이가 시리다는 느낌을 받게 됩니다. 치수는 치근의 아래 부분과 통해 있으며

혈관과 신경조직으로 몰려 있습니다. 치수의 신경종단은 어떠한 형태의 자극도 통증으로 감지하는 것이 특징입니다. 백악질은 치아뿌리를 덮고 있는 시멘트질로 치주인대가 붙어있는 부분입니다. 잇몸이 좋지 않아 이가 흔들리는 것은 이 백악질이 손상되어 치주인대가 제대로 붙지 못해서 치아가 흔들리는 것입니다. 치주는 치아 주위를 뜻하는데 ①치주인대 ②치은 ③치조골로 이루어져 있습니다. 치근은 스프링과 같은 치주인대에 의해 치조골에 연결되어 있고, 치은은 치아를 둘러싸고 있는 연조직으로(잇몸) 치주인대 섬유에 의해 백악질에 부착되어 있습니다.

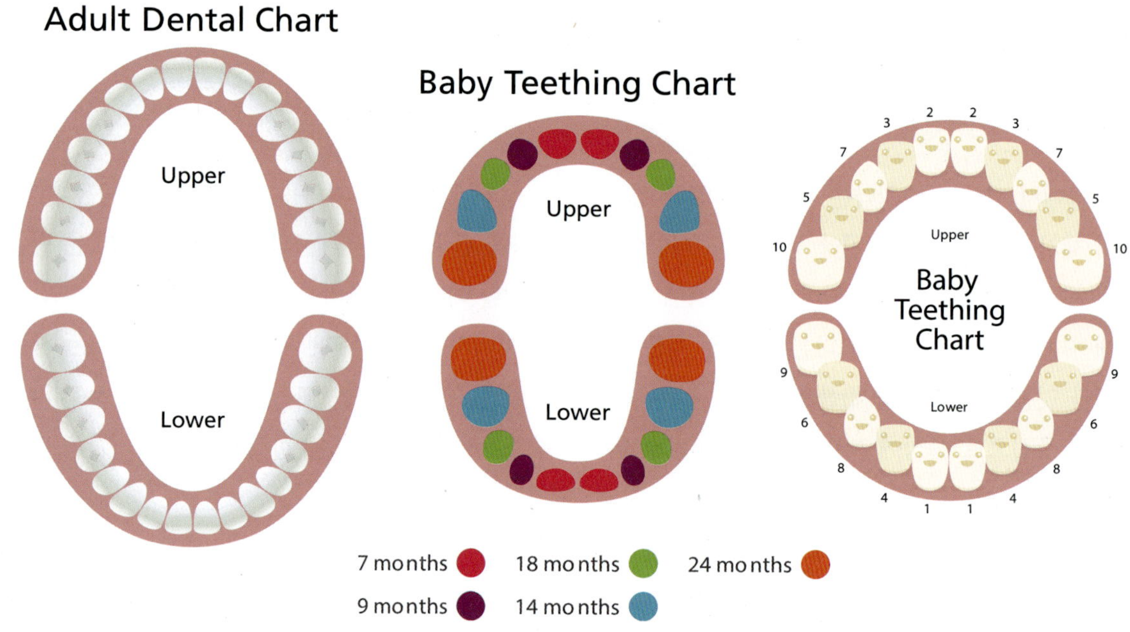

충치의 생성

치아에는 당단백질, 폴리펩티드 및 지질과 같은 체액 및 타액으로 이루어져 있는 피막이 수시로 형성되는데, 시간이 경과함에 따라 세균과 결합하면서 플라그(치아에 붙어 있는 세균 덩어리라고 보면 됨)를 형성하게 됩니다. 플라그는 점착성이 강해 치아 표면에 잘 부착되는데, 세균이 증식됨에 따라 모든 치아 표면에 부착되게 됩니다. 플라그에는 여러 세균이 섞여서 존재하는데 그 중 뮤탄균(streptococcus mutans)이 플라그의 가장 강력한 원인균입니다. 뮤탄균은 당질을 분해하여 아교성 다당류인 덱스트란을 생성하는데, 덱스트란은 치태가 치아 표면에 잘 부착되게 만듭니다. 또한 당으로부터 유기산과 플라그 형성에 필수적인 수용성 다당류를 합성해서 충치가 생기게 합니다. 법랑질의 수산인회석칼슘(calcium hydroxyapatite)은 매우 단단하지만, 낮은 pH

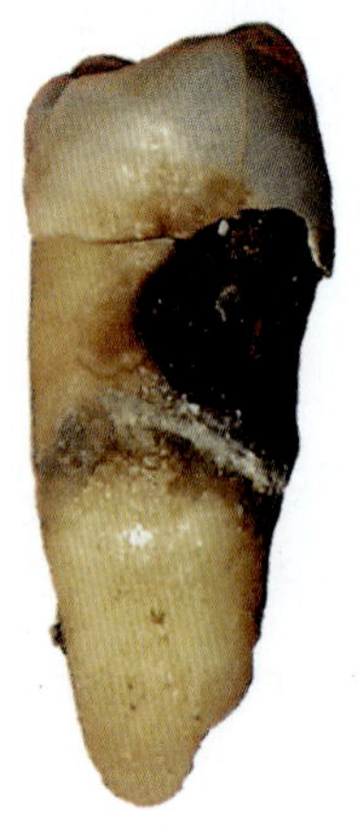

에서는 부식이 잘됩니다. 플라그를 제거하지 않고 3~4일이 지나면 세균으로 교체되면서 치석(플라그와 침의 구성 성분인 Ca, P 등이 결합되어 석회화된 것)이 생성됩니다. 치석은 잇몸과 맞닿아 있는 치경부에 침착되기 시작하여 잇몸 밑으로 점점 내려가면서 잇몸에 염증을 유발합니다. 치주염이 되면 치아와 치육 사이의 공간에 치주포켓이 생겨 염증이 심해지는 한편, 치조골이 용출되어 이가 흔들리게 됩니다.

치약의 성분

약국에서 판매되는 치약의 성분은 연마제, 세제, 결합제, 습윤제, 발포제, 향미제, 감미제, 방부제 등이 있습니다. 보통의 치약은 세정에 관계된 성분으로만 이루어져 있지만 약국에서 판매하는 기능성 치약은 그 성분이 다양하고, 각각의 특징이 있습니다. 여기서 우리 약사들은 연마제를 비롯한 약용 성분들이 어떻게 작용하는지를 잘 기억하면 좋겠습니다.

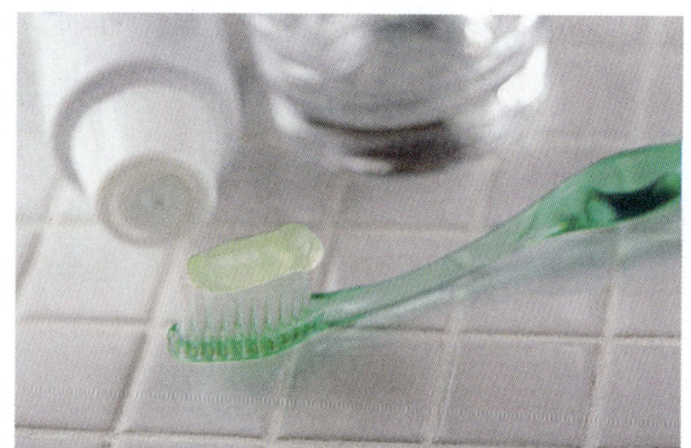

① 불소

불소는 치아 신경조직의 주성분인 수산인회석과 결합하여 산에 용해가 잘되지 않는 불화인회석을 형성하고, 무기염이 치아 표면에 침착되기 좋은 조건을 제공합니다. 또한 효소계에 불소가 작용하여 충치를 예방합니다.

② 연마제

세정제와 더불어 치약의 주된 성분으로 무미무취의 미세분말로 이루어져 있습니다. 치아 표면의 플라그와 음식물 찌꺼기를 제거하면서 치아 표면을 깨끗하게 갈아내는 작용을 합니다. 연마제가 많이 들어간 치약은 이를 닦은 후 개운한 느낌은 많이 들지만, 이가 많이 깎여 나가서 치아가 시려지는 단점도 있습니다. 침강 탄산칼슘과 이산화규소 등이 있습니다. 담배를 많이 피는 사람과 플라그가 잘 끼는 사람들은 마모도가 강한 치약을 선택해야 하고, 치경부 마모증(치경부가 닳아서 깎여나간 치아)이 있거나 과민성 치아 환자는 마모도가 약한 치약을 선택해야 합니다.

③ 세정제

세정제는 치약 내부에서 비누작용을 하는 성분으로 음식물 찌꺼기와 플라그를 유화시키고 부유시켜서 제거되기 쉽게 하는 역할을 합니다. 불화나트륨(NaF)과 트리클로산(항균, 항플라그 성분이지만 얼마 전 매스컴에서 발암물질로 소개되어 요즘은 사용되지 않는 성분임), 염화아연, 염화초산 성분은 구취 제거 기능이 있습니다.

④ 미백 성분

수산인회석(Hydroxyapatite)은 치아의 주요 구성 성분으로 치아의 작은 상처나 흠을 메워서 치아를 매끄럽고 광택 있게 해주는 동시에 미백 작용을 하고, 탄산수소나트륨($NaHCO_3$)은 CO_2를 발생시켜 미백 작용을 합니다.

(*필자는 과산화수소를 이용해 미백을 하는 손님을 본 적이 있는데, 과산화수소로 치아 미백을 계속하면 치아가 부식될 수 있습니다. 이러한 원리를 이용해서 치아를 희게 만드는 제품에는 클라렌이 있습니다.)

⑤ 시린이 개선 성분

상아질에는 상아세관(dentinal tubule)이라는 미세한 관이 상아질 전체에 걸쳐 분포하고 있습니다. 상아세관은 치아 내부의 신경조직의 연장선으로 상아질과 에나멜질을 치수와 연결시켜주는 역할을 하는데, 각각의 모세관 안에는 원형 질액이 있어서 다양한 자극에 의해 치수로 이동합니다. 이 모세관의 치아 표면 쪽은 법랑질로 막혀 있어서 보호가 되는데, 여러 이유로 모세관이 노출되게 되면 원형질액이 외부 환경과 직접 맞닿게 되어 시린 느낌을 받게 됩니다. 이를 유체역학이론(hydrodynamic theory)이라고 하는데 뜨거운 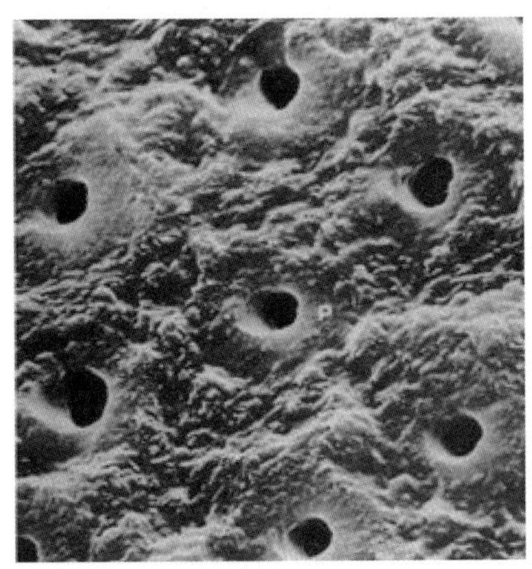 음식은 모세관액을 팽창시켜서 통증을 유발시키고, 차가운 음식은 모세관액을 수축시켜 통증을 유발시킨다고 해석합니다.

시린이에 사용할 수 있는 치료 성분은 질산칼륨으로 치수의 감각신경에 직접 작용합니다. 감각신경이 탈분극 되면 치약에서 나온 칼륨이온이 재분극을 억제하여 통증을 억제하는 기능을 하는데 이런 기능이 제대로 작용하기 위해선 부드러운 칫솔로 1분 이상 이를 닦아야 합니다.[1]

⑥ 기타 성분

이외에도 알란토인을 함유해 치은염, 치주염을 예방하는 치약이 있고, 키토산, 프로폴리스, 녹차 추출물과 같은 성분을 활용해 잇몸 염증을 없애는 치약도 있습니다. 또 생약 성분을 이용해서 잇몸을 보호하기도 하고 구취를 없애기도 합니다.

이와 같이 치아의 상태와 연관시켜 치약을 살펴보는 것은 나름 의미가 있어 보입니다. 환자가 치약을 선택하는 기준은 대개가 TV 광고 등을 통해 많이 알려진 치약을 선택하는 경향이 많은데, 치약의 성분을 잘 이해하면 환자의 치아 건강에 크게 도움이 될 수 있습니다.

위의 내용을 잘 숙지한다면 치약 상담을 통해서도 환자의 치아 상태를 확인할 수 있고 이를 통해 잇몸 질환에 대한 상담으로 이어질 수 있습니다. 환자와의 상담은 항상 이런 작은 곳에서부터 시작된다는 점을 기억하면 좋습니다. 치약을 약국 매출의 극히 일부분으로만 보지 말고, 치약을 통해 환자의 상태를 점검해 봄으로써 환자에게 도움이 되는 제품을 제공할 수 있다면 큰 의미가 있지 않을까 생각해봅니다.[2]

Point

1. 약국에서 판매되는 치약의 성분은 연마제, 세제, 결합제, 습윤제, 발포제, 향미제, 감미제, 방부제 등이 있습니다.
2. 연마제는 치아 표면의 플라그와 음식물 찌꺼기를 제거하면서 치아 표면을 깨끗하게 갈아내는 작용을 합니다.
3. 수산인회석은 치아의 주요 구성 성분으로 치아의 작은 상처나 흠을 메워서 치아를 매끄럽고 광택 있게 해주는 동시에 미백작용을 합니다.

1) 일반약 임상약학 최병철
2) 2006 의약정보 치주염

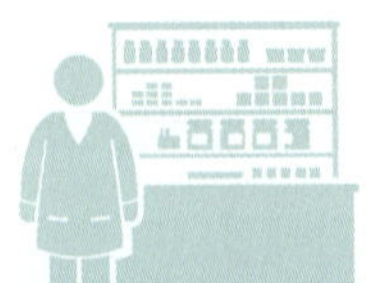

lecture 05 알맞은 기생충약 복용과 필요성

'기생충약'에 다시금 **관심**을 **가져야 할 때**입니다

말라리아도 기생충이므로 알맞은 약 복용해야
심장사상충, 폐동맥에서 자라 우심실부전 유발

기생충약이 상당히 많이 판매되고 있음에도 불구하고, 기생충에 대해 전문적으로 알기란 쉽지 않습니다. 기생충약을 왜 봄·가을에 복용해야 하는지, 왜 돼지고기는 바짝 익혀 먹어야 하는지, 알벤다졸(플루벤다졸) 이외의 어떤 성분을 알아야 하는지, 동물용 기생충약은 어떻게 작용하는지 등등 어렴풋이 알고는 있지만 확실하게 알고 있다고 말하긴 어려운 경우가 많습니다.

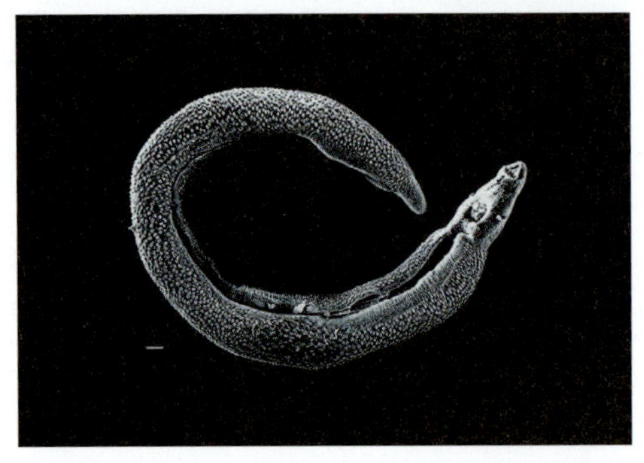

2010년 남아공 월드컵을 맞아 국립 국악단원들이 한국을 알리기 위해 아프리카 순방을 갔는데, 그 중 두 명의 여성이 말라리아에 걸려 죽었습니다. 이들은 한국 병원에 개설된 여행자 클리닉에서 클로로퀸을 처방받았지만 순방국 중 하나였던 나이지리아가 클로로퀸 내성 지역이었고 그 중 2명이 클로로퀸 내성 말라리아에 걸려 사망한 것입니다. 이후 유가족들이 처방을 한 의사를 상대로 소송을 제기했고 판사는 클로로퀸을 처방한 의사에게 각각 1억 7천만 원과 1억 2천만 원을 배상하라는 판결을 내렸다고 합니다.

필자도 얼마 전 선교봉사를 가는 학생들에게서 병원 처방을 받아 클로로퀸을 조제한 적이 있습니다. 하지만 클로로퀸과 메플로퀸의 내성 국가 등을 정확히 알지 못한 상태로 환자에게 투약을 한 것은 다분히 문제가 될 소지가 있었다고 생각합니다. 물론 의사의 처방에 의해 약을 주는 경우라 책임은 크지 않겠지만 약사의 역할이 단순히 약을 집어 주는 데만 있지 않기 때문에 어느 정도는 책임이 있다고 생각합니다. 또 반려동물을 키우는 사람이 늘어남에 따라 애완동물 약품에 대한 질문을 자주 받게 되는데 그중 가장 많은 질문을 받게 되는 것이 심장사상충에 대한 내용입니다. 애완동물을 키우는 사람은 자신은 구충제를 복용하지 않는 한이 있어도 반려동물의 기생충약에 대해서만큼은 철저하게 준비를 하는 편인데, 우리 약사들은 심장사상충에 대해서도 자세하게 알지 못하는 경우가 많습니다. 물론 동물약에 대한 관심이 많아짐에 따라 많은 약사님들이 관심을 갖고 공부하고 계시겠지만, 그렇지 못한 약사님들도 간혹 계시겠지요. 따라서 우리 약사들이 기생충에 대해 아주 전문적으로 알 필요는 없다 하더라도 기생충의 생리나 기생충의 종류 등에 대해서는 알아야 할 필요가 있다고 생각합니다.

회충

회충은 우리가 가장 흔하게 들어왔던 기생충으로 2005년 김치 기생충 파동으로도 잘 알려진 기생충입니다. 회충은 회충알이 포함된 식사를 하면 감염이 되는데, 회충이 사는 곳이 공장임에도 불구하고 회충은 십이지장에 연결된 혈관을 타고 간과 심장을 거쳐 폐까지 이동해 성장을 합니다. 적당한 크기로 성장한 회충은 기관지를 거슬러 기도 상부에까지 암벽등반을 하듯 올라가 후두개가 열리는 틈을 타 식도로 이동합니다. 그리고 십이지장을 거쳐 공장에 다다르고 나서야 성충이 되고 하루에 20만 개의 알을 생산합니다.

대변을 통해서 알이 배출되기 때문에 수세식 화장실이 보급된 이후 회충 감염률은 급격히 줄어들었지만 2005년 김치 기생충 파동이 발생하면서 다시 한 번 관심을 받게 된 기생충입니다. 당시 중국산 김치에서 발견된 회충 알 몇 개로 인해 음식점에서 김치를 먹지 않는 사람이 생길 정도였고, 음식점은 배추김치 대신 깍두기만 공급하는 풍경이 펼쳐지기도 했습니다. 하지만 우리나라의 회충 감염률은 현재 거의 박멸 수준에 이르렀고 김치를 담그고 오랜 시간이 지나면 회충알이 살기 어렵기 때문에(김치 양념에서 살기가 어렵다고 함) 막 김장을 했을 때나 김장 김치가 다 떨어져(겨울이 지나고) 겉절이를 해먹을 때 외에는, 김치를 먹는다고 해서 회충에 감염되지는 않는다고 합니다. 따라서 음식점에서 김치를 먹을 때 크게 걱정할 필요는 없어 보입니다. 이런 이유로 김장을 막 담근 가을(아직 김치를 담근 지 얼마 되지 않아 회충알이 죽지 않았을 때)과 김장 김치가 떨어져서 겉절이를 해먹는 봄에 기생충에 감염될 확률이 높아 구충제를 봄과 가을에 복용하는 전통이 생겼다고 합니다.

간디스토마

대변검사를 하면 가장 많이 발견되는 기생충이 간디스토마라고 합니다. 다른 기생충은 회충약으로 제거가 가능하지만 간디스토마는 일반 기생충약으로 제거할 수 없기 때문에 이런 결과가 나온다고 합니다. 간디스토마는 담도에 사는 디스토마로 담즙을 먹고 산다고 합니다. 디스토마가 많지 않으면 증상이 없지만 그 수가 늘어나면 담도가 막혀 황달이 일어날 수 있습니다. 간디스토마는 쇠우렁이나 붕어, 잉어, 모래무지, 향어 등을 날로 먹을 때 감염될 수 있지만 양식 민물고기에는 간디스토마 유충이 없다고 합니다.

간디스토마는 담도암의 중요 원인으로 알려져 있고 현재 1군 발암물질로 지정되어 있습니다. 다행인 것은 디스토마에 걸리면 디스토마약을 복용하면 되는데 거의 100%의 효과를 기대할 수 있습니다(디스토시드: 프라지콴텔로 1일 3회 복용해야 함).

요충

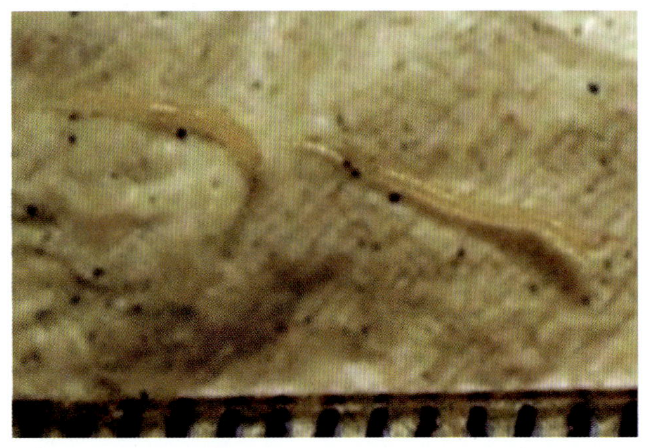

요충은 1cm가 조금 넘는 작은 기생충입니다. 하지만 종종 부모가 아이 항문에서 벌레가 기어 다닌다고 말할 때 그 범인일 수 있고, 아이들이 항문을 심하게 긁는다고 할 때도 요충이 그 원인일 수 있습니다. 요충은 요충 알을 먹고 감염이 되는데 성충이 된 암컷은 다른 기생충과 달리 사람의 몸속에서 알을 낳지 않고 항문까지 이동한 뒤에(요충이 사는 맹장에서 항문까지는 1.5m에 달함) 잠을 자는 동안 항문이 느슨해진 틈을 타고 나와서 항문 주변에 1만개 이상의 알을 낳습니다. 따라서 아이는 자면서 가려워진 항문을 긁게 되고 그 손에 묻은 요충 알을 다시 입에 넣어 요충에 재감염 됩니다. 외부에 나온 요충 알은 감염력을 유지한 채 한 달 정도까지 살 수 있어서 요충은 감염률이 높은 편입니다. 하지만 일반 회충약으로 잘 치료가 되는 편이니 걱정하지 않아도 됩니다. 요충을 박멸하기 위해선 회충약을 복용하고 20일 뒤에 한 번 더 먹어야 하며(20일 정도가 지나면 약에 잘 반응하지 않는 어린 요충이나 미처 부화하지 않은 요충까지 죽일 수 있음) 감염된 사람만 치료하는 것이 아니라 가족 전체, 또는 같은 유치원 아이들을 전부 치료해야만 합니다. 또한 요충 알은 열에 아주 취약하니 아이의 손이 닿은 곳은 어디든 증기 청소를 하는 것이 좋습니다.

기생충약

약국에서 기생충약으로 판매하는 알벤다졸, 플루벤다졸은 기생충 표피 및 장관의 미세소관 형성을 억제하고 포도당 흡수를 방해하여 기생충을 죽이는 역할을 합니다. 알벤다졸은 생후 24개월부터 사용이 가능하고 플루벤다졸은 12개월부터 사용이 가능합니다. 하지만, 알벤다졸, 플루벤다졸은 모든 종류의 기생충을 죽일 수는 없습니다. 회충, 요충, 편충, 십이지장충과 같은 선충에만 효과가 있고 디스토마와 같은 흡충에는 효과가 없습니다. praziquantel 성분의 구충제가 흡충의 구제에 쓰일 수 있습니다. 또한 반려견에게 감염될 수 있는 사상충에도 효과가 없습니다. 사상충에는 ivermectin이 효과가 있습니다.

말라리아

말라리아가 왜 기생충이냐고 의아해 하실 수 있는데, 말라리아는 유성생식을 하는 기생충입니다. 말라리아는 사람이 아닌 모기가 종숙주이기 때문에(종숙주 안에서 생식 활동이 일어남) 유성생식을 하기 위해서 말라이아에 감염된 사람에게 고열을 발생시켜 앓아눕게 만들고 누워있는 환자를 다른 모기들이 물게 쉽게 만들어서 유성생식의 기회를 높입니다. 물론 그 과정에서 환자가 사망할 수도 있기 때문에 심각한 문제라고 할 수 있습니다. 말라리아의 1차 예방약은 클로로퀸이지만 내성이 있는 곳에 갈 때는 다른 약을 써야 합니다.

📋 클로로퀸(chloroquine)

북아프리카, 카리브해 국가, 중남미 일부 및 중동 일부 국가 등 클로로퀸 내성이 보고되지 않은 국가를 여행할 때에 사용할 수 있습니다.

여행 1주일 전부터 시작하여 매주 1회 1정(300mg)을 복용하며, 위험 지역을 벗어난 이후에도 4주간 지속합니다.

📋 메플로퀸(mefloquine)

일부 지역을 제외한 대부분이 클로로퀸 내성 지역이므로, 이 경우 메플로퀸(250mg)을 동일한 방법으로 복용합니다.

📋 독시사이클린(doxycycline)

메플로퀸 내성이 보고된 태국 북부 지역, 캄보디아, 파푸아뉴기니아를 여행할 경우에 사용하며, 독시사이클린(100mg)은 출발 1~2일 전에 시작하여 매일 1회 복용합니다.

역시 귀국 후 4주간 계속 복용해야 합니다.

📋 아르테미시닌(artemisinin)

말라리아가 클로로퀸에 대한 내성을 갖게 되면서 개발된 약으로 개똥쑥에서 추출한 아르테미시닌이 클로로퀸 내성 말라리아에 쓰입니다. 하지만 일부 지역에선 아르테미시닌에 대해서도 저항성을 가진 말라리아균이 나타나고 있습니다.

이 사이트(http://www.cdc.gov/malaria/travelers/country_table/a.html)를 방문하면 여행갈 나라의 말라리아 유행 상황과 먹어야 할 예방약이 소개돼 있으니 우리 약사들은 꼭 알아야 할 것 같습니다.

심장사상충

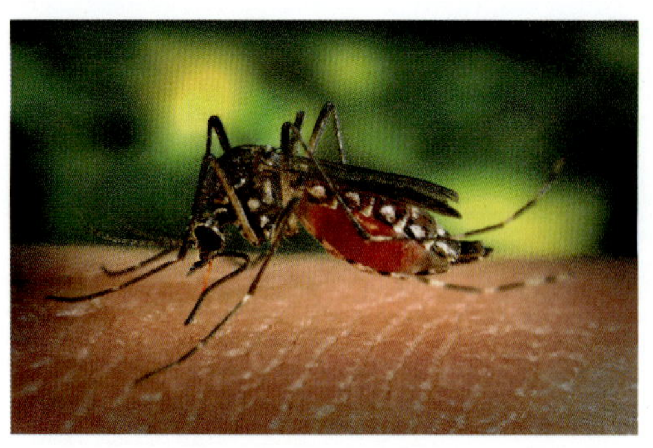

요즘 동물용 의약품을 취급하는 약국이 많습니다. 약국에서 취급 가능한 동물용 의약품이 제법 많은데 그 중 가장 높은 빈도로 판매되는 약은 아마도 심장사상충에 관한 약일 겁니다. 매년 여름이 되면 사상충약을 구비하러 약국에 방문하는 손님들이 늘고는 있지만 자세한 설명을 하기는 어렵습니다. 다들 알다시피 심장사상충은 모기가 매개하는 질환으로 모기에 물릴 때 모기 안에 있던 3기 유충들이 피부를 뚫고 들어옵니다. 이들이 유성생식을 할 수 있을 때까지 자라는데 대략 4개월이 걸립니다. 이들은 주로 폐동맥에서 살며 성충은 암컷이 25~30cm, 수컷은 12~20cm까지 자랍니다. 수명은 7년 이상으로 긴 편입니다.

심장사상충은 다른 기생충과 달리 알을 낳지 않고 미세사상충을 낳아 혈관 속으로 내보내는데 이 미세사상충은 2년 정도 살 수 있습니다. 이 미세사상충을 모기가 흡혈하면 모기 몸 안에서 다시 3기 유충으로 자라게 되는데 온도에 따라 자라는 속도가 달라집니다. 섭씨 28~30도라면 8일 만에 3기 유충이 되고, 22도에선 20일 가량이 걸리며, 최저 기온이 14도 미만일 경우 발육이 중지됩니다. 따라서 아침 기온이 10도 내외에선 3기 유충을 가진 모기가 없게 됩니다.

심장사상충은 폐동맥에서 자라기 때문에 폐동맥 순환을 방해하게 되고 이는 우심실부전을 유발합니다. 또 사상충으로 인해 유발될 수 있는 질환으로 작은 개에게서 일어나는 상대정맥증후군이 있습니다(SVC, superior vena cava syndrome). 심장사상충이 폐동맥에서 우심실로 자리를 옮겨 우심방에서 우심실로 가는 판막을 망가뜨리게 되면 우심실 압이 증가하게 되면서 우심방으로 피가 역류하게 되고 혈액은 몸 곳곳에 축적이 돼 배에 복수가 차고 다리가 붓게 됩니다. 하지만 일반적인 증상은 계속되는 기침과 운동 시 더 심해지는 기침, 그리고 호흡 곤란입니다. 그러다가 결국에는 운동을 못하는 상태에 도달하게 됩니다. 그밖에도 수명을 다한 벌레가 죽거나 약으로 치료를 하다가 벌레 조각이 떨어져 나가 혈전색전증을 유발하기도 합니다. 심장사상충의 진단은 혈액을 통해 미세사상충을 검사하는 방법이 아닌, 혈액 속에 심장사상충 성충에 대한 항원이 있는가를 검사하는 것이 더욱 정확하며, 이는 이미 대부분의 동물병원에서 사용하고 있는 방법이기도 합니다.

확진은 심장초음파를 통해 벌레를 직접 관찰하는 것이며, 치료는 멜라소민을 24시간 간격으로 두 번 주사하면 90% 이상의 사상충을 죽일 수 있습니다. 하지만 앞에서 언급한 바와 같이 사상충의 크기가 크거나 반려견이 나이가 많을 경우엔 혈전색전증이 생길 수 있기 때문에 조심해서 치료를 해야 합니다.

약을 투약한 뒤 많이 움직이지 않도록 제한해야 하며 필요에 따라 수술을 통해 목의 정맥에서 사상충을 직접 꺼내는 치료를 해야 하기도 합니다. 고양이는 심장사상충의 좋은 숙주가 아니기 때문에 고양이에 들어간 심장사상충은(모기가 매개하므로 고양이도 감염될 수는 있습니다) 성충이 되는데 대략 8개월이 걸리고 미세사상충도 낳지 못합니다. 14도 이하에서 심장사상충의 발육이 정지되기 때문에 사상충 예방약은 5~9월에 사용하면 되고 예방약에는 ivermectin, selamectin, moxidectin 등이 있습니다. 유충이 성충으로 발육하지 못하게 함으로써 심장사상충으로부터 개를 보호할 수 있습니다. 사상충은 걸리고 난 뒤에 증상이 심해지고 치료하기에 너무 많은 비용이 드는 질환이라고 할 수 있습니다. 그래서 우리 약사들이 사상충의 예방을 위해 더 많은 노력을 기해야 하겠습니다.

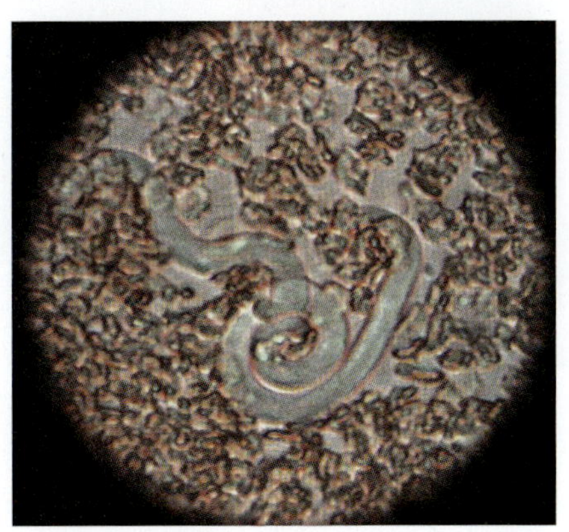

기생충의 유충(Microfilaria)

기생충에 대해 약사들이 알면 좋을 몇 가지 내용을 소개해 봤습니다. 기생충은 많이 극복된 질환입니다. 하지만 기온의 변화(온난화), 반려동물의 증가, 외국 여행의 증가 등 사회 환경의 변화는 우리나라에서 익숙하지 않은 또 다른 기생충의 출현을 예측하게 합니다. 약국 한편에 덩그러니 놓여있는 기생충약에 대해서도 다시 한 번 관심을 기울이길 바랍니다. 때로는 주의를 기울이지 않았거나 예측하지 못한 부분에서 약사의 전문성이 요구되기도 합니다. 그래서 기생충에 대해, 기생충 약에 대해 관심을 가져보는 건 어떨까 제안해 봅니다.[1]

> **Point**
> 1. 담도암의 중요 원인으로 알려진 간디스토마는 쇠우렁, 붕어, 잉어, 모래무지, 향어 등을 날로 먹을 때 감염될 수 있습니다.
> 2. 아이들이 항문을 심하게 긁을 때 요충이 그 원인일 수 있습니다.
> 3. 말라리아의 1차 예방약은 클로로퀸이지만 내성이 있는 곳에 갈 때는 다른 약을 써야 합니다.

---

1) 서민의 기생충 열전 서민

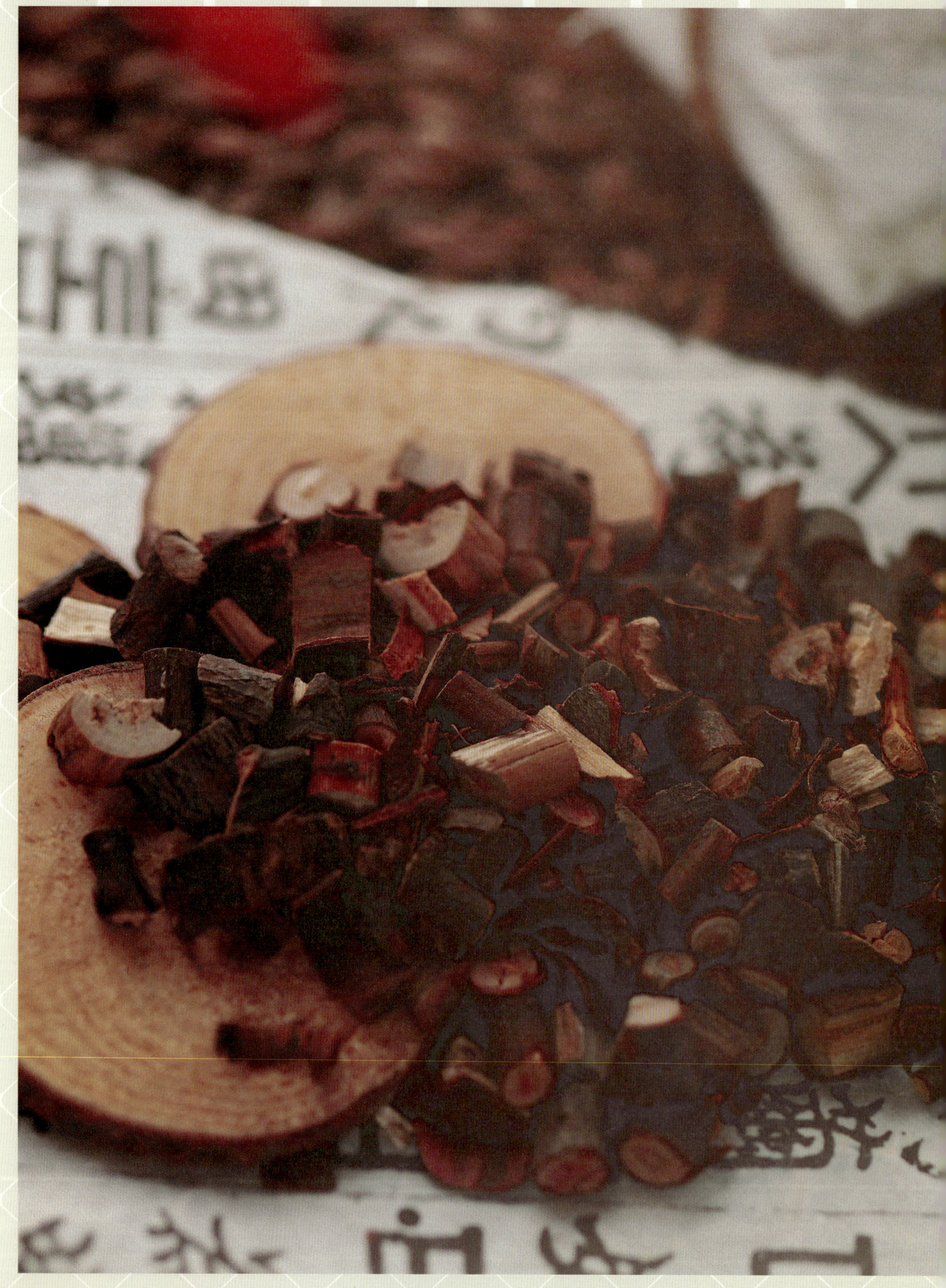

제2부

약제별 생약 이야기

생약은 그 효용가치를 정확하게 이해하고 제대로 사용할 수만 있다면 약사의 임상 폭을 넓혀줄 수 있는 좋은 무기입니다. 여러 약사님들과 한의학자들의 노력으로 한방에 대한 이해를 높여줄 수 있는 좋은 책들이 많이 나오고 있지만, 아직도 쉽게 읽을 수 있는 책은 많지 않습니다. 필자는 내세울 만큼의 수준이 되지는 못하지만, 나름 다양한 임상경험을 가지고 생약 제품을 사용하고 있습니다. 이번 장에서는 다빈도로 사용이 되는 생약들을 어떻게 하면 잘 이해하고 사용할 수 있는가를 제가 해석하고 있는 내용을 바탕으로 소개해 보겠습니다.

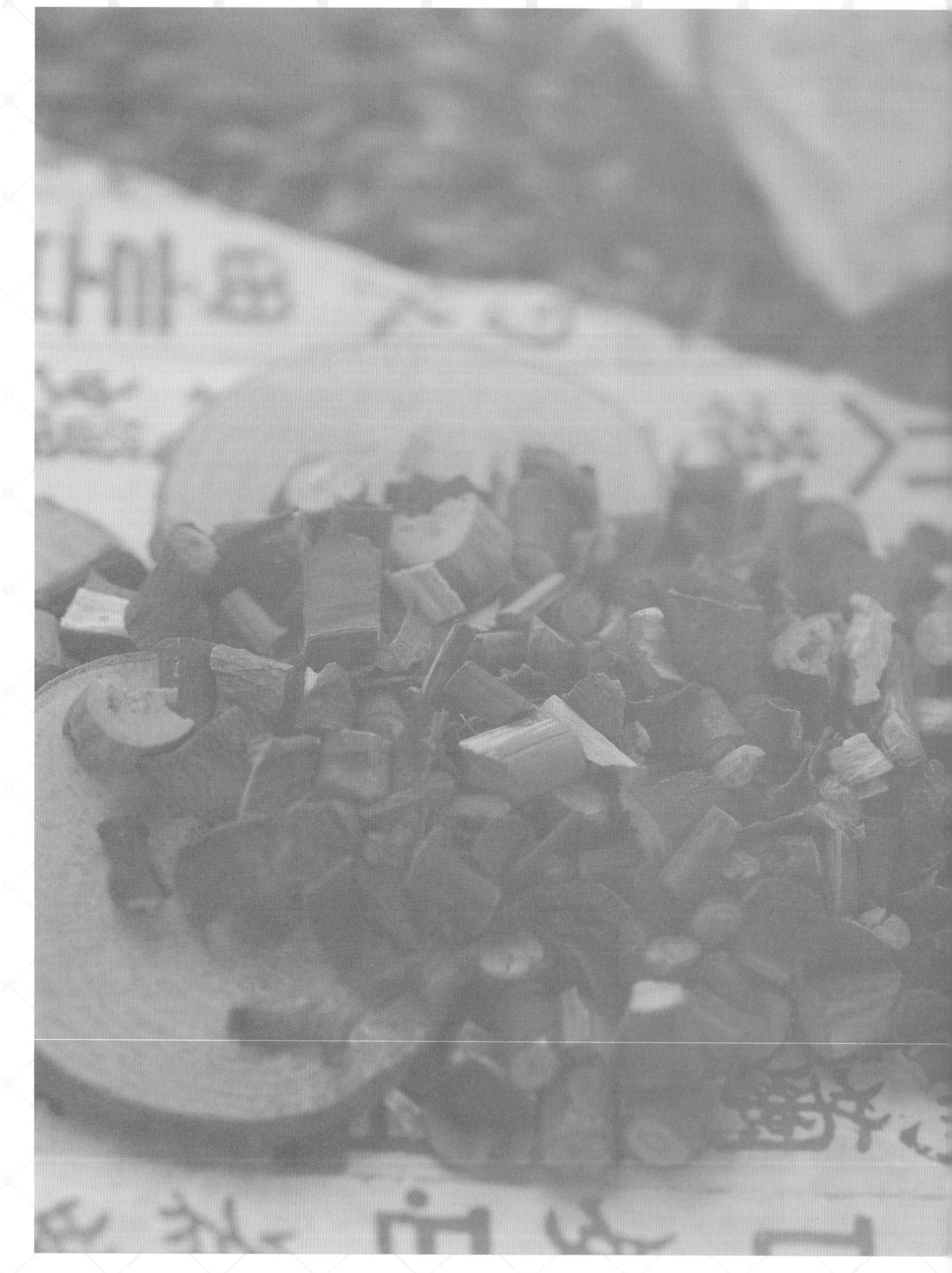

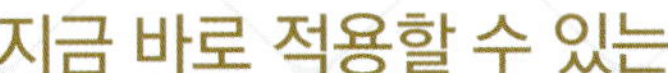

제1장 약제 분류

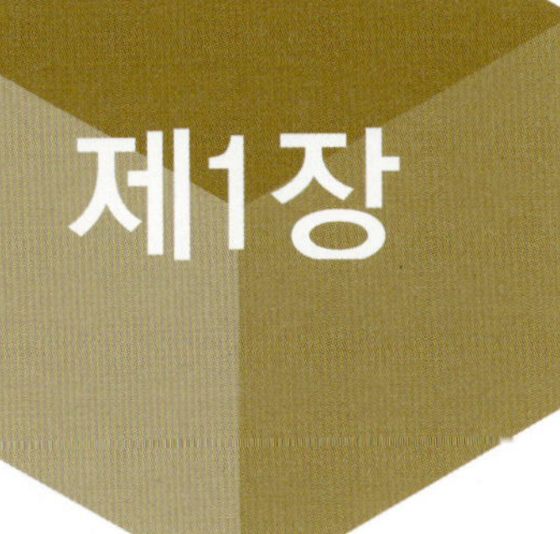

MEMO

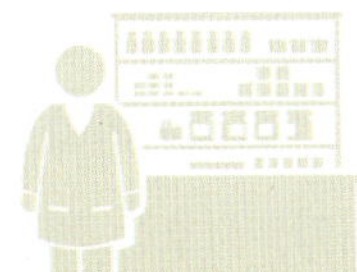

lecture 01 소시호탕(小柴胡湯)

소시호탕, 염증과 담음을 다스립니다

감기 후유증인 피로와 무기력증에도 효과 있어
스트레스성에 좋고 소화기능 올려주는 역할도

친하게 지내는 약대생이 소시호탕을 사러 약국 몇 군데를 갔는데 취급하는 약국이 없어서 복용을 못했다는 이야기를 들었습니다. 임상적으로 아주 중요한 약인데 취급하는 약국이 없다고 해서 놀랐습니다. 매우 효과가 좋고 응용할 바도 많으며 현대인의 질환에 없어선 안되는 약임에도 약국에서 외면되는 현실이 걱정스럽습니다. 그래서 이번 시간에는 소시호탕을 소개하고 어떻게 응용할 수 있을지를 한 번 고민해 볼까 합니다.

📋 소시호탕

傷寒中風五六日, 往來寒熱, 胸脇苦滿, 默默不欲飲食, 心煩喜嘔, 或胸中煩而不嘔, 或渴, 或腹中痛, 或脇下硬, 或心下悸, 小便不利, 或不渴, 身有微熱, 或咳者, 小柴胡湯主之

상한중풍오륙일, 왕래한열, 흉협고만, 묵묵불욕음식, 심번희구, 혹흉중번이불구, 혹갈, 혹복중통, 혹협하경, 혹심하계, 소변불리, 혹불갈, 신유미열, 혹해자, 소시호탕주지

① **구고(口苦), 인건(咽乾), 목현(目眩):** 입이 쓰고, 인후가 마르고, 어지러운 증상에 씀
② **왕래한열(往來寒熱):** 열이 올랐다 내렸다 하는 증상(동시에 춥고 열이 나기도 한 태양병과 구별됨. 갈근탕을 쓸 때는 춥고 열이 동시에 남)
③ **묵묵불욕음식(默默不欲飲食):** 말하기 싫고 짜증이 나고 입맛이 없는 상태
④ **심번희구(心煩喜嘔):** 가슴이 답답하고 괴롭고 자주 헛구역질이 난다.
⑤ **흉협고만(胸脇苦滿):** 우 늑골하가 아프다.

소시호탕은 시호, 반하, 황금, 인삼, 대추, 감초, 생강으로 이루어져 있습니다.

① **시호:** 시호는 소양경(체내라고 말하기도 어렵고, 체표부라고 말하기도 어려운 위치. 반표반리라고도 말하며 식도, 인후, 편도선, 기관지, 목, 귀 등)에 생긴 염증을 치료하는데 사용합니다. 시호는 체온을 내려주면서, 약간의 발산 역할을 하는데, 가슴의 답답함과 과도한 스트레스를 제거하는 기능을 합니다. 스트레스로 인한 염증을 잡을 때 사용하는 약이라고 생각하면 좋습니다.

② **반하:** 담음을 제거하고 위장 기능의 정상화를 돕습니다.

③ **황금:** 소염, 항균작용이 강한 약입니다. 점막의 염증을 없애기 위해서 사용하는 약이라고 볼 수 있습니다. 황련과 함께 위장관의 열과 염증을 없애는데 도움이 돼서 반하사심탕에 들어가는 약인데, 소시호탕에서는 황련을 제거하고 시호를 넣었습니다.

④ **인삼, 대추, 감초, 생강:** 영양을 보충해줘서 환자의 체력을 올려주는데 필요한 약으로 생각하면 편합니다. 인삼, 대추, 감초는 혈액을 증가시키고 영양을 채워줘서 위장관의 기능을 정상화시키는 작용을 합니다. 물론 몸 전체의 영양을 개선시키는 의미도 있습니다.

📋 소시호탕 해석

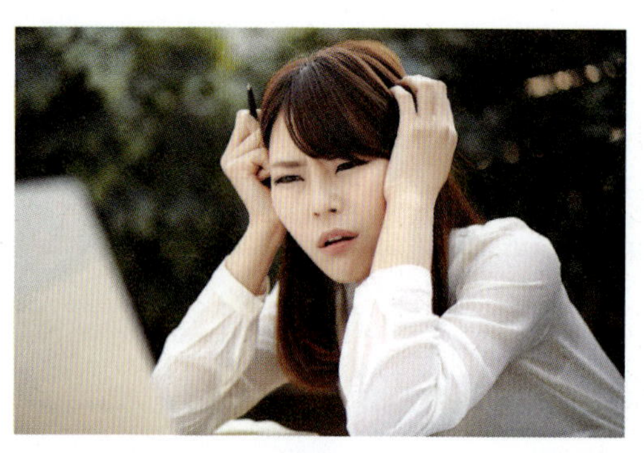

소시호탕은 소양병의 본증에 사용하는 약입니다. 주로 입이 쓰고 마르며, 눈이 어질어질하고 열이 올랐다 내렸다 하고, 가슴이 답답하고 말하기 귀찮을 정도로 피곤하거나 입맛이 없고, 메슥거리는 증상이 있을 때 사용하는 약입니다. 이때 열이 올랐다 내렸다 하는 증상은 하루에도 몇 번씩 반복되는 증상일 수도 있고 며칠에 걸쳐서 나타나는 증상일 수도 있습니다. 소시호탕은 고방에서 몇 안 되는 염증을 제대로 다스릴 수 있는 약이기 때문에 현대인의 질병에 광범위하게 사용할 수 있습니다. 시호와 황금으로 염증을 다스리고 반하로 담음을 제거하기 때문에 소시호탕은 염증과 담음을 다스리는 것이 치료 목표입니다. 스트레스와 화(火)로 뇌의 산소 요구량이 과다해지면 그것을 보상하기 위해 심장이 무리를 하게 되서 가슴이 답답해집니다. 또 담음이 과다해져서 속이 메슥거리고 소화가 잘 되지 않는 증상이 옵니다. 더 나아가 충분한 산소를 뇌로 보내지 못하게 돼서 어지럼증(여기서 어지럼증이라 함은 눈앞이 깜깜해지는 아찔한 어지러움입니다)이 발생하게 되고(이것이 중요한 것은 전정기관의 손상으로 인한 어지러움처럼 땅이 흔들리는 정도의 어지러움과는 구분되기 때문입니다) 영양의 고른 분포가 이루어 지지 않아 입술이 건조해지고 담즙의 장간순환이 되질 않아 입이 쓰게 됩니다. 기운이 떨어진 상태이므로 입맛이 없거나 말도 하기 싫은 상태가 됩니다.

📋 소시호탕의 응용

위에 소개된 내용을 기본으로 소시호탕의 적용법을 소개합니다. 소시호탕은 시호와 황금이 있기 때문에 위장관의 염증을 없애는데 사용할 수 있습니다. 컨디션이 좋지 않고 입이 쓴 느낌이 있다면 우선적으로 고려해야 합니다. 편도선이나 임파선, 중이염 등의 질환에도 쉽게 쓸 수 있습니다. 소시호탕은 시호와 반하가 있기 때문에, 신경성 소화불량(힘들어서 말하기 싫고, 음식도 먹기 싫은 상태)에 구고, 인건, 목현 등을 몇 가지 증상의 확인 후 쓸 수 있습니다. 필자는 위장 기능 조절제와 즐겨 사용하는데, 스트레스로 인해 소화가 되지 않는다고 할 경우엔 그 반응이 매우 좋습니다. 또 감기 끝에 몸이 피곤하고 무기력증을 느낄 때도 쓸 수 있는 약입니다. 감기가 며칠간 지속되다 보면 피로가 쌓이고 식욕도 떨어져서 약간 어지러운

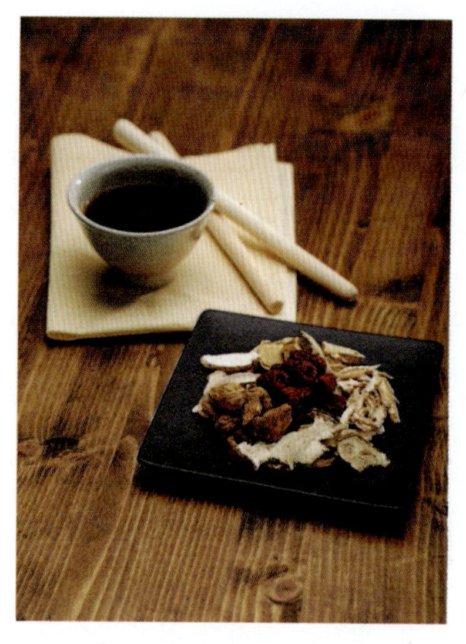

증상이 올 수 있고, 위장 기능도 떨어지게 됩니다. 이 경우 위장 기능이 좋지 않은데 소화가 잘 되지 않는 음식을 먹게 되면 체하기가 쉬운데, 보통 병의원과 약국에 가면 위장에 대한 약만을 환자에게 줍니다. 물론 약을 먹는 동안은 소화가 잘 되겠지만 위장 기능 저하의 원인이 다른 곳에 있기 때문에 약기운이 떨어지면 다시 체하는 증상이 오게 됩니다. 이럴 때는 소시호탕을 써야지만 근본적으로 환자의 증상을 호전시킬 수 있는 것입니다. 그러나 소시호탕은 그 처방 가치를 볼 때 이 정도에서 끝낼 만한 약은 아닌 것 같습니다. 그래서 필자가 이해하고 자주 응용하는 소시호탕의 임상을 한 번 소개해 보고자 합니다.

📦 스트레스와 소시호탕

사람은 스트레스를 받으면 우선 교감신경이 항진되게 됩니다. 스트레스는 직접적인 위협(야생동물의 위협이나 환절기의 급격한 기후변화, 오래된 감기 등)과 정신적인 스트레스(사랑하는 사람의 죽음, 과도한 업무 스트레스 등) 등을 통칭해서 말할 수 있다고 생각합니다. 스트레스를 받으면 교감신경이 항진돼서 혈액 순환이 잘 되지 않고 어깨가 뭉치는 증상이 발생하게 됩니다(계지탕 증은 대표적으로 어깨가 뭉치고 아픕니다). 우리는 이를 태양병이라 말하고 계지탕류의 발한제를 써서 상태를 호전시킵니다. 마황탕, 갈근탕 등도 전부 계지탕류라고 봐도 됩니다. 혈액 순환을 돕고 땀이 나도록 하며, 영양의 분포를 도와 증상을 개선시킵니다. 아직은 영양이 나쁜 상태가 아니고 위장 기능도 크게 나빠지지는 않은 단계입니다. 하지만 이 상태가 계속된다면 영양이 나빠지게 되고 위장 기능도 허약해집니다. 위장 기능이 떨어져서 위장액이 넘치게 되면 이를 담음이라고 합니다. 반하는 그 담을 없애기 위해서 사용합니다(하지만 그 이유가 위장 기능 저하이기 때문에 위장의 기능을 회복시키는 약이 필요하고 그것이 인삼, 대추, 감초, 생강입니다. 장점막의 염증을 없애기 위해 황금이 사용된 것이고요). 영양이 좋지 못한 상태가 계속 되니

어지럽고, 입이 마르고, 담즙의 장간순환에도 무리가 생겨 입이 써집니다. 이 상태는 연료는 주입하지 않고, 과도하게 엔진을 가동하는 기계와도 같아져, 과부하가 걸리게 됩니다. 스트레스로 인해 몸 여기 저기 염증이 생기게 되는 것입니다. 염증은 면역계를 중심으로 퍼지게 되기 때문에 임파선, 편도선 등 내부 장기를 중심으로 발생하기 쉽습니다. 따라서 이런 염증은 세균의 침범에 따른 염증과 달리 항생제 위주로 약을 쓰는 것 보다는 **스트레스를 완화시켜서 염증이 생길 확률을 낮추는 것이 더 좋습니다. 시호는 스트레스를 완화시켜 주면서 염증도 없앱니다.** 앞에 소개한 내용을 바탕으로 소시호탕을 다시 본다면(물론 위의 내용은 소시호탕증의 원인 중 내상(內傷)에 해당하는 내용을 내분비계와 연결해서 해석해 본 것입니다) 소시호탕은 단순 감기나 소화불량에만 사용하기는 좀 아까운 약입니다. 그래서 많이 알려져 있기도 하고 필자가 자주 사용하는 소시호탕의 응용법을 아래에 소개합니다.

📋 소시호탕의 적용법

① 필자는 환자가 입이 쓰다고 할 때 담즙산염제품과 함께 소시호탕을 사용합니다. 입이 쓸 때 사용할 만한 적당한 양약은 생각나지 않습니다. 소시호탕은 이런 환자들에게 아주 효과적인 약입니다.

② 신경성 소화불량에 아주 좋습니다. 앞서 기술한 것처럼 환자에게 인건, 구고, 목현, 식욕 저하 등을 확인한 뒤에 위장약과 같이 쓰면 아주 좋은 효과를 보입니다.

③ 만성적인 염증을 없앨 때 사용하면 좋습니다. 팔미와 소시호탕을 쓰면 만성화된 염증을 없애는데 아주 좋습니다. 소시호+팔미+쌍화를 기본으로 족저근막염이나 오십견, 디스크 증에 좋은 처방을 할 수 있습니다.

④ 윗배가 팽팽하고 열이 오르며, 헛소리를 하고 변비가 심한 증상에 승기탕류와 합방해서 소시호탕을 사용할 수 있습니다. 이렇게 만들어진 약이 대시호탕입니다.

⑤ 계지복령환과 같이 쓰면 자궁의 염증을 없애는데 도움이 돼서 부인과 질환에 아주 좋은 처방이 됩니다.

⑥ 소시호탕과 함흉탕류를 섞으면 시함탕이 되는데 결흉증을 없앨 수 있습니다. 기침을 할 때 가슴이 울리거나 아플 때도 잘 듣고, 찐득거리는 가래가 수반된 오래된 기침을 없애는데도 좋습니다. 필자는 1주일 이상 된 기침에는 시함탕을 아주 요긴하게 사용합니다. 현재 인스팜에서 나옵니다.

⑦ 반하후박탕과 같이 쓰면 목이 쉰 증상에 아주 잘 듣습니다. 이를 시박탕이라고 합니다.

⑧ 길경탕과 같이 쓰면 편도선염과 인후염 등을 효과적으로 치료할 수 있습니다.

⑨ 심한 입병의 치료에 소시호탕을 기본으로 황련해독+백호인삼탕을 사용하면 아주 좋습니다.

⑩ 감기가 오래돼서 잘 낫지 않고 무기력하고 힘들 때 사용하면 좋습니다.

⑪ 오령산과 사용하면 시령탕이라 하여 바이러스성 포진에 사용할 수 있습니다.

⑫ 열이 올랐다 내렸다 하면서 잠이 잘 오지 않을 때 황련해독탕과 사용할 수 있습니다.

⑬ 가슴이 두근거리고 어지럽고 입이 마르며, 소변불리가 생기면 영계출감탕과 합방해서 사용할 수 있습니다.

📋 결론

이런 식으로 소시호탕은 그 자체로도 의미가 있고, 다른 약들과 같이 써도 좋은 약입니다. 소시호탕은 스트레스로 인한 염증이라는 대전제 아래서 매우 다양하게 사용할 수 있으며, 현대인들이 겪는 대부분의 염증성 질환에 응용할 수 있는 아주 중요한 약입니다. 얼마 전까지 인스팜에서 나오던 소시호탕이 생산 중단되면서 낱 포로 팔 수 있는 소시호탕은 이제 한풍제약 정도만 남았습니다. 이것마저 약사들이 잘 사용하지 않는다면 사라질지 모릅니다. 정말 좋은 약은 약사들이 자주 사용해서 제약회사들이 더욱 더 많이 생산하도록 해야 합니다. 이만한 약을 어디서 구할 수 있을까요. 모든 약국들이 소시호탕을 이해하고 잘 사용할 수 있기를 진심으로 기원합니다.

> **Point**
> 1. 소시호탕은 소양병의 본증에 사용합니다. 입이 쓰고 마르며, 눈이 어질어질하고 열이 올랐다 내렸다 하고, 가슴이 답답하고 피곤하거나 입맛이 없고 메슥거리는 증상이 있을 때 사용하면 좋습니다.
> 2. 안건, 구고, 목현, 식욕 저하 등을 확인한 뒤에 위장약과 같이 쓰면 신경성 소화불량에 좋은 효과를 보입니다.
> 3. 만성적인 염증을 없앨 때 사용하면 좋습니다.

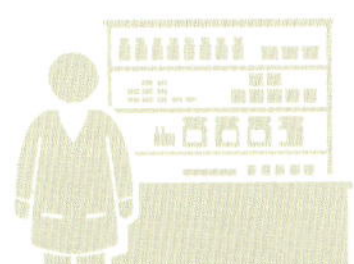

lecture 02 맥문동탕(麥門冬湯)

맥문동탕, 마른기침 제거에 탁월합니다

인후가 건조하고 기침 연달아 한다면 고려
열이 많은 사람은 마행감석탕과 함께 사용

얼마 전 감기 증상으로 병원을 다니던 초등학생 환자가 병원 처방약을 복용하고 마른기침이 더욱 심해져서 약국을 방문한 적이 있습니다. 소리가 깊고, 얼굴이 붉어질 정도로 연속적으로 하는 기침이었습니다. 지속되는 감기로 인해 폐가 건조해져서 그런 증상이 나타났다고 생각합니다. 물론 처방약에 포함되어 있던 항히스타민제가 폐의 건조를 더욱 악화시켰다고도 생각합니다. 이럴 때 딱 하고 생각나는 처방이 있으신가요? 저는 맥문동탕이 생각이 났습니다. 어른들이 복용할 양(3g)의 반씩 하루 3회 물에 타서 먹도록 했더니, 2일 뒤에 증상이 거의 없어져서 약국을 재방문 했습니다(어린이들에게 약을 먹이기 어려울 때는 시럽 병에 적당량을 소분해서 따뜻한 물에 녹여 먹도록 하면 됩니다).

맥문동탕은 반하, 인삼, 감초, 대추, 갱미로 이루어져 있는 마른기침(폐음허)에 대표적으로 사용할 수 있는 안전하고도 좋은 약입니다. 보통 우리 약사들은 기침엔 중추성 기침약(덱스트로메트로판 성분 함유)이나 말초성기침약(벤프로페린 함유제품) 등을 쓰면서 한약제품으로 맥문동탕, 또는 소청룡탕, 마행감석탕, 청상보하환 등을 동시에 판매하는 경우가 많습니다. 하지만 정확한 적응증을 알지 못하고 사용하게 되면 약을 투약하고도 기대했던 효과가 나오지 않아 추후 약효에 대한 기대가 낮아질 수 있습니다. 이번 시간에는 약국에서 자주 사용하는 기관지용 약물 중 맥문동탕을 한 번 살펴볼까 합니다.

大逆上氣 仁厚不利 止逆下氣者
대역상기 인후불리 지역불기자

맥문동탕의 본초를 확인해보면 반하, 인삼, 감초, 대추, 갱미와 맥문동이 있습니다. 반하, 인삼, 대추, 감초, 갱미는 위장 기능을 북돋아 주는 약으로 볼 수 있고, 맥문동은 폐음을 채워주는 약이라고 볼 수 있습니다. 맥문동탕의 본초가 기침보다는 위장 기능에 도움을 주는 약들로 이루어져 있는데 어떻게 기침약으로 쓰일 수 있었을까요? 우선 맥문동탕을 이해하려면 폐의 기능과 감기로 인한 몸의 변화를 이해하는 것이 좋습니다.

음식을 섭취하게 되면 음식의 영양소는 소장을 통과해 간으로 가서 대사를 거친 뒤에 심장으로 갑니다. 혈액을 타고 심장으로 간 영양소는 폐를 거쳐 신선한 산소를 태우고 전신으로 가게 됩니다. 한방에서는 이를 선발숙강이란 표현을 써서 설명하는데, 선발이란 폐가 흡입한 맑은 공기와 기, 혈, 진액을 전신에 퍼뜨려 인체의 모든 기관이 영양을 공급받고 노폐물을 제거하는 과정을 말하고, 숙강이란 폐가 기를 맑게 하고 아래로 내려 보내는 기능을

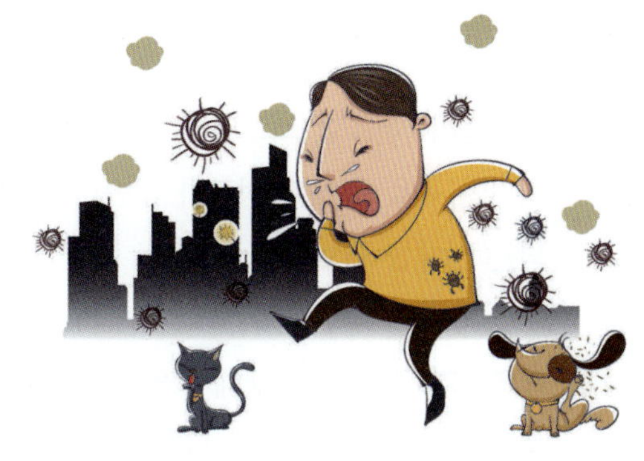

한다는 뜻입니다.[1] 선발숙강에 문제가 생기면 가래가 끓고 기침이 나며 호흡이 불편해 진다고 봅니다. 이 표현을 현대적인 해부생리의 개념으로 이해하기가 그리 쉬워 보이진 않습니다. 하지만 영양의 흡수와 분포라는 과정을 곰곰이 되새겨 보면 위장 기능이 좋지 못할 때 폐 역시 정상적으로 영양을 받지 못해서 건조해질 수 있고 기능이 떨어질 수 있다는 점은 수긍이 됩니다. 또한 감기가 지속되면서 잇따르는 여러 이유(식사를 잘 못한다던가, 감기로 인한 대사 기능의 저하 등)로 음허가 일어나게 되면(음허는 영양실조와 체액량의 감소를 동시에 고려해야 합니다) 폐 역시 음허가 발생하게 되어 정상적인 점액 분비가 어려워질 수 있습니다. 폐가 건조해지면 어떠한 형태로든 체액량 감소를 보상하기 위해 국소 혈액 순환을 증가시켜 몸의 특정 부위 순환량을 증가시킬 수 있습니다. 이렇게 되면 폐에 열이 발생하게 될 것이고(허열의 발생) 폐 기능은 더욱 떨어지게 됩니다.[2] 이를 금궤요략에서는 열성폐위라고 하는데, 폐기능이 허열로 인해 떨어진 상태를 말합니다. 이외에도 항히스타민제의 복용이나 음주, 흡연, 아파트 생활 같이 폐를 건조하게 하는 조건들은 폐의 건조를 가속화 시킬 수 있습니다.

이렇게 폐에 허열이 생기게 되면, 생각할 수 있는 방법은 열을 식히는 약을 써서 폐열을 내리는 것입니다. 폐열을 끄기 위해 차가운 성질의 약제를 고려하면 어떨까 생각할 수 있겠지요. 물론 아주 심한 열은 석고처럼 차가운 약으로 잡아야 되기도 합니다(ex. 마행감석탕). 하지만 맥문동탕에서는 좀 더 세련된 방법을 사용하고 있습니다. 허열은 앞서 설명한 것과 같이 몸의 영양이나 체액이 부족한 상태에 보상적으로 순환 혈류량을 증가시켜서 열이 발생하는 것입니다(실제로 맥문동탕은 얼굴이 붉어지면서 마른기침을 할 때 사용하는 약입니다). 따라서 열을 잡는 것이 문제가 아니라, 허열이 생기는 원인을 잡는 것이 중요합니다. 다시 말해 영양을 원활히 공급해줘서 음허가 오지 않도록 하고, 그로 인해 허열이 생기지 않도록 돕는 것이지요. 맥문동탕의 갱미, 인삼, 반하, 감초, 대추와 같은 본초는 위장 기능을 건강하게 해서 진액이 부족해지지 않도록 하는 것입니다.

실제로 오랜 기간 잘 낫지 않는 기침에 줄 수 있는 양약은 크게 기억나는 것이 없습니다. 점액 분비를 돕는 암브록솔이 어느 정도는 도움이 될 수 있겠지만, 약효가 지속되는 동안만 유효할 것으로 보여 맥문동탕을 완전히 대체하기는 어려워 보입니다. 그렇다면 맥문동탕을 적용할 수 있는 정확한 증상은 어떻게 될까요.

📋 맥문동탕의 증상

1. **인후불리:** 건조함으로 인해 인후가 불편한 상태가 됩니다. 인후가 건조하기 때문에 물을 자주 먹게 되지만 목을 축이는 정도가 많습니다. 이는 완전한 갈증과는 달리 인후를 적시는 정도의 수분이면 되는 상태를 말합니다.

2. **대역상기:** 허열이 발생해서 얼굴이 붉어지면서 기침을 하게 됩니다. 평소 기침이 없을 때는 전혀 안 하다가도 한 번 기침이 나면 연달아 하는 상태가 됩니다. 심할 경우엔 구역질을 할 정도로 심한 기침을 합니다(기본적으로 비위 기능이 떨어져 있어서 기침과 구역질이 수반되는 경우가 많습니다).

3. **당뇨환자의 기침:** 당뇨병 환자가 기침을 하는데 너무 오랜 기간 기침을 하면 맥문동탕을 기억해야 합니다. 당뇨환자의 경우 병의 성격상 음허(폐뿐만이 아니라 몸의 여러 부위에 음허가 발생합니다)가 오기 쉬운데, 맥문동탕은 음허를 보충하는 좋은 처방입니다. 임상에서 많이 사용하진 않지만 피부의 건조에도 사용할 수 있는 약이기도 합니다.

그러면 맥문동탕과 구별해야 할 처방도 있지 않을까요?

① **소함흉탕:** 기침을 연달아 하고, 확 달아오르는 열감이 있는 것은 동일하나 가래가 걸걸한 느낌이 납니다. 또한 옆구리가 결리고 흉통이 있습니다.

② **반하후박탕:** 인후불리가 오는 것은 비슷하지만, 맥문동탕처럼 건조해서 오는 불편함이 아니라, 스트레스가 원인이 된 기울로 인한 증상으로 평소에 소화기능이 좋지 않은 사람에게 쉽게 올 수 있는 증상입니다.

③ **소청룡탕:** 기침에 맥문동탕과 더불어 자주 사용되는 처방인데, 맥문동탕은 소청룡탕과 달리 가래가 수반되지 않는 기침입니다. 기침 끝에 가래가 나오면 쉽게 해소되기도 하지만 가래가 잘 나오지 않아서 고생하게 됩니다.

그렇다면 맥문동탕을 사용해야 하지만 환자가 한약을 선호하지 않을 때는 어떤 방법이 도움이 될 수 있을까요?

① 환자가 마른기침을 할 때 항히스타민제는 오히려 증상을 악화시킬 수 있습니다. 이런 환자에게는 브롬헥신이나 암브록솔과 같이 기관지 점액분비를 촉진시키는 약이 도움이 될 수 있습니다. 물론

암브록솔과 같은 약은 비위 기능을 개선시키는 역할까지는 하지 못하기 때문에 근본적인 한계가 있는 듯 보이지만, 단기간 사용할 경우엔 좋은 선택이 될 수 있습니다.

② 환자의 증상이 오래되었거나 지속적으로 약을 보충해야 할 경우엔 해독쥬스가 도움이 될 수 있습니다. 브로콜리, 양배추, 토마토, 당근을 삶아낸 뒤 바나나, 사과와 함께 갈아서 복용하는 해독쥬스는 강력한 보음제입니다. 음허를 해결해주고 위장 기능의 복구에도 도움이 되기 때문에 좋은 선택이 될 수 있습니다. 실제로 해독쥬스를 복용하면 피부가 건조한 증상도 많이 좋아집니다.

③ 소화기능을 돕는 버섯이나 홍삼액 등은 음허를 개선시키고 기관지의 건조를 개선할 수 있습니다. 현재 약국가에는 운지다당체와 유산균, 효소 등의 제품이 많이 있는데, 이런 제품 역시 위장 기능을 돕고, 음허를 개선할 수 있는 제품으로 보입니다. 현재 일동제약과 유유제약 등에서 나오는 히알루론산 제품도 도움이 될 것 같습니다.

그렇다면 맥문동탕과 잘 어울리는 처방에는 어떤 것들이 있을까요?

① **맥문동탕 합 마행감석탕:** 체격이 좋고 열이 많은 사람이 과로로 인해 소화기능이 떨어져서 허열과 실열이 모두 상승했을 때 좋은 효과를 낼 수 있습니다. 결핵환자의 기침에도 효과가 있고, 진땀이 날 정도의 심한 기침에도 도움이 됩니다.

② **맥문동탕 합 소시호탕:** 감기가 오래되면 소화기능만 떨어지는 것이 아니라 스트레스 역시 많이 증가하게 될 것입니다. 마른기침이 나고, 열이 올랐다 내렸다 하면서 입술도 건조해지고 어지러운 증상도 오게 마련이지요. 이땐 소시호탕과 맥문동탕을 동시에 투여하면 좋은 효과를 기대할 수 있습니다.

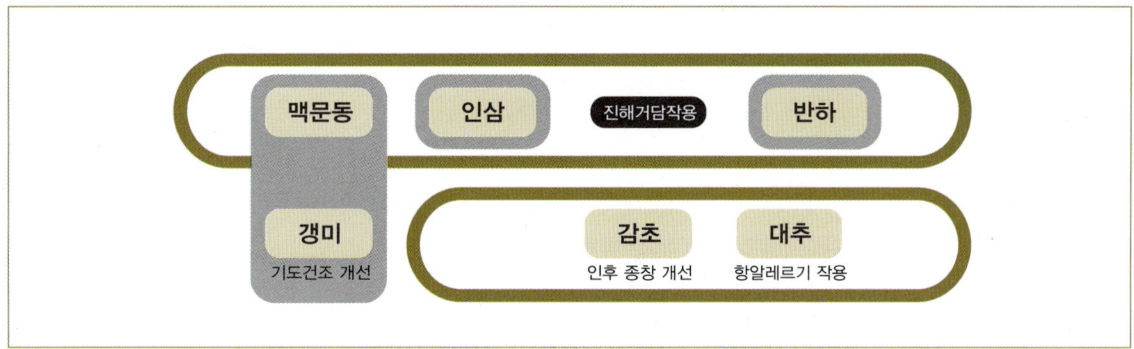

이상과 같이 맥문동탕을 통해 생각해 볼 수 있는 다양한 처방을 살펴봤습니다. 맥문동탕은 폐에 영양을 공급해서 마른기침을 제거할 수 있는 놀라운 처방입니다. 현대의학의 어떤 약이 맥문동탕을 대체할 수 있겠냐만은 맥문동탕의 개념을 정확히 이해함으로써 여러 건기식과 한약 처방을 좀 더 세련되게 사용할 수 있습니다. 음허, 허열, 선발숙강과 같은 한방 용어는 과거의 한약을 설명할 때 사용되는 개념이기도 하지만 현대를 살아가는 우리 약사들에게도 시사하는 바가 큽니다. 너무 어렵게만 보지 말고 곰곰이 생각해 보면 우리가 이해 못할 바도 없다고 생각합니다. 맥문동탕을 잘 이해하고 멋지게 쓰는 약사님들이 더욱 더 늘어나기를 기대합니다.

> **Point**
>
> 1. 맥문동탕은 폐음을 채워주는 약으로써 얼굴이 붉어지면서 마른기침을 할 때 사용합니다.
> 2. 체격이 좋고 열이 많은 사람이 과로로 인해 소화기능이 떨어져 허열과 실열이 모두 상승했을 때 맥문동탕과 마행감석탕을 함께 쓰면 좋습니다.

---

1) 기초에서 응용까지 핵심 상한론 48처방 배현
2) 임상 한의사를 위한 기본 한약 처방 강의 주성완

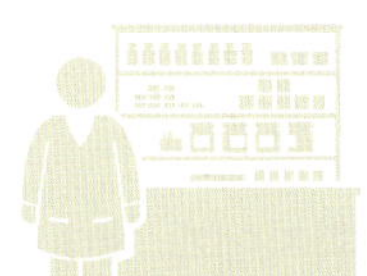

lecture 03 소청룡탕(小靑龍湯)

소청룡탕, 알레르기 비염에 대표적인 처방입니다

장 기능 좋지 않은 환자 알레르기 증상에 사용
체력이 너무 약한 사람에게 처방할 때 주의해야

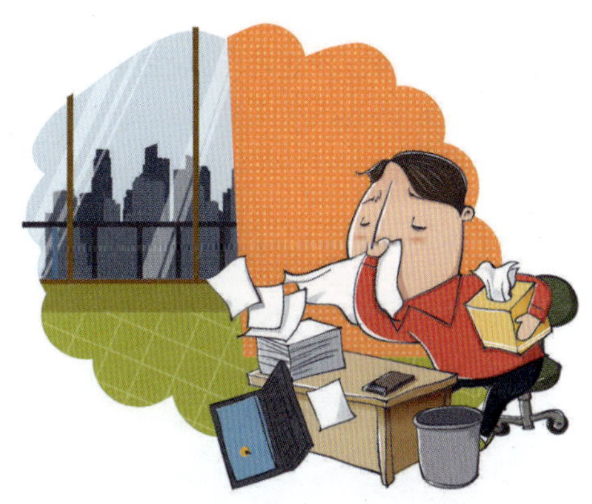

약국에서 꾸준히 잘 나가는 제품을 꼽자면 알레르기 비염 약도 한 축을 담당합니다. 제품으로는 알레르기 약이 단일제와 복합제의 형태로 나오고 있고, 한방제품으로는 소청룡탕과 갈근탕가천궁신이가 쉽게 판매할 수 있는 형태로 생산돼서 나오고 있으며, 그 외 코에 뿌리는 제품과 코를 세척하는 제품까지 여러 형태로 존재합니다. 이렇게 다양한 형태의 약들이 존재하는 이유는 알레르기 비염이 고치기 어려운 병이기도 하고, 확실한 효과를 볼 수 있는 제품이 없기 때문이기도 합니다. 필자는 알레르기 비염을 가진 환자들에게 소청룡탕을 자주 사용하고 있는데, 그 개념을 이해하고 잘 사용하면(개념을 정확하게 이해하면 환자의 알레르기 체질을 개선하는데도 도움을 줄 수 있습니다) 아주 놀라운 효과를 볼 수 있는 약이기 때문에 이번 시간에는 소청룡탕을 한 번 소개해 보도록 하겠습니다. 우선 소청룡탕 이해에 도움을 주고자 최근에 접한 환자 사례를 소개해 보고자 합니다.

① 20대 초반의 A씨. 비염이 너무나 심하고, 장 기능 역시 나빠서 화장실을 너무 자주 간다고 합니다. 공무원 시험을 준비하고 있는데, 과민성 장과 비염 때문에 공부를 하루에 4시간 이상 지속하기가 어렵다고 합니다. 비염이 심해서 알레르기약을 처방받아서 약을 복용하면, 알레르기 증상은 가라 앉지만 그로 인해 졸음이 와서 공부하는데 방해를 받고, 만성적 장 기능 저하로 인해 체력도 많이 떨어진 상태였습니다.

② 평소에도 알레르기 비염 증상이 있는 B씨는 맥주를 마시고 자면 다음날 증상이 더 악화된다고 합니다. 맥주 뿐만 아니라 찬 음료수를 많이 마시고 속이 더부룩할 때 비염 증상이 더욱 심해집니다. 혹 찬 음식이 비염의 원인이 아닌지 궁금해 했습니다.

③ 50대인 C씨. 병원 약을 복용하는데 기침이 떨어지질 않는다고 합니다. 낮에는 그래도 덜한데 누우면 기침이 심해져서 잠을 깊이 잘 수 없다고 합니다. 맑은 가래가 수반된 기침을 합니다.

위에 소개한 환자들에게 약을 쓸 때는 기본적으로 소청룡탕에 대한 이해가 있어야 환자에게 제대로 된 약을 적용할 수 있습니다. 소청룡탕은 마황, 백작약, 오미자, 반하, 세신, 건강, 계지, 감초로 구성되어 있으며, 알레르기 비염에 사용할 수 있는 대표적인 처방입니다.

傷寒, 表不解, 心下有水氣, 乾嘔發熱而咳, 或渴, 或利, 或, 小便不利, 少腹滿, 或喘者, 小靑龍湯主之.
상한, 표부해, 심하유수기, 건구발열이해, 혹갈, 혹리, 혹, 소변불리, 소복만, 혹천자, 소청룡탕주지.

상한으로 표가 풀리지 않았고, 심하유수기가 있는데 건구역, 발열, 기침이 나며 또 갈증이 나거나 설사 혹은 소변이 잘 나오지 않으며, 아랫배가 부르고 숨이 차면 소청룡탕을 쓴다.

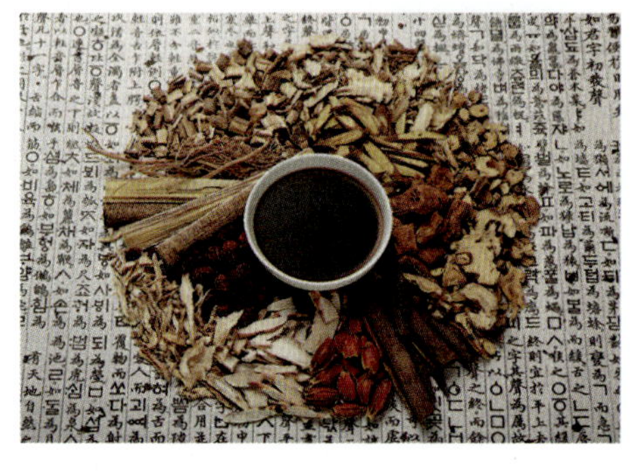

소청룡탕은 기본적으로 계지탕의 의미를 가진 약입니다. 계지탕은 영양이 잘 순환되도록 혈액이 조직 사이사이에 잘 공급되도록 하는 기능을 합니다. 계지가 혈관을 확장하고 작약이 혈관을 강화시켜 피가 잘 돌고 영양이 잘 공급될 수 있도록 하는 것입니다. 여기에 마황을 섞으면 피가 더 강하게 순환이 되면서 땀이 살짝 나고 피로가 풀리게 됩니다. 물론 마황 때문에 체력이 약한 사람에게 장기간 복용시키는 것은 무리가 있습니다. 마황은 에페드린이 교감신경을 흥분시키는 역할을 합니다. 천식의 치료에도 도움이 되고, 혈액 순환을 촉진하며(관상동맥 혈관과 뇌 순환 혈관 및 근육에 분포하는 혈관을 이완시켜 혈액 순환을 촉진합니다) 발한 및 발열을 통해 피부 및 호흡으로 수분을 조절하는 기능도 하고 있습니다. 세신은 기관지 이완에 도움이 되고, 폐의 혈액 순환을 증가시킵니다. 항히스타민 기능도 부분적으로 갖고 있다고 합니다 (이것을 온폐화담 기능이라고 합니다). 오미자는 히스타민 자극에 의한 기관지 수축을 억제하여 호흡을 촉진시키는 작용을 합니다. 따라서 마황과 세신, 오미자는 천식과 알레르기 등을 조절하는 작용을 합니다. 하지만 반하는 어떤 기능을 하는 것일까요? 조습화담(燥濕化痰)을 하는 약을 왜 소청룡탕에 넣었을까요? 그것을 이해하기 위해선 담(痰)의 생성과 담의 병리에 대해서 알아야 합니다.

평균적으로 사람은 하루 10리터의 소화액을 분비한다고 합니다. 영양분을 흡수하기 위해서는 음식이 소화액에 완전히 녹은 상태여야 합니다. 때문에 우리는 섭취한 음식의 영양소를 최대한 잘 흡수하기 위해서

꽤나 많은 양의 소화액을 분비하고, 또 그 소화액의 대부분을 위장관이 재흡수 함으로써 수분의 불필요한 손실을 막는 동시에 영양을 효율적으로 섭취할 수 있게 합니다. 하지만 비위 기능이 약하고 대사 기능이 떨어지는 사람들은 소화액의 재흡수가 잘 되지 않아서 장액이 장관 내지는 장간에 넘치게 될 수 있습니다. 이렇게 되면 장에서는 꾸룩꾸룩 하는 소리가 심하게 날 수도 있고 심하유수기가 오기도 합니다. 이런 증상을 개선시키기 위해서 사용하는 본초가 반하입니다. 설사와 소화장애에 자주 쓰이는 반하는 장액을 말려주는 역할을 합니다. 반하는 담음을 제거해 줍니다. 그렇다면 담음에 대해서도 잠깐 알아봐야겠지요?

📋 담음

담음이란 위장관의 기능이 좋지 못하여 음식에서 섭취된 수분이 제대로 흡수되지 않거나 제대로 배출되지 못해 몸에 비정상적으로 쌓인 상태를 말하는데 그 위치에 따라 일음, 지음, 현음, 담음(협의)으로 구분합니다.

① **담음:** 위장관 내에 담음이 정체된 상태로 꾸룩꾸룩하는 소리가 나기도 하고 어지럽기도 하고 가슴이 답답하기도 하며 메스껍기도 한 상태를 말합니다.

② **지음:** 흉격(기관지, 폐)에 담음이 정체되어 나타나는 상태를 말하며, 폐에 수분 정체가 심해지면 심한 가래와 기침 등이 생기게 됩니다(소청룡탕에서 말하는 담음은 지음인 경우가 많습니다).

③ **현음:** 협하에 담음이 쌓인 상태를 말합니다. 수음(水飮)이 옆구리에 머물러 옆구리가 그득하게 부어 오르며 기침할 때나 가래를 뱉을 때 옆구리 아픔이 심해지고 몸을 돌릴 때나 숨을 쉴 때 켕기면서 아픈 증상입니다. 물이 흘러내려 가다가 옆구리 아래에 정체돼 기침하거나 침을 뱉을 때 당기면서 아픈 병증입니다.

④ **일음:** 사지에 담음이 정체된 상태를 말합니다. 일음이 생기면 피부나 피하조직에 부종이 생겨 몸이 무겁고 아프게 만듭니다.

또한 소청룡탕을 이해하기 위해선 림프구와 과립구에 대해 이해하면 좋습니다. 알레르기 비염 혹은 비염 시 콧물은 주로 부교감신경(콜린성) 자극에 의한 것이며, 항콜린제를 사용하면 비염과 콧물을 개선시키는데 효과적입니다.[1] 알레르기나 감기 때문에 발생하는 콧물은 림프구가 바이러스와 싸우기 때문에 림프액의 분비를 촉진시키기 위해 부교감신경을 항진시키게 됩니다. 림프구가 왕성하게 분비되는 이 단계를 풍한감모 (폐한증)라고 말하고 우리는 이때 소청룡탕을 사용합니다. 물론 감기의 단계가 진행돼서 세균이 몸에 침범하게 되면 부교감신경이 아닌 교감신경이 항진됨으로써 과립구가 분비되는데 이때를 풍열감모라고 말하고 누렇고 찐득거리는 염증성 콧물이 나게 됩니다. 이때는 형개연교탕과 같은 염증을 제거하는 약을 쓰게 됩니다.[2] 결국 소청룡탕은 환자가 평소에 장기능이 좋지 않거나 찬 음식 등을 즐겨서 담음이 몸에 많이 적체돼 있는데, 감기에 걸리거나 알레르기 증상이 와서 맑은 코를 흘리거나 묽은 가래가 섞인 기침을 하는 경우에 사용하면 좋은 약인 것입니다. 풍한감모 약인 것이죠. 그런데 한 가지 주의해야 할 점이 있습니다. 소청룡탕은 마황탕의 변형방 이라고도 볼 수 있는 태양병 방제이기 때문에 체력이 너무 약한 사람에게 주는 것은 주의하셔야 합니다. 오한, 발열, 신체통을 호소하는 환자가 맑은 콧물과 가래 끓는 기침을 할 때 소청룡탕을 따뜻하게 복용하고 땀을 내면 더욱 효과가 있습니다. 하지만 너무 오랜 기간 복용하는 것은 조심해야 합니다. 간혹 체질 개선을 하겠다며 장기간 복용하려는 환자가 있는데 주의하는 것이 좋습니다.

다시 처음으로 돌아가 예시로 든 환자들에게 어떻게 약을 줬는지 확인해 보겠습니다.

①번 예를 든 환자에게는 소청룡탕을 주진 않았습니다. 체력이 너무 떨어져 있어서 소청룡탕을 쓰기에는 다소 무리가 있다고 판단했는데 담음이 너무 성하기 때문에 위장 기능을 좋게 만들고 담음을 제거할 수 있는 제품인 반하사심탕을 권해줬습니다. 물론 체력이 너무 떨어져 있는 상황이니 반하사심탕과 더불어 체력을 올려줄 수 있는 제품을 추천해 줬습니다. 이 환자의 경우 소청룡탕을 주지 않고 반하사심탕만을 투여했는데도 장의 담음이 제거되면서 비염이 호전되었고 컨디션도 많이 좋아졌습니다. 소청룡탕을 쓰진 않았지만 소청룡탕의 담음 개념을 이용해서 환자에게 도움을 줬습니다. 비염이 잘 생기지 않는 몸의 상태로 만들어 줌으로써 비염을 개선한 경우입니다.

②번의 경우는 체력은 좋으나 잦은 음주로 인해 비염이 생긴 상태였기 때문에 술을 줄이게 하고, 소청룡탕만 며칠 투약했습니다. 환자에겐 담음의 개념을 소개해 주고 찬 음료도 너무 자주 마시지 말 것을 당부했습니다. 지나친 음주를 즐기는 사람은 아무리 위장 기능이 건강하다 하더라도 담음이 생길 수 있습니다. 담음은 비위 기능이 약한 사람에게 생기는 병이지만 물을 특히 찬물과 찬 음료(맥주 등)를 지나치게 마시는 사람은 비위 기능이 건강하게 타고났더라도 담음이 생길 수 있습니다.

③번은 전형적인 심하유수기(지음증상)를 보인 환자였기 때문에 병원 처방에 소청룡탕을 보충해 줬더니 쉽게 증상이 해결되었습니다. 앉아 있으면 기침이 덜한데 누우면 더 심한 기침이 나는 증상도 심하유수기입니다. 음식을 먹을 때 콧물이 많이 나는 증상도 일종의 심하유수기라고 볼 수 있고요. 증상을 확인할 때 심하유수기가 있는지를 물어보는 것이 좋습니다.

지금까지 살펴본 바에 의하면 소청룡탕증의 환자를 정확하게 치료해 주기 위해선 음식의 조절과 장 기능의 개선, 적당한 운동을 통한 수분의 배출이 매우 중요합니다. 이런 이해를 바탕으로 소청룡탕을 사용한다면, 고질병이라고 말할 수 있는 비염을 극복하는 것이 불가능해 보이진 않습니다. 한방을 잘 해야 하는 이유는 한방의 특이성 때문이 아니라, 한방을 통해 얻을 수 있는 또 하나의 관점 때문이라고 생각합니다. 꼭 소청룡탕을 사용하지 않더라도 이 개념을 잘 이해한다면 환자를 상대할 때 좀 더 자신 있게 설명을 할 수 있지 않을까 생각합니다. 많은 젊은 약사님들이 자신감을 갖고 소청룡탕을 활용하게 되기를 기대해 봅니다.

Point
1. 소청룡탕은 장 기능이 좋지 않거나 찬 음식 등을 즐겨서 담음이 몸에 적체돼 있을 때, 감기에 걸리거나 알레르기 증상이 와서 맑은 코를 흘리거나 묽은 가래가 섞인 기침을 할 경우에 사용합니다.
2. 소청룡탕은 영양이 잘 순환되도록 혈액이 조직 사이사이에 잘 공급되도록 하는 기능을 하는 계지탕의 의미를 가진 약입니다.

제2부

약재별
생약 이야기

---

1) 소아 알레르기 호흡기학 대한 알레르기 및 호흡기학회편
2) 일차진료 한의사를 위한 보험 한약 입문 이준우

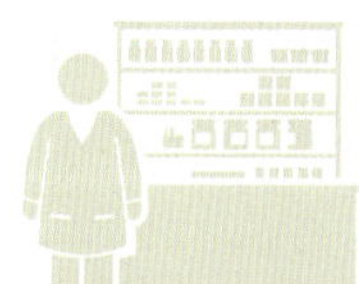

(lecture 04) 반하사심탕(半夏瀉心湯)

반하사심탕, 부작용 적고 효과가 좋습니다

위식도 역류성 질환, 위염, 소화불량 등 다양한 적응증
위장 기능 조절제, 유산균 함유 제품 병용 시 증상에 도움

사례1) 20대 여성 장에서 꾸르륵거리는 소리가 많이 나고 변이 시원하게 나오질 않는다. 변이 되게 나오지는 않지만 뒤가 깨끗하지 않아 변비라고 생각한다. 답답하고 입맛이 없다.

사례 2) 10대 남성 입맛이 없다. 장에서 소리가 많이 나고, 침을 자주 뱉는다. 화장실을 자주 가고 변이 퍼지지만 시원하지는 않다.

사례 3) 30대 남성 감기에 걸린 뒤 회복이 되었지만, 소화가 잘 안 되고 메슥거리는 증상이 생겼다. 입맛이 없고, 식후에 더부룩한 증상이 있다. 가끔 설사기가 있다.

사례 4) 30대 여성 음주 후 명치가 답답하고 인후통이 있다. 원래 위식도 역류성 질환이 있는데, 병원 처방을 복용하면 호전이 되나 자주 재발한다.

위에 소개된 증상을 보이는 환자들에게 필자가 자주 쓰는 약은 반하사심탕입니다. 반하사심탕은 보통 위장 기능이 좋지 않을 때 약국에서 가장 흔하게 쓰는 약으로 생각되는데, 그 적응증을 정확히 알면 보다 다양하게 사용할 수 있는 처방입니다. 이번 시간에는 위식도 역류성 질환을 비롯해 반하사심탕을 사용할 수 있는 다양한 경우를 살펴보고 반하사심탕을 어떻게 더 응용할 수 있을지를 살펴보도록 하겠습니다.

📋 위식도 역류성 질환

위식도 역류성 질환은 위산이 식도로 넘어가 식도에 염증을 일으키거나 증상이 나타나는 질병을 말합니다. 위식도 역류성 질환은 크게 두 가지 과정에 문제가 있어서 발생하는데, 첫째는 정상인에 비해서 위산의 역류가 자주 생기기 때문이고, 둘째는 식도 내로 역류된 위산이 제대로 제거되지 않아서 생깁니다. 위식도 역류가 생기는 기전으로는 하부식도괄약근의 일시적 이완 현상, 열공 헤르니아, 하부식도괄약근의 낮은 압력 등이 해당되며, 역류된 위산이 제거가 안 되는 기전은 식도 연동운동의 장애나 타액 분비감소 등이 해당됩니다.[1] 위-식도 역류질환 환자의 치료는 일반적으로 PPI나 히스타민-2 수용체 길항제를 사용하거나 이와 함께 위장운동촉진제(Prokinetics)를 병용 투여할 수 있습니다. 하지만 약사들의 경우 처방조제가 아닌 다음에야 PPI를 쓸 수도 없고, H2-수용체 길항제 및 Prokinetics를 사용하는 데도 한계가 있습니다. 그렇다면 약국 임상에서 환자들에게 위식도 역류성 질환에 쓸 수 있는 좋은 약을 찾아야 할 텐데, 가장 먼저 생각나는 약이 반하사심탕입니다.

반하사심탕

반하사심탕은 반하, 황금, 황련, 건강, 인삼, 감초, 대추로 이루어진 처방입니다. 반하사심탕은 약국 위장약 중에서 가장 판매 비중이 많은 약일 텐데 그 이유는 효과도 효과지만 크게 부작용이 없기 때문이기도 합니다. 반하사심탕은 소시호탕의 변방이라고 말할 수 있는 소양병 처방입니다. 소양병은 입이 쓰고, 마르며, 눈이 아찔하게 어지러운 증상으로 표현되는데 태양병의 병사가 진입하여 반표반리에 들어온 상태를 말합니다.

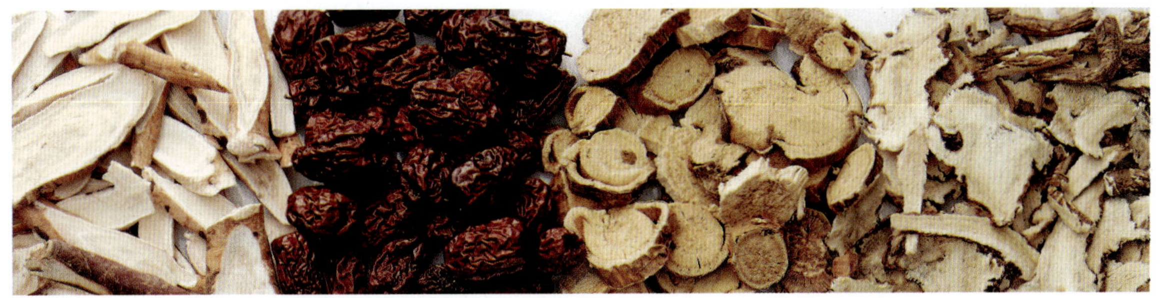

소양병의 반표반리

눈과 입 인후는 표(表)라고 말하기도 애매하고 리(裏)라고 말하기도 애매한 위치에 있습니다. 눈을 감으면 裏이고 눈을 뜨면 表가 되는 것처럼, 때때로 닫혀 있기도 하고 때에 따라 밖으로 노출되는 곳을 반표반리라고 말합니다. 태양병의 병사가 진입해서 완전히 表도 아니고 裏도 아닌 곳에 위치하게 되면 간간히 열이 올랐다가 내려가기도 하고 소화기능이 떨어지기도 하고 편도가 붓거나 컨디션이 좋지 못하고 여기저기 아픈 증상이 나타납니다. 식은땀이 나기도 하는데 이 증상은 며칠간만 지속되기도 하지만 때에 따라서는 오랜 기간 동안 지속되기도 합니다. 현대인들은 이런 소양병적 기질을 많이 가지고 있는데, 이유는 충분한 휴식을 취하지 못하고, 지나친 스트레스로 자율신경에 문제가 생겼기 때문이라고 생각합니다. 하지만 환자가 스스로 자각하기는 어려워서 단지 피곤하다고 인식하거나, 체력이 떨어져 있다고만 생각하기도 합니다. 따라서 약사가 정확하게 환자에게 묻지 않고 그 증상을 눈으로 관찰하는 것만으로는 확증하기 어렵기 때문에 구고, 인건, 목현은 약사가 환자에게 수시로 물어봐야 되는 필수항목이라고 생각합니다. 앞서 나오는 증상은 대부분 소시호탕을 사용하면 조절 할 수 있는데, 이 소시호탕에서 시호를 황련으로 바꾸기만 하면 반하사심탕이 만들어지므로 소시호탕과 반하사심탕은 서로 밀접한 관계에 있다고 볼 수 있습니다. 그렇다면 반하사심탕에서 반드시 확인해야 되는 증상에는 무엇이 있을까요? 그건 바로 명치 밑에 답답함을 느끼긴 하지만 누르면 쉽게 들어가는 심하비 증상입니다. 눌렀을 때 단단하게 뭉쳐 있으면서 아프다고 하면 경련으로 인한 증상이고, 눌렀을 때 저항 없이 잘 들어간다면 장열로 인해 발생하는 가스로 인한 답답함이기 때문에 반하사심탕을 써야 합니다. 즉 명치가 답답하지만 통증은 없는 상태라야 반하사심탕 증인데 만약 통증이 느껴진다면 함흉탕류를 사용해야 합니다.[2] 실제로 뭐가 들어가서 답답한 게 아니라 단지 압력이 높아져서 답답한 것이기 때문입니다. 함흉탕은 실체가 있는 답답함입니다. 따라서 누르면 아픕니다.

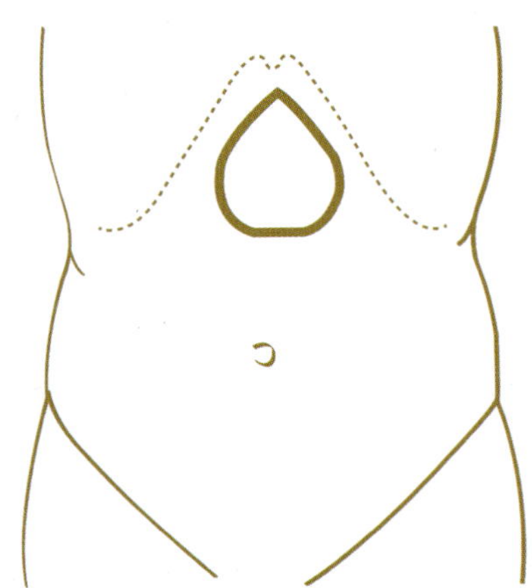

〈그림〉에 나온 위치가 답답해지고 만졌을 때 통증이 느껴지지 않으면 반하사심탕을 의심하면 됩니다. 약국 임상에서 반하사심탕을 확인하면 구역질과 장명이 동시에 수반되는 경우를 쉽게 확인할 수 있는데, 이는 필히 위장 기능 저하로 인해 장액의 재흡수가 원활히 이루어지지 않았기 때문입니다. 따라서 반하사심탕은 속이 메슥거리고 장에서 소리가 많이 나면서 장액이 넘치기 때문에 설사기가 있는 사람에게 사용하면 좋은 처방입니다. 물 같은 설사라기보다는 변을 보면 퍼지는 경향이 있고, 또 변을 봐도 시원하지 않아 또다시 화장실에 가고 싶은 상태인 경우가 많습니다. 장액이 장의 뜨거움(황련, 황금)으로 인해 부풀어서 압력이 올라가니 배가 아프고 설사기가 생기는 것입니다. 하지만 장은 변을 본 후에도 계속 뜨거워서 금방 압력이 올라가고, 화장실을 가고 싶은 생각이 다시 듭니다. 장이 뜨거우니 하복부의 압력이 증가해서 위액이 역류한다고 이해해도 좋고, 아랫배가 빵빵하고 압력이 높으니 장액이 아래로 내려가지 못하고 올라오는 거라고 봐도 좋습니다. 가슴이 답답한 것도 이렇게 이해할 수 있습니다.

📋 반하사심탕의 본초

반하사심탕의 본초를 보면 반하가 있어서 수독을 제거해 주고, 건강이 구역을 조절해주며, 황련과 황금은 위장의 예민한 상태 내지는 위장의 열을 가라앉히는 역할을 합니다. 황금은 염증을 없애는 기능이 강하고 황련은 흥분을 가라앉히는 작용을 합니다. 황련과 황금은 그래서 장염을 조절하는 역할을 하는데, 장의 열을 내려줌으로써 넘치는 장액이 부풀어 아랫배가 빵빵해지는 상태를 개선시켜 줍니다. 만약 반하사심탕증인 사람이 변을 보면 변기에 묻을 정도로 튀는 경우가 있는데, 이것은 장이 뜨거워 대변물이 끓어서 변을 볼 때 터지듯이 나왔기 때문입니다. 황련과 황금은 뜨거운 장내 환경을 개선시켜줍니다. 인삼, 감초, 대추는 비위의 기능을 회복시키는 역할을 합니다. 결국 위장 기능을 회복시켜야만 담음이 없어질 테니 장의 기능 회복은 아주 중요합니다. 반하사심탕은 소양병의 처방으로 봐야 하지만, 많은 경우 감기 증상과는 큰 연관 없이 체질적으로 장 기능이 좋지 않은 사람의 체질 개선제로도 많이 사용할 수 있습니다.

📋 반하사심탕의 응용

① 감기 증상은 호전되었지만 소화기능이 좋지 않거나 입맛이 좋지 않고 장에서 소리가 많이 날 때 쓸 수 있는 약입니다. 감기를 앓고 난 뒤에는 위장 기능이 떨어지게 됩니다. 위장 기능이 떨어지면 담음이 생기게 되고 밥을 먹지 않아도 배가 고프지 않은 상태가 됩니다. 밥은 먹고 싶지 않고 기운만 떨어지는 상태가 되는 것입니다. 이런 환자들이 약국에 자주 찾아옵니다. 반하사심탕과 위장 기능 조절제(필자는 속시탈과립을 자주 겸용합니다)를 사용하면 아주 좋습니다. 다만 소시호탕증이 남아 있는 경우에는 구고, 인건, 목현이 있으니 그 점만 구별해서 기억하시면 됩니다.

② 위산이 넘치고 명치가 답답한 증상을 호소할 때 쓸 수 있는 약입니다. 명치가 답답하다는 표현을 하는데 실제로 아픈 느낌이 없다면 소시호탕이나 반하사심탕을 쓰면 됩니다. 물론 정확히 구별해야 합니다. 실제로 통증이 있다면 함흉탕류를 사용해야 합니다.

③ 음주 후 배가 아프거나 구역질이 날 때 사용할 수 있는 약입니다. 음주 후 심한 물토를 하면서 물설사를 쏟아내는 단계라면 반하사심탕보다는 오령산을 써야 합니다. 이것은 물의 흡수가 완전히 되지 않는 상태이기 때문에 우선 흡수가 잘 되도록 하는 게 우선입니다. 하지만 음주를 꾸준히 해서 장기능이 떨어진 경우이고 변이 변기에 튀며 화장실을 자꾸 가고 싶고 장명이 심하다면 반하사심탕을 써야 합니다. 성인 남성이 술을 좋아한다고 하면 대부분 이 증상을 가지고 있습니다.

④ 청소년기에 체력이 약해서 장명이 심하고 화장실을 자주 갈 때 쓸 수 있는 약입니다. 청소년기는 성장을 위해 소화력이 엄청나게 좋습니다. 따라서 소화액의 양 자체도 상당하고 소화기관의 운동성도 좋습니다. 다만 비위 기능이 약하게 타고났다면 상대적으로 장액(담음)이 넘칠 확률이 높습니다. 실제로도 20대 이전에 과민성 장염으로 고생을 하던 사람들이 나이가 들면 그 증상이 저절로 없어지는

경우도 많습니다. 따라서 청소년기에 장 기능이 약한 학생들의 장 환경 개선제로 반하사심탕을 쓰면 좋습니다. 물론 장벽의 회복에 도움이 될 수 있도록 유산균과 영양제를 같이 주면 좋습니다.

⑤ 변이 자주 마렵지만 배변 후 시원하지 않아 화장실을 자주 가는 사람에게 쓸 수 있는 약입니다. 변이 자주 마렵다는 이야기는 장액이 뜨거워져서(뜨거워지면 부피가 커지겠죠. 장은 압력이 올라갈 때만 통증을 느끼도록 되어 있습니다. 예를 들어 대장 내시경을 하다가 게실을 떼어낸다 하더라도 통증은 없지만, 변의를 느낄 때는 통증을 느끼는 것과, 치질이 치상선 안쪽에 있는 내치질은 통증을 느끼지 않는 것만 봐도 알 수 있습니다) 장내 압력이 올라갔다는 뜻입니다. 변의를 느끼지만 변 자체의 양은 많지 않기 때문에 화장실을 자주 가고, 장의 온도로 장내 압력이 또 올라가게 되므로 변의를 또 느끼게 되는 것입니다. 이때는 장액을 줄여주고 장의 온도를 낮출 수 있는 반하사심탕을 쓰면 됩니다. 물론 유산균과 함께 사용하면 더욱 좋습니다.

⑥ 위장 기능이 좋지 않은 사람의 역류성 식도염에 쓸 수 있는 약입니다. 장의 압력이 올라가서 역류한다고 생각해도 됩니다.

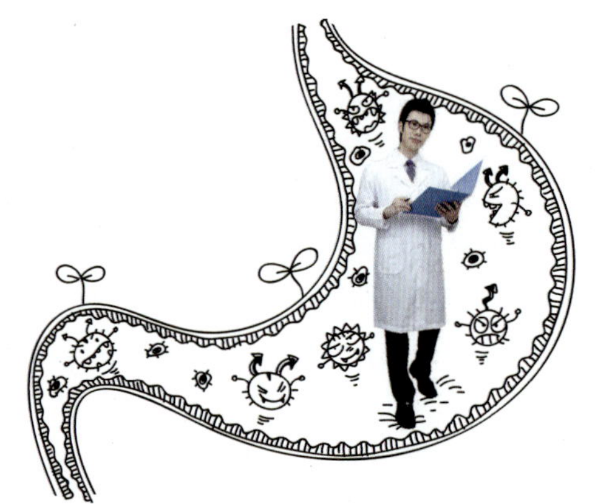

반하사심탕은 단독으로 사용하는 것도 좋지만 위장 기능 조절제나 유산균 함유제품과 같이 사용하면 증상 조절에 더욱 도움이 될 수 있고, 장 건강이 좋지 않아서 유산균 제품을 구매하러 온 소비자에게 1주일 정도 같이 복용할 것을 추천할 때도 유용합니다. 반하사심탕과 작약감초탕을 동시에 주면 급격한 위의 통증을 개선할 때 도움이 되며, 급격한 위장통과 구역, 속 쓰림에 응용하는 것도 좋습니다.[3] 반하사심탕에 생강을 증량하면 생강사심탕이 되는데 반하사심탕중에 구역이 많이 난다면 반하사심탕을 생강차와 복용하도록 하는 것도 한 방법이 될 수 있습니다. 위장 기능이 더 떨어진 사람의 경우 음식물의 소화가 더욱 되지 않아 뱃속에서 물소리가 나며 신경증이 더해져서 불안증이 올 수 있는데, 이땐 감초를 증량한 감초사심탕이 도움이 됩니다.[4] 약국에서 판매하는 감초로 차를 내서 그 물에 복용하도록 하면 됩니다.

📋 결론

약국에서 다빈도로 접하게 되는 위장병 환자에게 약국에서 쓸 수 있는 좋은 약 중에는 반하사심탕이 있습니다. 반하사심탕은 위염, 메슥거림, 속 쓰림에 부작용이 적은 약으로써 다빈도로 사용되지만, 그 의미를 정확히 알고 쓰는 경우는 많지 않다고 생각합니다. 반하사심탕은 현대인의 식습관과 생활문화 등을 고려할 때 앞으로 더욱 많이 사용될 약이라고 생각합니다. 스트레스로 인한 위염과 소화불량, 과도한 다이어트 등으로 인한 위무력증, 차가운 음식을 자주 먹어서 생기는 위냉증 뿐 아니라 젊은 세대의 과민성 대장 증후군에도 쓸 수 있는 약입니다. 다양한 적응증을 찾아내서 발전적으로 한약을 사용하다 보면 약국 한약 시장도 지금보다는 더욱 활기차고 탄탄해지리라 기대합니다.

> **Point**
> 1. 반하사심탕은 위염, 메슥거림, 속 쓰림에 사용하며 부작용이 적습니다.
> 2. 감기 증상은 호전되었으나 소화기능이 좋지 않거나 입맛이 좋지 않고 장에서 소리가 날 때 사용합니다.
> 3. 변이 자주 마렵지만 배변 후 시원하지 않아 화장실을 자주 가는 사람에게 사용합니다.

제2부

약재별
생약 이야기

---

1) 소화기계 질환 김정룡
2) 기초에서 응용까지 핵심 상한론 48처방 배현
3) 일차진료 한의사를 위한 보험 한약 입문 이준우
4) 알기 쉬운 약국의 한방 임상 정동환

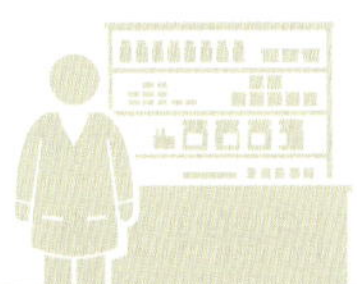

lecture 05 반하후박탕(半夏厚朴湯)

매핵기에는 **반하후박탕**이 **잘 듣습니다**

담음, 스트레스 두 가지 원인 제거 위해 사용한 처방
적은 비용으로 환자 상태 개선하는 중요한 약국 한약

사례 1) 전문직에 종사하는 40대 남성이 말을 할 때마다 큿큿거립니다. 목에 가래가 눌러 붙은 듯 불편해 보입니다. 병원을 다니며 진해거담제를 복용하고 있는데 크게 좋아지지 않는다고 하면서 방법이 없 냐고 묻습니다.

사례 2) 만성적으로 위장 기능이 저하된 환자입니다. 속도 쓰린 느낌이 있고 배도 빵빵하다고 합니다. 목에 무언가 낀 것 같이 불편해서 처방약을 먹고는 있지만 크게 좋아지지 않는다고 합니다.

사례 3) 누우면 코가 고이는데 자세를 바꾸면 코가 고이는 위치가 바뀐다고 합니다. 콧물이 흐르는 정도는 아닌데 잘 때 좀 불편하다고 합니다.

매핵기라는 표현이 있습니다. 매실씨가 목에 붙어있는 느낌이 든다고 하여 쓰이는 표현인데 한약을 주로 사용하지 않는 약사들도 대부분 알고 있을 정도로 관용화된 표현입니다. 매핵기란 용어는 직접 겪어 본다면 '아!'하고 무릎을 탁 칠 정도로 정확한 묘사임을 알 수 있습니다. 필자도 30대 초반에 그 증상을 오랫동안 겪은 적이 있습니다. 목에 뭔가가 딱 달라붙어서 귀찮게 하는 것이 아주 신경 쓰이는 증상입니다. 이번 시간에는 이러한 매핵기의 원인과 매핵기에 쓰이는 반하후박탕을 자세히 살펴보고 임상에서는 어떻게 응용할 수 있는지 알아볼까 합니다.

한의학 사전

매핵-기梅核氣[발음 : 매핵끼]
: 목 안에 무엇인가 맺히어 있는 것 같아서 뱉으려 하여도 나오지 아니하고 삼키려 하여도 넘어가지 아니하는 증상. 정신적인 원인에 의하여 기(氣)가 목에 맺혀서 생긴다.

매핵기는 목 안에 무엇인가 맺혀 있는 것 같으나 뱉어지지 않는 상태로 정신적인 원인에 의하여 기가 목에 맺혀서 생긴다고 정의를 내리고 있습니다. 목에 무언가가 걸려 있거나 인후부에 불편함을 유발하는 위–식도 역류성 질환과는 조금 다른 특징을 보입니다. 현대의학에서 일반적으로 식도 이물감을 느낄 경우 우선적으로 고려하게 되는 질환은 위식도 역류성 질환 내지는 후비루 증후군입니다.

📋 위–식도 역류성 질환

위식도 역류성 질환의 경우 하부식도 괄약근의 기능이 저하돼서 발생하는데, 위산의 역류로 식도염을 유발합니다. 가장 큰 특징은 속 쓰림으로 위 내용물의 구강 내 역류를 동반할 수 있습니다. 위식도 역류 질환의 합병증은 식도염, 식도협착, 식도궤양 및 바렛 이형성 등이 있습니다. 식도염은 동통을 유발하고 심지어는 출혈을 일으킬 수도 있는데, 때로는 다량의 출혈이 발생할 수도 있습니다. 복부에 압력을 주고 구부리고 앉으면 하부식도 괄약근의 힘이 약하기 때문에 위산이 넘어 오는 것을 느낄 수 있습니다. 제산제 겔을 복용시켜서 증상이 사라지는지 확인하는 것도 쉽게 위식도 역류성 질환을 감별하는 방법입니다. 물론 확실하게 확인하기 위해선 병원에서 식도 내시경을 통해 검사하도록 하는 것이 가장 좋습니다 약국에서는 환자에게 식도로 위산이 역류하지 않도록 하기 위해 침상을 6인치 올리고 커피, 술과 같은 위산 분비를 자극하는 음식을 피하도록 권하면 좋습니다. 하부식도 괄약근의 압력을 약화시키는 항콜린성 약물이나 음식 (지방, 초콜릿) 및 흡연을 피하는 것이 좋습니다. 제산제와 H2 길항제를 사용하며 위장 기능 조절제를 복용 하도록 할 수 있습니다. 반하사심탕을 추천하는 것도 좋은 방법입니다.[1]

📋 후비루 증후군

후비루는 코 및 부비동에서 다량으로 생산된 점액이 목 뒤로 넘어가는 현상을 말합니다.

알레르기 비염과 급·만성 부비동염과 인후두 위산역류증 또는 해부학적 변이, 연하장애, 피임약 복용에 의한 호르몬 변화 등이 원인이 될 수 있습니다. 점액의 과다 분비가 원인이므로 목 뒤로 점액이 넘어가는 느낌이 있고, 만성적인 기침과 콧물이 흐르는 느낌 내지는 목에 점액이 고여 있는 듯한 이물감을 느낄 수 있습니다. 따라서 반복적으로 헛기침 내지는 이물질(가래)을 뱉어내는 행동을 하게 되고, 증상이 심해지면 인후통을 느끼기도 합니다. 치료는 원인 질환에 맞춰서 하면 됩니다.

이외에도 몇 가지 질환이 식도 이물감을 유발할 수 있지만 이쯤에서 넘어가도록 하고, 매핵기에 대해서 다시 이야기 해볼까 합니다.

매핵기

앞에서 언급한 것과 같이 매핵기는 기가 막혀서 기울로 인해 발생하는 질환이라고 합니다. 사실은 여기에 한 가지 조건이 더 필요한데, 그것은 수독증상입니다. 평소에 위장 기능이 좋지 않은 사람이 스트레스로 인해 기가 잘 돌지 않을 경우 울체된 기가 발생해 담음이 정체되면 그것을 매핵기라 부릅니다.[2] 평소에 소화기능이 좋지 않아서 음식물의 흡수가 원활히 진행되지 않으면 위내정수가 생기고 그로 인해 담음이 생기게 됩니다(소화기능이 좋지 않은 것이 전제조건입니다). 담음이 몸에 그득한 상태에서 스트레스를 받으면 기체 증상이 오게 되고 체액 정체도 발생하면서 부종이 생기게 됩니다. 이런 상황이 식도 부위에서 발생하게 되면 매핵기가 발생되는 것입니다. 그러면 어떤 사람에게 매핵기가 잘 발생할지 예상이 되시나요? 위장 기능이 좋지 않고 잘 부으며 신경이 예민한 사람에게 잘 발생할 것입니다. 또한 음주가 잦고 스트레스가 많은 직장인에게서도 자주 볼 수 있고, 건강염려증의 환자에게서도 종종 볼 수 있습니다.[3] 물론, 직업적으로 스트레스를 많이 받는 전문직 종사자들에게도 많이 보입니다.

반하후박탕의 구성

반하후박탕은 반하, 후박, 소엽, 생강, 복령 이 다섯 약제로 이루어져 있습니다. 본초별로 이해를 해보자면, 우선 반하는 담음을 제거하기 위해 사용됩니다. 복령도 수독을 제거하기 위해 사용 됩니다. 반하는 담음을 말리고 복령은 그것을 소변으로 제거하는 작용을 합니다. 생강과 후박은 구역을 개선하고, 후박은 소엽과 함께 스트레스를 해소하는 작용을 합니다. 후박과 소엽은 기제(氣劑)로 사용합니다. 후박은 인사돌 플러스에도 포함된 약제로 항염, 소염 효과가 있습니다. 소화를 돕기도 하고 복부팽만감을 제거할 때도 사용합니다. 위장을 잘 움직이게 하고 우울 증상을 개선시키는 작용도 합니다. 소엽은 신경쇠약, 노이로제, 불면증 등에 도움을 줄 수 있습니다. 항염증과 항알레르기 작용을 하며 우울증의 개선에도 도움이 되는 것으로 알려져 있습니다. 따라서 반하후박탕은 담음이 몸에 정체된 상태에서 스트레스를 받아 기가 돌지 않는 매핵기에 효과적일 수 있는 것입니다.

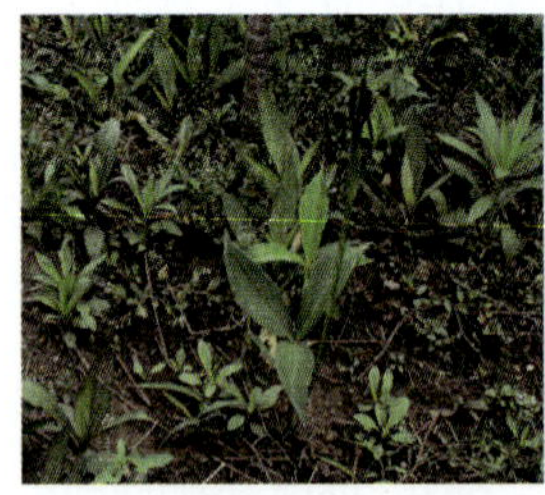 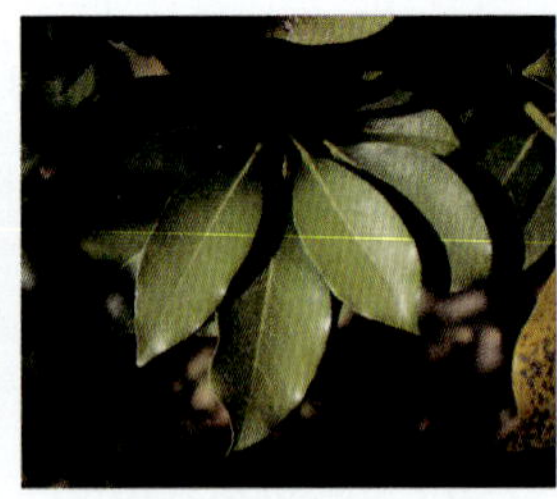 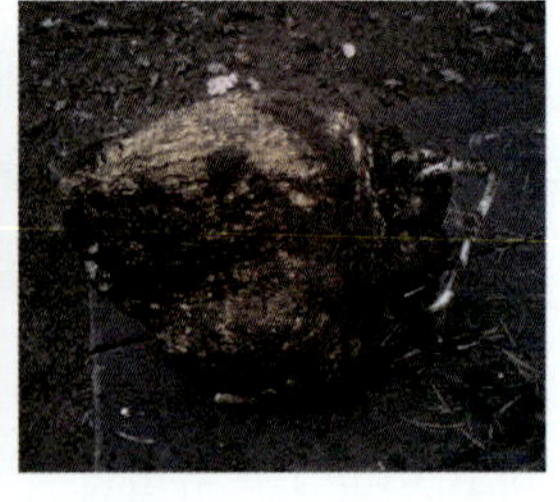 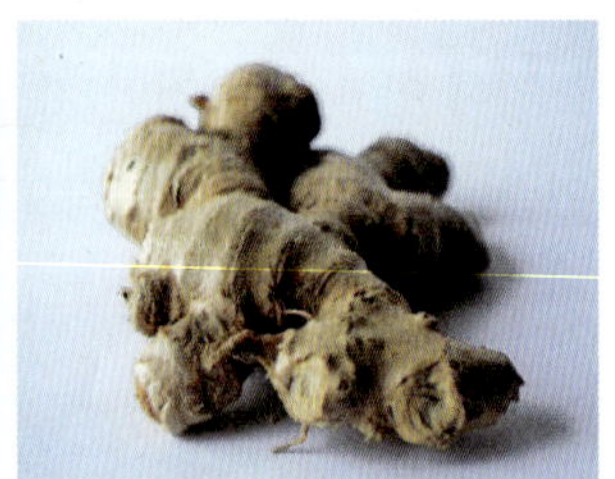

📋 기허(氣虛)

매핵기를 소개하다 보면 스트레스로 인한 기울이 소개됩니다. 아마도 기가 뭔지 알아야 이해를 할 수 있겠죠?

기는 원음과 원양의 상호작용으로 발생하는 물질운동으로, 세 가지 주요 작용을 합니다. 첫째는 장부의 기능, 물질의 운송과 배설 및 심장 박동과 혈액 순환 등을 촉진하는 추동작용(推動作用), 둘째는 전신을 돌면서 외부 사기의 침범으로부터 인체를 지키는 방어작용(防禦作用), 셋째는 장부의 위치를 고정시키고, 영양분이 정상적으로 체내를 순환하면서 운반되도록 하는 고섭작용(固攝作用)입니다. 이러한 기가 쇠약해지면 기허가 발생하게 됩니다. 기허가 발생하면 첫째, 장부기능이 떨어지고 물질의 운송과 배설에 장애가 생기며, 둘째, 면역이 떨어지고 숨이 가쁘고 식은땀이 잘 발생하며 감기에 잘 걸리게 됩니다. 마지막으로 셋째, 기의 고정작용이 약해지면 위하수, 자궁하수와 같은 장부하수가 발생하고 기의 섭납기능이 떨어져 식은땀이 나고 월경이 멈추지 않는 등의 증상이 발생하게 됩니다.[4]

담음이 있는 상태에서 기허까지 발행하면 물질의 배설에 장애가 생기고 점막하에 병적인 점액이 정체하게 되는 것입니다.

📋 응용

목이 쉰 사람에게 소시호탕과 같이 쓰면 시박탕이 되는데, 효과가 아주 좋습니다. 필자가 좋아하는 처방이기도 합니다. 향성파적환보다 효과가 좋은 거 같습니다. 인후가 건조해서 성대부종이 온 경우에도 사용할 수 있습니다. 인후가 심하게 건조해지면서 목이 쉰 경우에는 맥문동탕과 같이 써도 좋습니다. 담음으로 인한 부종과 비염에도 쓸 수 있습니다. 이때의 비염은 자세를 바꾸고 누우면 낮은 쪽 코가 막히는 느낌의 비염을 말합니다. 흐를 정도는 아니지만 코 점막에 고인 듯 맹맹하고 불편한 비염에 효과가 좋습니다.

이제 위식도 역류성 질환과 후비루, 그리고 매핵기의 차이가 정확히 보이시나요? 매핵기는 위식도 역류성 질환과 유사하기는 하지만 식도가 타들어가는 듯한 증상은 보이지 않습니다. 또 후비루처럼 코가 뒤로 넘어가는 듯한 느낌은 있지만 코가 넘어가는 양이 많지는 않습니다. 또 가장 중요한 단서는 위장 기능이 약하고 스트레스를 많이 받는 사람에게 발생하는 증상이라는 점입니다.

매핵기는 적어도 주단위의 처방으로 진득하게 복용시키는 것이 좋고(반하후박탕은 강한 약이 없습니다)

위장 기능을 좋게 할 수 있는 여러 방법을 고민하는 것이 좋습니다. 위를 따뜻하게 하고 따뜻한 차(계피차, 생강차 등)를 평소에 마시도록 권하고 충분한 휴식을 취하도록 권하는 것도 좋습니다.

결론

담음과 스트레스의 결합으로 발생하는 매핵기 증상은 앞으로도 약사로 사는 동안 계속 접하게 될 것입니다. 하루도 거르지 않고 겪어야만 하는 스트레스와 다소 지나친 음주 문화, 커피 문화 등은 매핵기 증상을 유발합니다. 반하후박탕은 그 약을 아는 것도 좋지만 그 약리기전을 정확히 이해함으로써 기(氣)라는 개념을 한 번 생각해 보는 것도 좋다고 생각합니다.

> **Point**
> 1. 목 안에 무엇인가 맺혀 있는 것 같으나 뱉어지지 않는 상태로 정신적인 원인에 의하여 기가 목에 맺혀서 생기는 매핵기에 반하후박탕을 사용합니다.
> 2. 스트레스와 지나친 음주 문화, 커피 문화 등은 매핵기 증상을 유발합니다.

---

1) 머크매뉴얼
2) 기초에서 응용까지 핵심 상한론 48처방 배현
3) 임상방제학강좌 노영범
4) 한의학을 말하다 탕원

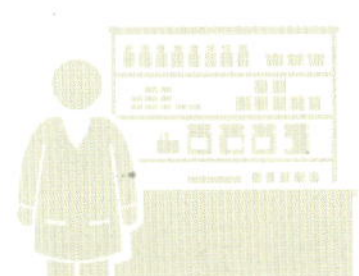

lecture 06 팔미지황환(八味地黃丸)

팔미지황환은 부신 고갈 영양 불균형에 도움됩니다

만성피로·음허 증상 개선에 효과적인 처방
다른 제품과 함께 사용할 때 시너지 효과

제2부

약재별
생약 이야기

약국에서 노인의 비뇨기계 질환에 많이 쓰는 비처방 제품은 소팔메토, 카리토 등이 있고, 한약에 자신 있어 하는 약사님들은 팔미지황환을 자주 씁니다. 팔미지황환은 흔히 노인의 야간뇨, 신허요통[1], 수족번열에 도움을 준다고 일러서 있습니다. 그래서 보통 장년 이상의 노인들에게만 팔미지황환을 권해야 한다고 생각하기도 합니다. 하지만 과도한 업무와 스트레스로 인해 노년층이 아닌 젊은 사람에게도 유사한 증상이 야기되는 경우가 있습니다. 이번 시간에는 전통적인 관점에서의 팔미지황환에 대한 해석과 현대적 관점에서의 팔미지황환을

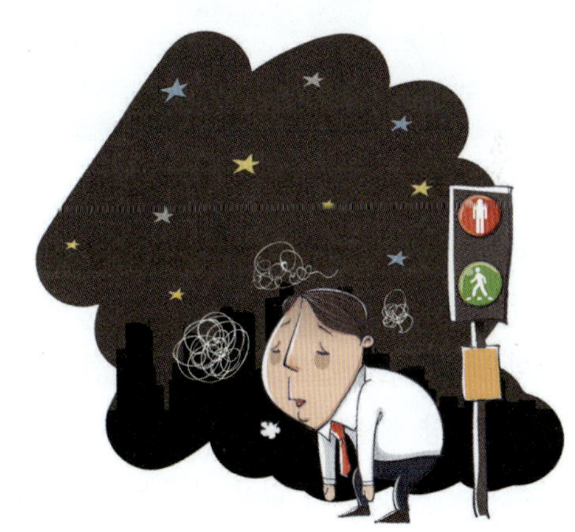

이해하는 방법을 생각해 보도록 하고, 다빈도로 팔미지황환을 쓸 수 있는 다양한 증상에 대해서 알아보겠습니다.

팔미지황환

팔미지황환은 숙지황, 산약, 산수유, 목단피, 복령, 택사(육미지황환)에 부자와 계지가 포함된 처방입니다. 숙지황(혈액), 산약(소화액), 산수유(정액)는 부족해진 체액으로 인한 음허 증상을 개선해주는 역할을 하며 목단피, 복령, 택사는 병적인 체액을 제거해주는 역할을 통해 간과 신장에 건강한 음액을 채워줍니다. 한쪽으론 나쁜 것을 빼내고 한쪽에서는 건강한 것을 채워 넣는 것입니다. 이를 3보(三補) 3사(三瀉) 한다고 하는데, 필자는 이 개념을 욕조에 담긴 물을 새로 담는 것에 빗대어 이해합니다. 한쪽에서는 지저분한 물을 배수구를 통해 제거해 주고 다른 한쪽에선 깨끗한 물을 넣어주면 결국 욕조의 물은 깨끗해질 것이라는 식으로 말이지요.[2]

또 이렇게 해석하기도 합니다. 소양인들에게 숙지황과 목단피는 소화제로 작용합니다. 소양인의 소화

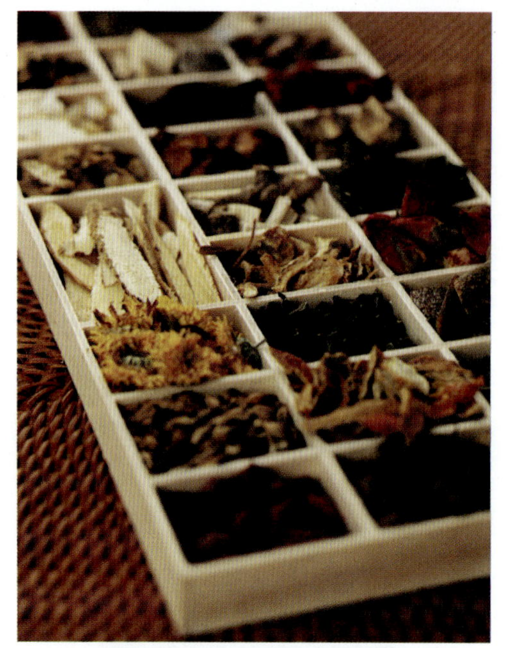

불량이나 설사는 염증이 심해져 삼출물이 자꾸 배출되는 경향이 있는데, 비교적 성질이 찬 숙지황과 목단피로 염증을 가라앉히고, 수분을 공급해 주면 소화가 잘 되고 설사가 멎습니다. 숙지황은 진액과 혈액을 급격하게 보충해 주는 성질이 있으나, 비교적 음이 많은 소음인이나, 태음인에게 무턱대고 쓰기에는 무리가 있을 수 있습니다. 따라서 대개 숙지황으로 전해질과 수분을 공급해 줄때는 반드시 복령이나, 택사를 가미해서 넣어준 만큼의 수분을 빼내주는 이뇨작용을 도모하거나, 부자나 반하를 이용해 정체되려는 진액을 순환시켜야 하는 경우가 많습니다. 또한 산약과 산수유는 자양강장을 목적으로 활용합니다.[3]

이것이 육미지황탕이 하는 일이고 여기에 혈관을 확장시켜주고 심박출을 도와주는 부자와 계지를 넣어서 팔미지황환을 만들면 육미로는 해결이 되기 어려운 신양허까지 개선된다고 합니다. 노년이 되면 기본적으로 혈류가 약해져서 보음을 해준다 해도 그 힘이 약해 몸 전체로 퍼지지 못하는 것을 개선하기 위한 방법입니다. 팔미지황환(육미지황환 역시)은 위와 같은 방식으로 간신음허(肝腎陰虛)를 개선해 주는 역할을 하는데, 간신음허는 만성 소모성 질환, 만성 염증성 질환, 영양 불량, 허약체질, 노화 등으로 인해 음액이 소모되었기 때문에 발생합니다. 증상은 허리가 아프고 다리에 힘이 없고, 몸의 하반신이 차며, 소복구급[4]이 있거나 야간뇨와 같은 비뇨기계 질환 등이 있습니다. 그 중에서 임상적으로 반드시 기억해야 할 부분은 야간뇨와(밤에 자다가 2회 이상 소변을 보면 야간뇨라고 봐도 됩니다) 신허요통, 수족번열과 같은 증상이고 이런 증상이 있으면 육미지황환이나 팔미지황환을 자신 있게 사용해도 됩니다.

📋 음허(陰虛)와 양허

음허는 원음이 쇠약해져 발생하는 허증입니다. 원음은 장부 기관을 자윤(滋潤)하는 기능과, 원양의 과도한 항진을 억제하는 기능을 합니다. 자윤 기능이 떨어지면 피부를 비롯해 구강, 인후, 코가 마르는 증상이 생깁니다. 원양을 견제하는 기능이 떨어지면 성욕 항진과 유정(遺精: 성 행위 없이 사정하는 것), 도한(盜汗: 자는 동안 땀이 나는 증상) 등이 나타날 수 있습니다. 음허는 각 장부의 음허로 나눌 수 있는데, 심음허와 간음허, 위음허, 폐음허, 신음허가 있습니다. 심음허는 심번(心煩)과 불면, 오심번열[5]의 증상이 나타납니다. 간음허는 두훈(어지럼증)과 이명, 화를 잘 내는 증상이 생기며, 위음허는 배가 고파도 먹으려고 하지 않고 배가 아픈 듯 안 아픈 듯한 상태, 고픈 듯 안고픈 듯한 상태를 유발하며, 심해지면 헛구역질과 딸꾹질을 유발합니다. 폐음허는 마른기침에 가래가 나오지 않거나 피가 섞여 나오고, 몸이 마르는 증상이 나타납니다. 신음허는 허리와 무릎이 쑤시고 힘이 없고 골증조열[6]과 현훈, 이명과 함께 남자는 지나치게 발기가 되고 유정이 있으며, 여자는 월경의 양이 적어지거나 폐경이 됩니다. 신은 원음을 저장하는 곳이기 때문에 원음이 쇠약해지면 가장 먼저 영향을 받는 곳입니다.

양허는 인체의 원양이 쇠약해져서 나타나는 증상입니다. 원양이 쇠약해지면 열량 부족으로 추위를 타게 되고, 신진대사가 감퇴돼서 혈압이 떨어지고, 심박이 저하되며, 기초체온이 떨어지고 소화력이 떨어질 수 있습니다.[7]

전통적으로는 위와 같이 설명하기도 하는데 요즘에는 음허로 인한 발열을 아래와 같이 해석하기도 합니다.

음허는 몸의 체액이 부족한 상태이므로 혈압이 낮긴 하나 반대로 보상적인 맥박수의 증가를 나타내는 경우가 많습니다. 그리고 체액량의 감소를 보상하기 위해 국소 혈액 순환량이 증가되어 몸의 특정 부위 순환량이 증가하는 경우가 많아지게 됩니다. 이렇게 되면 입안이 마르고, 미열이 나며, 뺨이 붉어지고, 손발바닥이 화끈거리며, 가슴이 답답하고, 야간에 식은땀이 나는 등의 증상이 발생합니다.[8]

필자는 아래 소개한 방식을 환자들과 상담할 때 더 선호합니다. 부족한 것을 채우려는 몸의 항상성이라는 측면이 이해가 더 쉽기 때문입니다.

팔미(육미)지황환은 소개한 것과 같이 신(양)음을 보충해 줌으로써 뛰어난 효과를 발휘하는 약입니다. 하지만 이 정도의 설명으로는 뭔가 부족한 느낌이 듭니다. 좀 더 정확히 이해를 돕기 위해서 부신과 연결해서 설명해 보도록 하겠습니다.

📋 부신

부신은 콩팥 바로 위에 위치하는데 수질 부위는 아드레날린과 같은 카테콜아민을 만들어내고, 피질 부위는 코티솔과 알도스테론을 만들어냅니다. 시상하부가 CRH[9]을 분비하면 뇌하수체가 부신피질자극호르몬을 분비합니다. 이 부신피질자극호르몬이 혈액을 통해 부신에 도달해 부신을 자극하면 스트레스 호르몬인 코티솔이 분비됩니다. 만약에 스트레스가 지속되면(질병이나 스트레스, 만성 염증성 질환 등) 코티솔 과잉 상태가 지속돼서 체지방이 증가되고 고혈압, 혈당 상승, 면역력 저하, 기억력 저하와 같은 상태가 초래되게 됩니다. 거기에서 더 나아가 호르몬의 소비가 더욱 더 지속되면(아주 오랫동안 지속되는 스트레스) 더 이상 코티솔을 생산하기 어려워지는 부신고갈[10] 상태에 도달하게 됩니다. 부신이 충분한 시간동안 쉬지 못하고 지속적인 소비가 이어지다 보면 더 이상 부신호르몬을 만들지 못하는 상태가 되는데 이때가 되면 기립성 저혈압과 만성적 피로, 상처의 회복 지연 및 성기능(성욕 포함) 저하와 저혈당, 복부비만 등의 증상이 나타나게 됩니다. 이는 부신호르몬에서 만들어지는 코티솔이 필요할 때 정상적으로 나오지 않아 발생하는 문제입니다. 이 상태는 팔미증과도 유사한 점이 많은데요. 팔미의 소복급결을 복부로 영양이 적절히 공급되지 못해서 근육에 경련이 오는 것으로 해석할 경우 부신고갈(부신이 고갈되면 코티솔이 적절히 분비되는데 문제가 생기므로 잦은 근육통이 발생할 수 있습니다)로 인한 근육통과 비슷하고, 또 수족번열은 코티솔 부족으로 인해 염증 상태를 잘 해결하지 못하는 부신고갈과 또 비슷합니다. 우리가 평소보다 더 많은 거리를 걷는다고 하면 저녁에 발바닥이 후끈거리게 됩니다. 하지만 충분히 잠을 자고 휴식을 취하면 코티솔이 분비돼서 발바닥의 염증을 없애주므로 후끈거리는 증상이 사라질 텐데, 만약 부신고갈이 온다면 이러한 작용이 원활히 진행되지 않아 수족번열이 온다고 생각합니다. 팔미지황탕은 부신고갈로 인한 영양 불균형에 도움이 될 것으로 보이고, 실제로도 유사한 상태에 사용하면 좋은 효과를 기대할 수 있습니다.

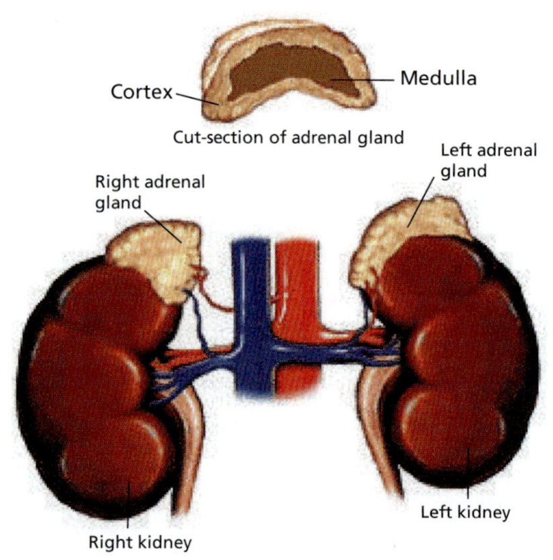

필자는 팔미를 단일제로도 사용하지만 보통 쌍화, 소시호와 함께 스트레스로 인한 만성 염증에 사용합니다. 물론 효과는 아주 좋습니다. 쌍화는 계지탕에서 출발하므로 혈액 순환을 돕고 피를 공급하며, 소시호탕은 스트레스에서 기인한 염증과 소화기능을 개선하는 역할을 합니다. 따라서 팔미의 보양 보음 기능과 더해지면 아주 좋은 효과를 나타낼 수 있는 것입니다. 하지만 팔미에 들어있는 부자로 인해 사용을 꺼리는 분들이 있습니다. 물론 복용하는 과정에서 혀끝이 무뎌지고(떫은맛이 나듯) 얼굴에 열이 오르는 것 같은 열감이 있거나, 가슴이 답답하고 잠이 잘 오지 않는 증상이 나타난다면 복용을 중단하는 것이 바람직합니다. 하지만 우리가 사용하는 부자의 경우는 정제 부자인데다가 크게 문제가 될 정도의 양이라고 보기 어려워 너무 겁을 낼 필요는 없다고 생각합니다.

부자(附子)

부자는 그 독성으로 말미암아 조심해서 사용하는 약이지만, 임상적으로는 아주 중요하고 여러 처방에서 사용되는 약제입니다. 부자의 주성분인 aconitine 및 mesaconitine은 Na^+-channel의 neurotoxin binding site 2에 강하게 결합하여 Na^+-channel을 활성화시켜 결과적으로 심근의 수축력을 증가시킵니다. 이러한 작용은 반대로 부정맥을 유발할 수도 있습니다. 또 부자는 NO의 유리에 의한 혈관 평활근의 이완을 통해 말초의 체온 상승을 가져오기도 합니다. 이런 작용들이 노인의 신양허를 개선하는데 도움을 줍니다.[11]

응용

① 팔미환은 부자증이 있는 사람에게 쓸 수 있습니다. 추위를 많이 타거나, 손발이 냉하고, 무릎이 시리다고 하면 사용 가능합니다. 팔미와 당사오를 수족냉증에 사용하면 효과가 좋습니다. 물론 다른 증상들(야간뇨 정도)을 확인하고 사용하면 보다 정확하게 선택할 수 있습니다.

② **소복불인:** 아랫배에 힘이 없고 말랑말랑한 상태일 때 사용 가능합니다. 아랫배의 감각이 둔해지고 잘 느끼지 못하는 것을 말하기도 합니다. 비슷한 표현으로 구불인이란 표현이 있는데, 입맛을 느끼지 못하는 것을 말합니다.

③ **신허요통:** 장시간 앉아 있거나, 자세를 바꾸고 돌아누울 때 , 조금만 누웠다가 일어나도 허리가 아프고, 오래 누울수록 허리가 아프다고 할 때 사용 가능합니다. 아침에 일어날 때 허리가 아프다고 하는 사람에게 팔미, 쌍화, 소경활혈탕을 쓰면 효과가 좋습니다.

④ **소변불리:** 소변이 신허증상으로 잘 나오지 않을 때 사용 가능합니다. 노인의 전립선 질환에 많이 응용합니다.

⑤ 생식 기능 저하에 도움이 됩니다.

⑥ **족번열:** 발바닥이 후끈거리고 아플 때 사용할 수 있습니다. 약국에서 질문을 많이 받는 내용 중 하나인데, 필자는 소시호, 쌍화, 팔미에 황련해독탕을 씁니다. 족번감은 양약으로 따로 대체할 수 있는 약이 떠오르질 않습니다. 이 족번감은 낮 동안 발에 무리를 줘서(일을 많이 했다던가, 많이 걸었다던가) 음허가 오면 그것을 보상하기 위해 순환 혈류가 증가하게 되고 그로 인해 열이 생기고 아픈 증상이 오는 것입니다. 이 족번감 하나를 고치기 위해서라도 팔미지황환을 공부할 의미는 충분하지 않을까 생각합니다.

결론

　현대인들은 지나친 스트레스와 영양 불균형, 과도한 업무로 인해 만성적인 피로를 느끼고 삽니다. 특히 팔미지황환은 스트레스로 인한 피로감에 큰 도움이 됩니다. 음허와 부신고갈(만성피로)은 상당히 유사한 개념입니다. 두 개념을 따로 보지 않고 잘 연결해서 사용하면 상당히 효과적으로 만성피로와 음허 증상을 개선할 수 있습니다(육체적 노동에 의한 피로감엔 십전대보탕이 더 낫다고 합니다). 팔미지황환이 노인의 보약, 노인의 비뇨기계 명약입니다. 하지만 그 의미를 정확하게 이해하면 노인 뿐 아니라 만성화된 질환의 여러 증상에 응용할 수 있는 약이기도 합니다. 단일로 사용해도 의미가 있고, 다른 약과 같이 써도 의미가 있습니다. 많은 약사님들이 이 약을 잘 사용할 수 있게 되기를 기대합니다.

> **Point**
>
> 1. 팔미지황환은 만성 소모성 질환, 만성 염증성 질환, 영양 불량, 허약체질, 노화 등으로 인한 간신 음허를 개선해 줍니다.
> 2. 팔미지황환은 부신고갈로 인해 발생하는 기립성 저혈압, 만성피로, 상처의 회복 지연 및 성 기능 저하와 저혈당, 복부비만 등에 도움이 됩니다.
> 3. 스트레스로 인한 피로감에는 팔미지황환이 좋습니다.

---

1) 신허요통(腎虛腰痛): 신장의 기능이 약해져서 나타나는 요통으로 오랜 병을 앓고 난 뒤 기력이 없어지거나, 나이가 많이 들었거나 과도한 성생활을 했을 경우에도 발생할 수 있습니다. 청소년기에 불편한 자세로 오랜 시간 책상에 앉아 있을 때도 발생할 수 있습니다. 지나친 업무나 운동도 그 원인이 될 수 있고 허리둘레가 은근히 아프게 됩니다. 소변을 볼 때 힘이 없고 다리와 무릎이 시리고 저리며 다리에 힘이 없어집니다. 오래 서 있거나 걷기 힘들고, 허리 근육은 탄력이 없이 늘어지는 경우가 많으며, 허리 부분을 손으로 누르면 시원하게 느껴집니다. 심한 경우에는 얼굴에 열이 나고 가슴도 두근거리기도 합니다. 그 밖에 눈이 침침하고 귀가 잘 들리지 않거나 소리가 나며, 소변을 자주 보는 증세가 함께 나타나기도 합니다.
2) 숙지황을 넣어서 보음을 시킬 때 너무 과하면 오히려 담음이 생기니까 복령이나 택사와 같은 약으로 넣어준 만큼의 수분을 빼내주거나, 부자나 반하를 사용하여 정체되려는 진액을 순환시킨다고 해석하기도 합니다.
3) 임상방제학강좌 노영범
4) 소복구급(少腹拘急): 아랫배에 심한 경련이 일어나면서 소변을 잘 누지 못하는 증상을 말합니다.
5) 五心煩熱: 심중번열로 양쪽 손바닥과 발바닥의 발열감이 동반되는 증상
6) 骨蒸潮熱: 발열이 골수에서 시작되어 골증이라고 하며 아침에는 몸이 서늘하나 저녁이 되면 열이 나고 가슴이 답답하고 조급해서 잠을 잘 자지 못하고, 입맛이 없고, 소변이 짙어지며, 허리가 욱신거리면서 다리는 차고, 손바닥에 열이 있는 상태
7) 한의학을 말하다 탕원
8) 임상 한의사를 위한 기본 한약처방 강의 주성완
9) corticotrophin-releasing hormone: 부신피질자극호르몬의 분비를 촉진하는 호르몬
10) 부신고갈은 여러 책에서 소개가 되고 있지만 아직 좀 더 검증이 필요한 내용입니다. 하지만 약국에서 환자의 상태를 이해하기에 타당한 부분이 많기 때문에 필자는 적극적으로 환자의 상태에 적용해 보는 개념입니다.
11) 한방약리학 한방약리학 편찬위원회

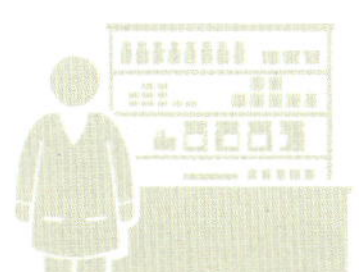

lecture 07 사심탕류(瀉心湯類)

열과 염증 잡는 사심탕류 약물

보혈과 보음 적절히 더해야 근본적 개선에 도움
생약의약품 사용 숙지하고 적극적으로 처방해야

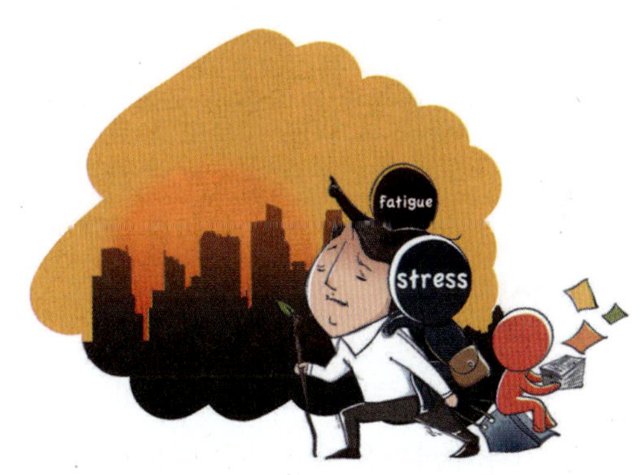

스트레스를 많이 받는 현대인에게 아주 좋은 처방이 있습니다. 황련과 황금을 기반으로 하는 사심탕류의 약들인데, 스트레스로 인한 염증을 없애는데 아주 탁월한 효과를 가지고 있습니다. 필자는 사심탕류의 약들 중에서 황련해독탕, 삼황사심탕, 그리고 반하사심탕을 많이 응용하는데, 이번 시간에는 이런 약들에 대한 의미를 알아보고 어떻게 응용할 수 있을지를 한 번 꼼꼼히 살펴볼까 합니다.

사심탕류는 염증과 흥분을 가라앉히는 작용을 합니다. 발열, 흥분, 염증이 그 치료 목적인데, 흥분을 가라앉히는 데는 황련과 치자가 있고, 황금과 황백은 염증을 없애는 쪽으로 초점이 맞춰져 있습니다. 이런 약제들을 청열제라고 말하며 염증 반응이 일어나는 것을 억제하여 주는 면역 조절제라고 생각하면 좋습니다.[1]

사심탕류에 많이 들어가는 약은 황련, 황금, 황백, 치자 그리고 대황이 있습니다. 우선 이 약제들의 효능에 대해 알아보겠습니다.

📋 황련(黃連)

황련에서 추출한 리그난 계열의 성분은 TNF-α 분비 억제를 통한 항염작용을 합니다. 또한 카테콜아민(catecholamine)의 생합성을 억제하는 역할을 합니다.

🗒 황금(黃芩)

황금은 항염 및 항산화 작용을 합니다. 황금의 바이칼레인(baicalein)을 투여하면 설파살라진(sulfasalazine)을 투여한 것과 유사한 효과가 있다고 합니다. 또한 자가면역질환의 발전 및 진행에 관여하는 사이토카인인 IL-12의 생성을 억제해서 염증을 억제하는 것으로도 알려져 있습니다. 또한 알레르기 증상을 억제하는데도 도움이 됩니다.

🗒 황백(黃柏)

황백 추출물은 아라키돈산(arachidonic acid) 등에 의해 유발된 부종에 대하여 억제 효과가 있고, 이를 통해 피부질환에 대한 국소적 항염증 효과가 있습니다. 또한 황백과 황련(2:1)의 혼합추출물은 매우 우수한 항염증 활성을 보입니다. 또한 면역과민 증상을 억제하고, 염증성 cyrokine의 발현을 감소시킵니다.

🗒 치자(梔子)

치자는 헥소바르비탈(hexobarbital)의 수면 효과를 현저히 연장시키고 수면의 질적 개선 작용이 있습니다. 치자의 에탄올 추출물은 체온을 낮추는 기능이 있습니다. 치자 추출물은 경구나 주사로 투여했을 때 부교감 신경계를 통해서 혈압을 떨어뜨리는 작용을 합니다.[2]

🗒 대황(大黃)

대황은 대장에서 작용하는 사하제이며 용량 의존적이라 저용량에서는 소화작용, 고용량에서는 배변 촉진, 아주 고용량에서는 파어(破瘀)제로 작용을 합니다. 대황은 면역 억제 효과를 통한 항염증 효과가 있습니다. 대황의 에탄올 추출물은 간섬유화를 억제하며, 담낭의 수축을 촉진하고 담즙 분비를 증가시킵니다. 또한 담즙산의 양도 늘립니다. 혈압을 낮추고 체온을 떨어뜨리는 역할을 합니다. 지혈작용이 있습니다.

물론 소개한 내용 외에도 황련, 황금, 황백, 치자, 대황의 임상적 효과는 더 있지만 사심탕류의 약물을 해석하는 데는 이 정도의 사실만 알고 있어도 충분합니다.

📋 사심탕(瀉心湯)

> 心氣不足, 吐血, 衄血, 瀉心湯主之
> 심기부족, 토혈, 육혈, 사심탕주지
>
> 심기가 부족해져서 토하고, 코피를 흘릴 때 사심탕으로 치료한다.

사심탕은 대황, 황련, 황금으로 이루어진 약인데 삼황사심탕이라고도 합니다. 현대인에게 아주 좋은 소염제이자 신경안정제라고 생각합니다. 혈관이 충혈 됐거나 부어있을 때 염증을 가라앉히고 지혈을 돕는 작용을 합니다. 삼황사심탕은 대황이 들어있어 장독을 끌어내리는 작용을 합니다.

조문에서는 심기가 부족해져서 피를 흘릴 때 사용한다고 적어놨지만, 혹 출혈성 질환에만 사용하는 우를 범하면 안 됩니다. 사심탕은 스트레스를 받아 몸에 과도한 염증 반응이 일어나서 혈관에 압력이 올라갔거나 코피 등이 날 때 사용할 수 있는 약인 것은 분명하나, 현대 약국 임상에서는 두통과 혈압 상승 등에 적용하는 편이 더 좋습니다. 대황은 담즙의 배설을 돕는 작용을 합니다. 또한 숙변을 제거하는데 사용할 수 있어 명치가 답답하고 장독이 있는 사람에게 쓰면 아주 좋은 약이고, 장독을 빼줌으로써 뇌압을 낮추는데도 큰 효과가 있습니다. 필자는 영계출감탕, 당귀작약산 등에 더해서 눈이 빠질 것 같다고 하는 사람이나, 머리가 어지럽고 뭔가 꽉 찬 듯이 답답하다고 하는 사람에게 사용했는데 효과가 아주 좋았습니다. 이러한 내용에 대해 '방제에서 사람으로'를 쓰신 윤영배 선생님은 다음과 같이 해석했습니다.

시호제를 보면 대황이 들어가는 처방이 많습니다. 대황은 단단한 것을 잘게 부수는 작용이 있는데 이로 인해 대황의 양을 가지고 대황의 작용을 구분 짓기도 합니다. 대황은 그 양을 한 푼 내지 두 푼을 사용하면 소화제로 작용하고, 오 푼 내지 한 돈을 사용하면 어혈작용을 하며, 두 푼 내지 세 푼을 사용하면 그때야 사하제로써 작용하는 것입니다. 솥을 식히려면 솥 아래의 장작을 빼는 것처럼, 삼황사심탕을 사용하면 머리 쪽의 병을 고칠 수 있습니다. 대황은 여러 작용을 하는데 잘게 쪼개는 작용과, 간에서 소설(疎泄)하는 작용 그리고 대황의 인경작용이 있습니다. 대황은 무거운 약이기 때문에 떨어지고 내려가는 작용을 가지고 있는데 바로 많이 내려가기 위해서는 많이 올라가야 하는 법입니다. 그러기에 대황의 작용은 머리끝까지 올라가서 거기서 떨어지는 것입니다.

머리에 꽉 찬 열을 내리기 위해 대황을 써서 사하시켜 열을 내려준다는 의미인데, 꽤나 일리 있는 방법이라고 생각합니다. 실제로 머리가 먹먹하고 꽉 들어찬 사람에게 잘 듣는 약입니다. 황련, 황금과 함께 쓰여서 열을 내려주는데 특히 머리 쪽에 열이 많고 답답함이 심할 때 사용하면 좋습니다. 삼황사심탕은 혈압이 너무 들쭉날쭉하는 사람들에게 쌍화탕, 보중익기탕과 같이 쓸 때 효과를 보기도 합니다. 심혈허에 쓰는 약이니 혈을 대주는 쌍화(사물탕 포함)와 기허를 채우는 보중익기탕과 같이 쓰면 효과가 더 좋은 것입니다. 또 불면증이 심한 사람에게 간단히 쓸 때 천왕보심단 물약과 삼황사심탕을 써도 좋습니다. 혈 부족은 천왕보심단이 개선해 주고 상초의 열은 삼황사심탕이 치료해 줄 수 있습니다.

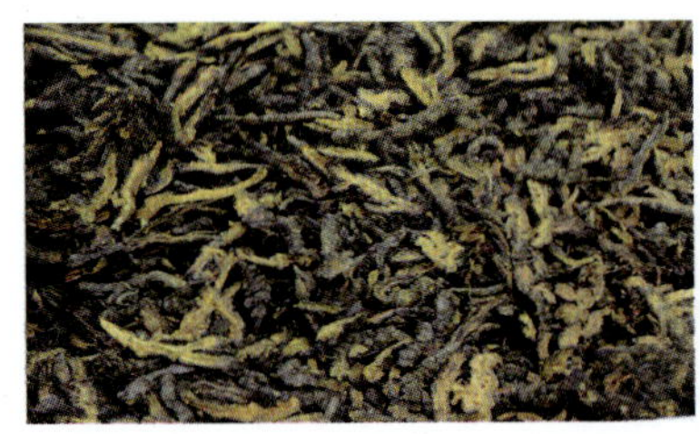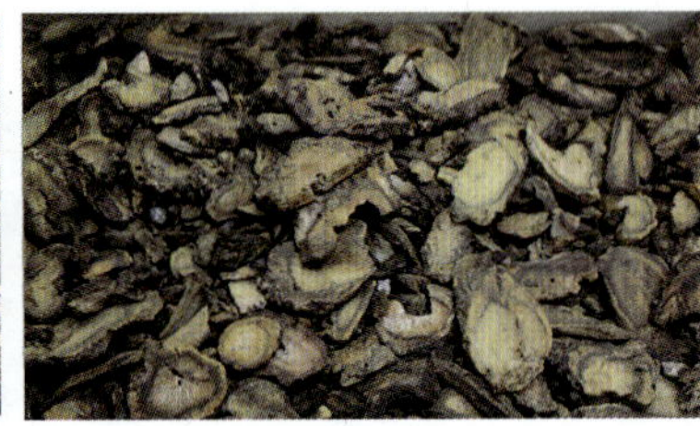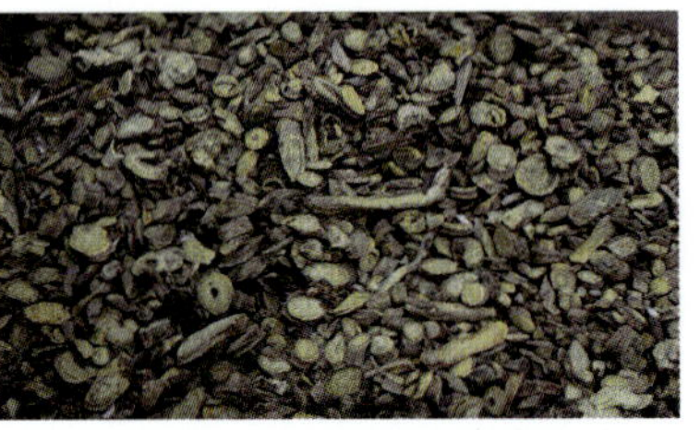

📋 황련해독탕(黃連解毒湯)

황련해독탕은 황련, 황금, 황백, 치자로 이루어져 있습니다. 보통 설명하기를 황련은 상초, 황금은 중초, 황백은 하초, 그리고 치자는 삼초의 열을 사화(瀉火)시킨다고 합니다. 황련해독탕은 열과 혈관의 염증을 없애는데 기본으로 사용하는 약인데, 일종의 소염제의 의미로 받아들여도 됩니다. 황련해독탕에 사물탕을 섞은 온청음은 피부질환에 가장 자주 쓰이는 약이기도 합니다. 황련해독탕은 코피가 나거나 자궁출혈이 있거나 객혈이 있는 등의 증상에 사용하면 아주 좋고, 주사비나 안면홍조 등의 증상에 사용해도 좋은 약입니다. 불필요한 질 출혈이 심하다면 황련해독탕에 궁귀교애탕을 사용하면 좋습니다. 또 용접과 같이 불 가까이에 있어서 얼굴이 화끈거리는 환자에게 권해도 좋은 약입니다.

📋 대황황련사심탕(大黃黃連瀉心湯)

대황황련사심탕은 대황과 황련만 섞어 놓은 것입니다. 황련은 대황과 함께 쓰면 숙변을 제거하고 어혈을 없애는 작용을 합니다. 안면이 붉고(주사) 변비가 있으며 심하비(心下痞)가 있을 때 사용합니다. 특히 정신적인 과로로 혈액이 상부에 편중된 것을 치료하는데, 약국에서는 이 의미로 사심탕을 사용하면 됩니다.

📋 부자사심탕(附子瀉心湯)

대황, 황련, 황금에 부자를 섞은 것인데, 사심탕 증이 있으면서 한기가 싫고 땀이 나면서 마비감이 있을 때 쓰는 약입니다. 약국에서는 진무탕에 사심탕을 섞으면 유사한 방의로 사용할 수 있습니다.

📋 반하사심탕(半夏瀉心湯)

많이 사용하는 처방이라 따로 설명할 필요는 없어 보이지만 사심탕 중에서 아주 중요한 약이니 한 번 짚고 넘어가겠습니다. 반하사심탕은 담음을 제거해주는 반하와 황련, 황금(사심탕류)을 넣어 장의 열을 내려주며, 인삼, 대추, 생강, 감초를 넣어 장의 기능을 정상화 시키는 것을 목표로 사용하는 약입니다. 반하사심탕증인 사람은 심하비와 장명, 복부팽만, 속 쓰림, 역류성 식도 등의 증상을 호소합니다. 또 변이 퍼지듯이 나오고 시원한 느낌이 없어 화장실을 다시 가게 되는데, 그 이유는 이렇습니다.

반하사심탕증인 사람은 기본적으로 소화기능이 약합니다(찬 음료를 너무 자주 마셔서 위장 기능이 떨어진 경우도 소화기능이 약한 것으로 봅니다). 장액이 잘 흡수되지 않아 장액이 장관에 넘치는 상태에 염증과 열이 있으면 장액은 부피가 늘어나서 장관의 압력이 늘어나게 됩니다(장액이 뜨거워져서 부풀어 오르는 것입니다). 우리의 위장은 상처가 난다고 해서 통증이 생기지는 않지만 압력이 증가하면 통증을 느낍니다. 따라서 흡수되지 않은 장액이 염증으로 인한 열로 인해 팽창하게 되면 복부팽만감이 오고, 복통을 유발하게 됩니다. 압력이 올라가서 항문을 압박하면 화장실을 급하게 가긴 하지만 실제로 변이 꽉 차게 있는 것이 아니기 때문에 푹하고 퍼지듯이 나오게 됩니다. 열이 계속 있기 때문에 이 상태는 계속되게 됩니다. 또한 장내 압력이 높아 명치에 영향을 미치게 되면 답답한 증상이 생기기도 합니다. 또 복부의 압력이 높아지니 위산이 역류하는 일도 발생하게 됩니다. 따라서 이때는 황련, 황금으로 장의 열을 내려주고 인삼, 대추, 감초로 위장에 영양을 넣어주며, 생강으로 구역을 치료하는 것입니다. 청소년기에 특히 이 증상은 자주 오기 때문에 20대 이하의 과민성 대장 증후군에 반하사심탕을 잘 쓰면 아주 좋은 효과를 볼 수 있습니다. 물론 술을 좋아하는 성인 남성의 위장 관계 질환에도 좋은 약입니다.

📋 정리

사심탕류의 약들 중 약국에서 그 의미를 정확히 알아야 될 내용을 살펴봤습니다. 별 것 아닌 것 같은 약이지만 그 의미를 정확히 알게 되면 약에 대한 애정이 생깁니다. 사심탕류는 앞으로 약사들이 더 관심을 갖고 봐야 될 약입니다.

얼마 전 환자가 얼굴에 가려움을 호소하며 알레르기약을 사러 왔는데 주사(붉음증) 성향이 보여 여러 증을 확인하고 황련해독탕 단일제제를 1주일간 준 적이 있습니다. 원래는 소화 능력과 음식의 섭취 등도 고려하지만 증상이 크게 심하다고 보지 않아 황련해독탕만 줬습니다. 환자가 아주 오랜 시간 병의원을 다니면서도 좋아지지 않았던 증상이 1주일 만에 좋아졌다면서 감사하다고 찾아오는 것을 보고, '우리 약사가 좀 더 적극적으로 생약의약품을 사용하면 어떨까'라는 생각을 해보게 됐습니다. 특별히 어렵지 않은 처방을 가지고도 약사가 할 수 있는 일이 매우 많으니 말이지요. 앞으로 약국가에선 사심탕류를 써야 할 경우가 더욱 많아질 것입니다. 그 처방들을 잘 알고 자유자재로 사용할 수 있다면 환자 상담에 한층 자신감이 생기리라 생각합니다. 현대인의 식습관이나 환경 등을 고려한다면 우리는 사심탕(금련제)류를 열심히 연구해야 할 것입니다.

Point
1. 사심탕류는 염증과 흥분을 가라앉히는 작용을 합니다.
2. 대황련사심탕은 어혈을 없애는 작용을 합니다. 안면이 붉고(주사) 변비가 있으며 심하비가 있을 때 사용하면 좋습니다.
3. 한기가 싫고 땀이 나면서 마비감이 있을 때는 부자사심탕을 사용합니다.

---

1) 임상 한의사를 위한 기본 한약처방 강의 주성완
2) 한방약리학 한방약리학 편찬위원회

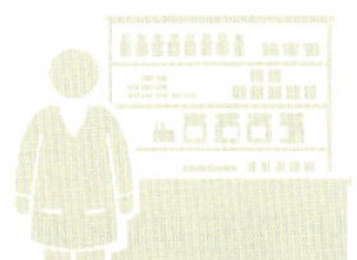

lecture 08 계지복령환(桂枝茯苓丸)

쓰임새 많은 어혈제, 계지복령환

오래된 어혈 파괴 및 노폐물 제거로 혈액순환장애 개선
기미, 주근깨, 생리통, 정맥류 등 다양한 질환에 적용 가능

Q.1) 여름이 다가오고 있습니다. 기미, 주근깨에 도움이 되는 도미나 제품이 많이 판매될 것 같습니다. 하지만 도미나와 같은 hydroquinone 제품과 L-cystein 제품을 사용해도 기미가 잘 제거되는 것 같지는 않습니다. 요즘 나온 트라넥삼산 제품도 그다지 손이 가질 않는군요.

Q.2) 생리통이 심한 여성들이 많습니다. 탁센과 같은 액상진통제와 파마브롬이 들어있는 제품, 진경제가 포함된 진통제 등도 많고 대증적으로 효과를 보는 제품은 있지만 근본적인 해결에 도움이 되지 않는 것 같습니다.

Q.3) 정맥류 환자들이 많습니다. 오랜 시간 서서 일하는 직업이 늘어난 결과이기도 하겠지만, 센시아 등 정맥계 질환에 쓰이는 약들의 매출이 꾸준합니다. 하지만 정맥류가 단지 혈관만의 문제라고 보기에는 다소 한계가 있습니다.

Q.4) 각종 혈액 순환제가 있습니다. 은행잎 제품을 비롯해서 산사자가 포함된 제품과 마그네슘 제품까지 혈관을 확장시키고 혈액의 순환을 돕는 제품들이 많이 있습니다. 하지만 이런 제품을 사용한다고 해서 뒷목이 당기거나 어깨가 뭉치는 증상이 금세 좋아지지는 않습니다. 뭔가 도움이 될 방법이 없을까요?

앞서 소개한 경우들에 유용하게 쓰일 수 있는 처방이 있습니다. 짐작들 하고 계시겠지만 계지복령환이 그 주인공입니다.

계지복령환(桂枝茯苓丸)

〈한의학〉 계지와 복령으로 만드는 환약. 어혈을 내리게 하는 대표적 처방으로, 체질과 체력이 보통 정도인 부인의 여러 질환과 타박상 따위에 쓴다.[1]

한방 초심자들은 계지복령환을 체력이 좋은 사람의 어혈제 정도로 이해하는 경우가 있기 때문에 그 응용에 어려움을 겪는 경우가 많습니다. 실증의 어혈제는 계지복령환, 허증의 어혈제는 당귀작약산 내지는 온경탕 이라고 암기하듯이 알고 있다면 그 뜻을 이해하지 못해 어혈제의 사용을 포기하게 되기 쉽다고 생각합니다. 또한 부인과 약이라고만 이해한다면 쓰일 수 있는 범위도 생리통, 타박상 정도로만 제한될 수 있기 때문에 계지복령환이 가지고 있는 다양한 쓰임새를 다 이용하지 못하게 됩니다.

우선 허증의 어혈제인 당귀작약산과 온경탕을 살펴보도록 하죠.

당귀작약산(當歸芍藥散)

백작약(白芍藥) 10g, 천궁(川芎)·택사(澤瀉) 각 6g, 당귀(當歸)·적복령(赤茯苓)·백출(白朮) 각 3g.

[《동의보감(東醫寶鑑)》] 임신 때 명치 밑으로부터 배꼽 주위까지 아프고 설사를 하는 데, 해산 전이나 해산 후에 생기는 현기증을 비롯한 여러 가지 병증에 두루 쓴다. 위무력증, 위경련, 부종, 월경 장애, 갱년기 장애 등 때 빈혈 증상이나 하복통이 있고 허증(虛證) 증상이 있는 데 쓸 수 있다.[2]

당귀작약산은 당귀, 작약, 천궁의 사물탕(피의 개념) 개념에 복령, 백출, 택사의 오령산 개념이 합방된 개념의 처방입니다. 당귀작약산은 피를 넣어주고 과도한 혈장을 소변으로 **빼냄**으로써 혈액의 점도를 증가시켜 혈액의 기능을 높여주는 개념의 약입니다. 어혈제이긴 하지만 혈 자체의 양이 적어서 혈허가 오는 것을 개선시키는데 그 치료 목표가 있다고 생각합니다. 철분제와 같이 쓰면 빈혈 개선에 효과가 좋습니다.

온경탕(溫經湯)

맥문동(麥門冬) 8g, 당귀(當歸) 6g, 인삼(人參)·반하(半夏: 법제한 것)·백작약(白芍藥)·천궁(川芎)·모란피(牡丹皮) 각 4g, 아교주(阿膠珠)·자감초(炙甘草) 각 3g, 오수유(吳茱萸)·육계(肉桂) 각 2g, 생강(生薑) 3쪽.

[《동의보감(東醫寶鑑)》] 충임맥(衝任脈)이 허하여 월경이 고르지 못하며 가슴과 손발바닥이 달아오르며 입이 마르고 아랫배가 차며 오랫동안 임신하지 못한 데 쓴다. 자궁 발육 부전, 불임증, 습관성 유산, 갱년기 장애, 수장(手掌) 각화증 등 때 쓸 수 있다.[3]

온경탕 역시 사물탕의 개념에서 시작하고 아랫배를 따뜻하게 해주어서 월경을 고르게 해주고 구순건조와 두통, 손발 건조감을 개선하는 처방인데 당귀작약산과 마찬가지로 피를 넣어줘서 허혈을 개선하려는 목적이 엿보입니다.

위 두 처방과 계지복령환의 가장 큰 차이점이 뭔지 아시겠지요?

기본적으로 당귀작약산과 온경탕은 피를 공급해서 순환이 잘 되게 하겠다는 뜻을 가진 처방입니다. 뭉쳐 있는 어혈에 새로운 혈을 공급해서 풀어버리듯 제거하겠다는 의미이거나 혈을 공급해서 혈 전체의 순환을 되살리겠다는 의미라고 생각합니다. 사물탕이 들어있는 약은 모두 피를 공급해서 증상을 개선하겠다는 목적을 가졌다고 보면 됩니다.

하지만 계지복령환은 그 처방에 사물탕과 관련된 약제가 없는 것으로 보아 피를 공급해서 순환을 돕는 약은 아님을 알 수 있는데요. 그럼 계지복령환은 어떤 원리로 어혈을 제거하는 것일까요?

📋 혈허(血虛)

혈은 인체에 영양을 공급하고 자윤하는 물질입니다. 따라서 혈이 부족해지면 장부 조직의 자윤과 영양 상태를 저하시킬 수 있어, 여러 증상이 발생합니다. 얼굴이 누렇게 뜨고 푸석해지고 광택이 없어집니다. 손톱과 입술, 혀, 결막의 색이 옅어지고 창백해집니다. 혈허로 심을 자양하지 못하면 깊은 잠을 자지 못하고, 심장이 두근거리며 불안한 증상이 생기고, 이명과 청력 저하가 옵니다. 월경이 줄고, 시력 감퇴, 건망증, 다몽증(多夢症) 등의 증상도 발생합니다. 혈허는 과다한 출혈과 지나친 근심, 오랜 병, 장기간의 영양결핍과 소화 흡수 기능 저하로 발생할 수 있습니다. 당귀작약산증의 환자는 이런 증상을 많이 가지고 있습니다.

📋 어혈(瘀血)

어혈은 크게 혈액이 부족해서 발생하는 혈어와 피가 뭉쳐서(縮血) 생기는 어혈이 있습니다. 혈액의 총량이 부족해지면 인체는 주요 장기로의 혈액 공급량을 늘리기 위해서 심박수를 증가시키고 중요 장기 외의 기관에 혈액의 공급을 줄이게 됩니다. 따라서 중요 장기 외의 기관은 혈허 상태에 도달하게 돼서 쉽게 손상이 되거나 기능이 떨어질 수 있습니다. 마찬가지로 혈관벽 역시 충분한 영양을 공급받지 못하게 돼 약해지게 됩니다. 따라서 작은 충격에도 혈관이 손상돼 멍이 쉽게 들거나 멍이 잘 없어지지 않는 상태가 유발될 수 있습니다.

또한 혈액이 정상적인 기능을 하지 못하고 점도가 높아지면(어혈이 만들어지면) 혈액의 흐름이 나빠지게 되면서 결과적으로 혈허와 비슷한 상태가 됩니다. 피가 부족해서 공급이 잘 되지 않는 경우나 피의 상태가 좋지 못해서 충분한 양의 혈액을 공급하지 못하는 경우나 우리 몸의 입장에선 비슷한 상황이라고 볼 수 있는 것입니다.

계지복령환은 이 중 두 번째의 경우에 해당하는 처방이라고 이해할 수 있습니다. 혈액에 노폐물이 많고 그로 인해 순환장애가 생기면 당귀작약산이나 온경탕 보다는 파어제를 사용함으로써 어혈 증상을 없애는 것이 효과적입니다. 계지복령환은 계지, 복령, 목단피, 도인, 작약으로 구성되어 있는데, 목단피와 도인은 어혈을 없애는 파어제라고 이해하면 됩니다. 피가 뭉쳐 있는 것을 깨뜨리는 작용을 하는 대신 조심해서 사용해야 하는

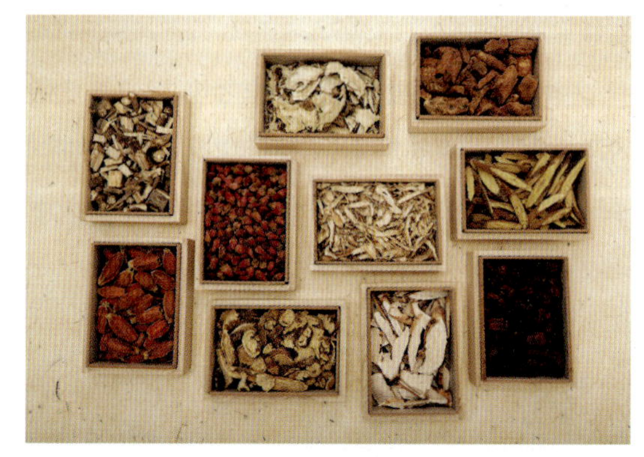

처방입니다(도인과 목단피는 임부에게는 쓰지 않는 약입니다). 계지와 작약이 들어가면 혈관이 확장되고 강화되어 혈액 순환을 돕습니다. 도인과 목단피가 깨뜨린 어혈이 잘 제거될 수 있도록 돕는다고 이해할 수 있습니다. 또한 복령은 정체된 수분을 오줌으로 빼내줌으로써 새롭고 깨끗한 수분이 공급될 수 있도록 돕는다고 본다면, 계지복령환은 오래되고 지저분한 어혈을 직접 파괴시키고 노폐물을 제거하는 데 적합한 처방이라는 것을 알 수 있습니다. 따라서 계지복령환은 혈 자체의 양이 부족해서 병을 유발하는 것이 아니라, 혈 자체의 기능이 떨어져서 순환에 문제가 생긴 경우에 쓰는 처방이라고 해석할 수 있습니다. 하지만 인체라고 하는 것이 딱히 한 가지 증상만으로 귀결되는 경우는 많지 않기 때문에 계지복령환을 사용할 때 혈액을 공급하는 처방을 동시에 고려하면 제거와 동시에 양질의 혈액을 공급함으로써 보다 빠른 증상의 호전을 기대할 수 있습니다.

📋 계지복령환의 응용

① 계지복령환을 여성의 기미에 적용하면 큰 효과를 볼 수 있습니다. 기미나 주근깨는 보통 생리 기능이 좋지 않은 여성에게서 많이 볼 수 있는데, 만약 기미, 주근깨를 햇빛에 대한 노출로만 이해한다면, 오히려 햇빛에 노출이 많은 남성보다 여성에게 기미가 많이 발견되는 현상을 설명할 수 있습니다. 기미, 주근깨 환자에게 엘시스테인 제품을 권하면서 어혈의 증상을 확인하고(멍이 잘 들거나, 생리통이 심한지, 손발이 저린 증상 등이 있는지) 만약 어혈 증상이 확인되면, 환자에게 생리기능을 좋게 해줄 수 있는 약이 있다고 설명하면 됩니다. 그 증상이 개선되면 색소침착이 좀 더 빨리 개선될 수 있다고 설명하면, 쉽게 계지복령환을 권할 수 있습니다. 필자는 계지복령환과 엘시스테인을 써서

기미와 가슴의 혹까지 제거되는 사례를 경험한 적이 있는데요. 환자는 다만 기미가 잘 제거되지 않아 좀 더 확실한 처방을 원해 어혈증을 확인하고 계지복령환을 같이 준 것인데, 기미 이외의 문제까지 해결이 되어 용하단 소리를 들은 적이 있습니다.

② 생리통이 심한 여성에게 어혈증을 확인하고 계지복령환을 사용하면 큰 효과를 볼 수 있습니다. 어혈로 인한 생리통은 현대인의 식습관을 볼 때 앞으로도 그 사례가 갈수록 늘어날 수밖에 없다고 생각하는데요, 환경호르몬, 유제품 과잉 섭취 등은 에스트로겐의 과잉을 유발하고 제때 제거되지 못한 생리혈이 심한 생리통을 유발한다고 생각합니다. 어혈로 인한 생리통은 생리의 색이 짙고 덩어리진 형태를 띠게 되는데요. 좌소복급결이라 하여 배꼽 왼쪽 부위를 눌렀을 때 통증을 느끼는 경우에 계지복령환을 사용하면 좋은 효과를 보게 됩니다. 하지만 단순히 생리통약만을 구입하러 온 환자에게 계지복령환을 한 달씩 권매하기는 어려우니까 1주일 단위로 판매를 한다면 큰 저항 없이 환자에게 좋은 처방을 복용하게 할 수 있습니다. 생리통이 심한 여성은 혈 부족이 동시에 발견되는 경우도 많이 있으니 사물탕을 비롯한 온경탕이나 당귀작약산을 비롯해 조혈제까지 환자의 증상에 맞게 권한다면 좋은 효과를 기대할 수 있습니다. 필자는 자궁근종 환자에게도 계지복령환을 자주 권합니다. 50대 이후의 여성이 근종을 이유로 수술을 해야 할 때, 계지복령환을 복용시키니 그 크기가 감소하는 것을 종종 관찰할 수 있었습니다. 수술을 앞두고 있는 환자에게라면 한 번 용기를 가지고 계지복령환을 권해보길 권장합니다.

③ 정맥순환장애를 가진 환자들은 기본적으로 혈액이 부분적으로 정체되는 성향을 가졌다고 볼 수 있습니다. 센시아와 같은 정맥순환개선제가 도움이 된다고 하지만 정맥 순환만을 개선한다고 해서 현재 심각한 수준에 이른 정맥류에 큰 도움이 될 것 같지는 않습니다. 혈관의 탄력에 도움이 되는 제품을 쓰면서 혈액의 뭉침을 개선하면 도움이 될 것은 분명해 보입니다. 적어도 어혈의 증상이 보이는 정맥류 환자가 약국을 내방한다면 어혈을 개선해서 생길 수 있는 이점을 잘 설명하고 환자에게 선택권을 주는 쪽이 정맥류의 개선에 훨씬 좋을 것 같습니다.

④ 혈액 순환이 잘 되지 않으면 두통과 어지럼증, 어깨 결림과 같은 증상이 오게 됩니다. 산사자가 포함된 써큐란 제제와 은행잎 단일제제 등이 꾸준히 사랑을 받고 있지만 기대한 만큼의 효과를 보지 못하는 경우가 많습니다. 실제로 이런 제품을 사용하고 효과를 보지 못한 경우는 단순 혈액순환장애인지 아니면 혈액이 부족해서 오는 문제인지를 정확하게 판단하지 못해서라고 생각합니다. 또 혈관이 좁아서 오는 문제인지 아니면 혈액에 노폐물이 많아서 순환장애가 오는 건지 정확하게 판단하기 어렵습니다. 하지만 계지복령환은 혈관의 노폐물을 파괴해주고 혈관을 확장시켜 이물질을 제거해주는 약이므로 환자가 어혈 증상을 호소한다면(멍이 잘 들거나, 생리통 등이 심함) OTC 혈액 순환

제와 같이 쓸 때 환자의 증상을 보다 효과적으로 개선해 줄 수 있다고 생각합니다.

위와 같은 경우에는 혈을 보충해 주는 어혈제(당귀작약산 등)와 계지복령환을 같이 쓰면 도움이 되고, 주 단위로만 판매를 해도 빠른 효과를 볼 수 있다고 생각합니다.

계지복령환은 처방을 정확하게만 이해한다면 상당히 다양한 질병에 효과적으로 쓸 수 있는 처방입니다. 단지 어혈이라는 개념이 현대의학에는 없는 개념이다 보니까 우리 약사들이 생소하게 느끼고 사용하는 데 어려움을 겪는 것입니다. 어혈을 너무 크고 어렵게 생각하지 말고 당장 멍이 잘 들거나 기미가 있는 환자, 치질이 있거나 정맥류가 있는 환자들에게 한 번 씩 계지복령환을 추천해보길 권합니다. 약을 감으로만 알고 쓰는 것은 상당히 위험합니다. 어혈이라는 개념도 잡힐 듯 잡히지 않는 추상적인 개념입니다. 그럼에도 불구하고 계지복령환은 참으로 쓰임새가 많은 좋은 약입니다. 많은 약사님들이 자신감을 갖고 계지복령환을 사용하게 되길 기대합니다.

> **Point**
> 1. 계지복령환은 어혈을 내리게 하는 대표적 처방으로, 체질과 체력이 보통 정도인 부인의 여러 질환과 타박상 등에 사용합니다.
> 2. 당귀작약산은 피를 넣어주고 과도한 혈장을 소변으로 빼냄으로써 혈액의 점도를 증가시켜 혈액의 기능을 높여주는 약입니다.
> 3. 온경탕은 아랫배를 따뜻하게 해주어서 월경을 고르게 해주고 구순건조와 두통, 손발 건조감을 개선하는 처방입니다.

---

1) 네이버 지식백과 한의학대사전
2) 네이버 지식백과 한의학대사전
3) 네이버 지식백과 한의학대사전

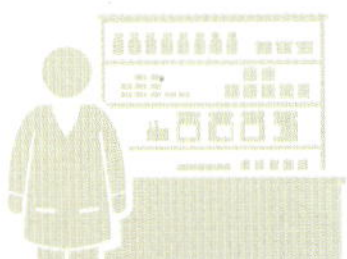

lecture 09 용골과립제(龍骨顆粒劑)

정신과적 질환에 약효 좋은 용골과립제

시모탕은 만성 두통, 불면증 등에 도움, 만성 피로에 포르피린 물약 병용 처방
계모탕은 신경성 탈모, 노이로제, 건망증 등에 적용, 일반약으로 대체 어려워

청나라 말기인 1899년 유명한 금석학자[1]인 왕의영이 학질(말라리아)을 치료하기 위해 용골을 구입했다가 갑골문을 발견했다는 이야기는 유명합니다. 우리가 자주 쓰는 약물로 인해 중국 고대사가 발견된 것입니다.

용골(龍骨)

용골(龍骨)은 고대포유동물(Artiodactyla, Proboscida, Perrisodactyla 등속)의 뼈 화석으로 주로 탄산칼슘 성분으로 이루어져 있습니다. 만성 스트레스를 제거하기 위해 사용됩니다. 만성 스트레스는 우울증에 깊이 관여하고 당질코르티코이드(glucocorticoid)의 음성되먹임 기전에 이상을 초래하기도 합니다. 용골은 중추신경에 대한 진정작용이 있고, 내분비 기능의 이상을 완화시키며 심혈관계 질환을 예방하고 남성 생식 기능을 강화하는 것으로 알려져 있습니다.[2]

용골은 주로 가슴이 두근거리거나 꿈이 많고 잠이 잘 들지 못하거나, 정신적인 문제로 인해 노이로제가 오거나 성적 신경쇠약이 오고 정력이 약해지며 발기가 잘 되지 않을 때 사용하기도 합니다. 용골이 들어있는 처방 중 약국에서 자주 사용하는 처방은 시호가용골모려탕과 계지가용골모려탕이 있는데 이번 시간에는 위의 두 처방을 살펴보고 약국에서 어떻게 응용할 수 있을지를 살펴볼까 합니다.

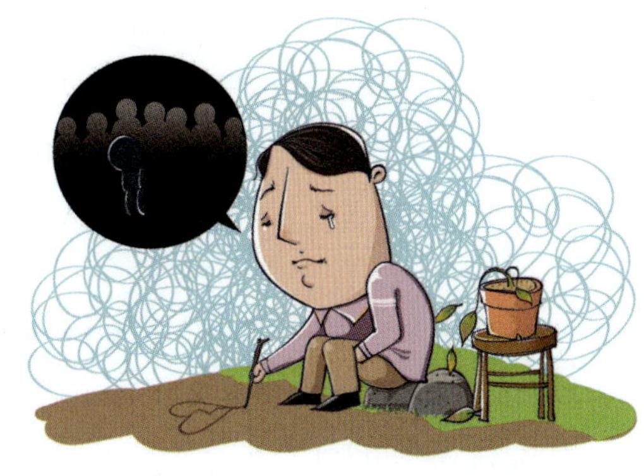

시호가용골모려탕(柴胡加龍骨牡蠣湯)

傷寒八九日下之 胸滿煩驚 小便不利 譫語一身盡重 不可轉側者
상한팔구일하지 흉만번경 소변불리 섬어일신진중 불가전측자

상한 팔구일에 하법을 쓰니 답답하고 두근두근 거리면서 불안한 것은 하법을 사용하여 진액이 고갈되어 비위가 약해지면서 수독이 생기고 이로 인해 비위의 생화가 부족하게 되므로 몸은 영양을 공급하기 위해 심박동을 빨리하게 되고 몸이 무거워져 움직일 수 없게 된다.[3]

필자는 시모탕을 신경증의 기본방으로 생각하고 자주 응용합니다. 시모탕은 황금, 용골, 인삼, 건강, 계지, 대추, 대황, 시호, 모려, 반하, 복령으로 구성이 되어있습니다. 시호, 반하, 대추, 인삼, 건강, 황금(소시호탕)이 있는 것으로 보아 스트레스를 오래 받아서 위장 기능이 떨어져 있고 담음이 있으며 점막 조직에 염증이 있을 때 사용하는 약으로 보입니다. 계지가 있는 것은 혈관이 좁아져서 영양이 고르게 공급되지 않는다는 것을 말하고, 복령이 있는 것은 단지 위장관의 담음을 떠나 몸에 수분이 넘치고 잘 배출되지 않는다는 뜻입니다. 대황이 있으니 속이 꽉 막힌 것처럼 답답하고 배변에 문제가 있기도 합니다.

즉 스트레스를 받은 지가 오래돼서 순환이 잘 되지 않고 소화기능이 떨어져 있으며, 염증이 쉽게 생기는 상태입니다. 코티솔 과잉으로 몸은 부어있는 상태에 혈액 순환까지 문제가 생겼고, 스트레스 과다로 담즙의 배설에도 문제가 생겨 소화기능 저하와 배변 곤란까지 있는 상태에 쓰는 약으로 해석됩니다. 거기에 용골과 모려를 넣었으니 스트레스를 지속적으로 받아 중추 흥분까지 온 것을 개선하고자 하는 것으로 보입니다.

응용

① 시모탕은 만성 두통에 효과적입니다. 무기력하고 피곤한 상태가 지속되면서 신경이 극도로 예민한 환자에게 시모탕을 사용하면 좋은 효과를 볼 수 있습니다. 이 두통은 스트레스를 잘 받는 사람이 정상적으로 영양을 공급 받지 못해서 오는 것입니다. 따라서 시호증이 있고, 견비통이 있으면서 기운도 없고, 몸이 무겁다고 말하는 사람의 두통에는 우선 고려합니다.

② 身重은 몸이 무거운 상태를 말합니다. 만성 피로에 좋은 효과를 낼 수 있어서 신경이 예민하고 잠을 편하게 자지 못하고 꿈을 많이 꾼다면 몸은 무겁고 힘이 들 것입니다. 이때 시모탕을 기본으로 만성 피로에 접근한다면 좋은 효과를 볼 수 있습니다. 필자는 진액을 채우는 약으로 포르피린 물약을 자주 쓰는데 시모탕과 병용한다면 좋은 효과를 기대할 수 있습니다. 물론 철분을 추천하셔도 좋습니다.

③ 혈압에 도움이 됩니다. 과도한 흥분으로 인한 동계는 혈압을 상승시킬 수 있는데 심계항진과 신경성 혈압에 도움이 됩니다. 시호가용골모려탕의 동계는 그 증상이 아주 심해서 가슴부터 배꼽까지 뛰는 감이 있습니다. 시모탕은 혈압에 효과가 좋은 삼황사심탕에 소시호탕 그리고 계지탕의 개념까지 있으니 혈압이 잘 조절되지 않을 때 사용하면 좋습니다.

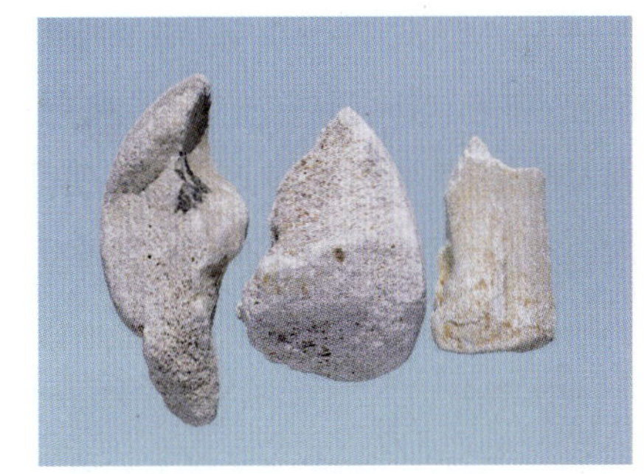

④ 자다가 잠꼬대가 심할 때 도움이 됩니다. 유아가 자다가 잘 깨고, 잘 놀라는 경우에는 체질을 무시하고 사용할 수 있습니다.[4]

⑤ 중풍이 왔는데 전혀 돌아눕지 못하는 증상에 도움이 됩니다.

⑥ 불면증에 도움이 됩니다. 시모탕에 산조인탕을 배합하거나 시모탕만 단일로 줄 때도 환자의 불면증 개선에 큰 도움을 줄 수 있습니다. 시모탕은 일반적인 수면유도제와 달리 수면을 취하고 나면 피로가 잘 개선되므로 환자에게는 수면유도제 보다 좋은 처방이라고 생각합니다. 보통 천왕보심단을 불면의 개선에 많이 쓰는데, 효과 면으로 본다면 시호가용골모려탕이 더 강하지 않을까 생각합니다.

계지가용골모려탕(桂枝加龍骨牡蠣湯)

夫失精家, 少腹弦急, 陰頭寒, 目眩, 發落, 脈極虛葵遲, 淸穀亡血失精, 脈得諸 葵動微緊, 男子失精, 女子夢交, 桂枝加龍骨牡蠣湯主之.

부실정가, 소복현급, 음두한, 목현, 발락, 맥극허규지, 청곡망혈실정, 맥득자 규동미긴, 남자실정, 여자몽교, 계지가룡골모려탕주지

실정하기 쉬운 사람은 소복(아랫배)이 활처럼 당기고 귀두가 차가우며 눈앞이 어지럽고 머리카락이 잘 빠진다. 맥은 극히 허하고 소화되지 않은 음식을 변으로 보고 망혈 또는 실정한다. 남자는 실정하고 여자는 성교하는 꿈을 꾸면 계지가용골모려탕을 쓴다.

계모탕은 계지탕에 용골, 모려를 넣은 처방입니다. 계지탕은 계지, 작약, 대추, 생강, 감초로 이루어진 비교적 간단한 처방입니다. 보통 체력이 약한 사람의 초기 감기약 정도로 많이들 알고 있는데, 이 처방에 용골과 모려를 넣었다는 이유만으로 이렇게 다양한 적응증이 생긴다는 사실은 참으로 놀랍지 않을 수 없습니다.

계지탕에서는 계지가 혈관을 확장하고 작약이 혈액을 잘 돌도록 해 피가 힘차게 뻗어 나가도록 합니다. 인삼, 대추, 생강, 감초는 영양을 넣어 주는 역할을 한다고 생각하면 됩니다. 결국 계지탕은 영양이 부족해 사지말단으로 영양이 잘 도달하지 못하는 것을 개선하는 약이라고 생각하면 되는데, 거기에 용골과 모려를 섞었더니 이렇게 좋은 약이 만들어지는 것입니다.

적응증에 나온 소복현급은 계지탕에서 시작된 소건중탕 등의 처방에서도 관찰할 수 있는 아랫배가 뻣뻣해지는 상태로, 영양 부족을 의미한다고 볼 수 있지만 그 외의 증상은 계지탕에서 쉽게 유추할 수 있는 증상들은 아닙니다. 하지만 계지가용골모려탕의 적응증은 현대의 약국에서 쓸 일이 참으로 많은 것 같으니 자세히 살펴볼 가치가 있습니다.

📋 응용

① 신경성 탈모에 사용할 수 있습니다. 탈모 증상의 환자가 약국을 방문하면 약국에서 쉽게 줄 수 있는 약은 미녹시딜 제품과 약용효모제 외에는 딱히 없습니다. 탈모환자가 신경이 예민하거나(보통 탈모 환자는 예민한 경우가 많이 있죠) 영양 상태가 좋지 않아 보이면서 탈모 증상을 호소한다면 계지가용골모려탕이 좋은 대안이 될 수 있습니다. 계모탕에 조혈제를 보충해 주면서 필요한 제품을 추가해 주면 도움이 됩니다. 필자는 계모탕에 삼황사심, 팔미를 기본으로 사용하는데, 그 효과가 아주 좋습니다.

② 잠을 자다가 벌떡 일어나서 돌아다니는 증상에 도움이 될 수 있습니다. 체력이 약한 아이가 자다가 잠이 깨지 않은 상태로 돌아다니거나 한참 앉아 있는 등의 증상을 보일 때 사용할 수 있습니다. 계지탕은 영양이 부족한 경우보다는 영양이 골고루 잘 전달되지 않는 증상을 개선하는 약이라고 생각하고 사용하길 바랍니다. 스트레스 등을 받아서 교감신경이 항진된 상태에도 좋은 약인데, 만약 아이가 잠을 자면서도 숙면을 취하지 못한다면 계모탕이 좋은 대안이 될 것입니다.

③ 몽정이 심하거나 성교하는 꿈을 자주 꾸거나 자위에 집착하는 청소년에게 쓸 수 있습니다. 사춘기 때 이성에 관심을 갖는 것은 지극히 당연하나 너무 집착하고 망상에 빠진다면 문제가 될 수 있습니다. 정신이 딴 데 팔려 있으니 공부를 한다고 집중이 잘 될 리 없겠죠. 이때는 계지가용골모려탕이 학생들의 집중력 강화에 도움이 되는 약이 될 수 있습니다. 물론 성인, 또는 노인의 성 집착증에도 사용할 수 있습니다. 필자는 사춘기에 성격이 예민한 아이들에게 계모탕과 육미를 주는데, 예민한 상태를 누그러뜨리는데 도움이 됩니다.

④ 소화가 되지 않은 변을 볼 때 도움이 됩니다. 상담을 하다 보면 소화가 미처 되지 않은 변을 본다는 이야기를 듣기도 합니다. 위장 기능이 극도로 떨어져 있고 저산증도 더해졌을 것이라 생각합니다. 이때는 산 보충제를 추천하면서(필자는 보통 홍초액을 복용하라고 합니다. 하지만 건기식으로 산 보충제 성분이 들어있는 효소제도 요즘은 많이 나오더군요) 계지가용골모려탕을 투여하면 도움이 될 수 있습니다.

⑤ 심장이 심하게 두근거릴 때 사용할 수 있습니다. 심장이 두근거릴 때 사용할 수 있는 약제는 황련이나 복령 같은 제품도 있지만 체력이 약한 환자의 두근거림에는 용골, 모려만 한 제품이 없다고 생각합니다. 단순한 칼슘의 기능이라고 보기에 용골의 기능은 좀 더 연구할 필요가 있다고 생각합니다. 용골은 교감신경을 억제한다고들 이해하는데 현대인의 생활 패턴을 봤을 때 용골이 포함된 계지가 용골모려탕을 사용할 일은 앞으로 더 많아질 것 같습니다.

⑥ 노이로제나 불면증, 건망증 등의 정신과적 질환에 도움이 됩니다. 정신과적 질환에 약국에서 쓸 수 있는 처방은 크게 많지 않습니다. 유유제약에서 나오는 노이로민과 토노겐 정도 외에는 크게 기억 나는 처방이 없는데 계지가용골모려탕은 그럴 때 사용할 수 있는 좋은 대안이라고 생각합니다. 필자는 건망증과 불면증에 천왕보심단도 많이 사용하는데 비슷한 방의를 가지고 있다고 생각합니다.

⑦ 아침에 잘 일어나지 못하는 아이들에게 쓸 수 있습니다. 아이가 깊은 잠을 자지 못하고 또 아침에 잘 일어나지 못할 때 계지가용골모려탕이 사용될 수 있습니다. 수험생이 체력이 달려 잡생각이 많아지고 아침에 잘 일어나지 못한다고 하면 체력을 올려주는 약도 필요하겠지만 계지가용골모려탕을 주면 도움이 될 수 있습니다.

⑧ 조루나 유정 환자에게 사용할 수 있습니다. 조루 증상에 국소 마취 스프레이 외에는 사용할 약이 딱히 없습니다. 계지가용골모려탕에 팔미를 합방해서 환자에게 주면 도움이 될 수 있습니다.

이렇듯 계지가용골모려탕은 자주 사용할 일은 없는 듯 보이지만 명확한 적응증을 가진 약이기 때문에 잘만 사용 한다면 약사의 임상 한계를 많이 뛰어넘을 수 있게 해주는 약입니다. 필자는 한국신약에서 나오는 계모탕을 사용하는데 효과가 좋습니다. 이렇게 용골과 모려가 들어있는 두 처방을 살펴봤는데 두 처방 모두 정확한 성격을 가진 참으로 좋은 처방들인 것 같습니다. 다행인 것은 아직까지는 이 처방을 과립의 형태로 사용할 수 있다는 것입니다. 이런 좋은 처방은 우리 약사들이 많이 써야만 계속적으로 생산이 될 것이라고 생각합니다. 안전한 약을 어렵지 않게 사용해서 환자에게 도움이 된다면 또한 얼마나 좋은 일일까요. 많은 약사님들이 관심을 갖고 이 처방들을 공부하시길 기대해 봅니다. 용골을 비롯한 두 처방을 임상적인 측면에서 살펴봤는데 시모탕이나 계모탕은 모두 꼼꼼히 연구할 가치가 있는 처방인 것 같습니다. 특히 계모탕은 다른 일반약으로 대체할 수 없는 임상 영역을 가지고 있는 것 같아 많은 약사님들이 많이 알고 쓰기를 바랍니다.

> **Point**
> 1. 용골은 주로 가슴이 두근거리거나 꿈이 많고 잠이 잘 들지 못하거나, 정신적인 문제로 인해 노이로제가 오거나 성적 신경쇠약이 오고 정력이 약해지며 발기가 잘 되지 않을 때 사용합니다.
> 2. 시호가용골모려탕은 만성 두통에 효과적입니다.
> 3. 계지가용골모려탕은 신경성 탈모에 사용하면 좋습니다.

1) 문자가 새겨져 있는 종이나 비석, 금속 같은 문화 유물을 연구하는 학문
2) 한방 약리학 한방약리학 편찬위원회
3) 방제에서 사람으로 윤영배
4) 임상방제학강좌 노영범

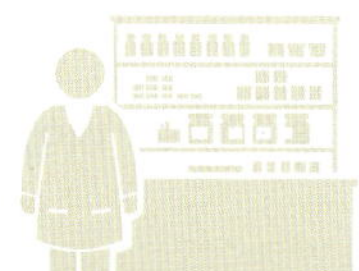

lecture 10 자감초탕(炙甘草湯)

강력한 피로회복제, 자감초탕

영양 부족 기인한 심동계에 처방, 폐 기능 회복에 도움
보중익기탕 동시 복용 시 결대맥 및 허로에 효과 탁월

제2부

약재별
생약 이야기

사례)

"약사님 지난번에 힘든 게 너무 심하면 다시 한 번 오라고 하셨죠?"

며칠 전 근처 마트에서 일하는 청년이 피로회복제를 사 먹으면서 너무 힘들어 하기에 한 말이 기억이 난다. 키도 크고 체격도 좋은 30대 초반의 젊은 친구가 너무 힘들다며 약 좀 지어달라고 한다.

30대 초반으로 키 183cm 체중은 족히 80kg이 넘어 보이는 아주 건장한 체격이다. 얼굴 색이 크게 나쁘지는 않고 땀도 많이 흘리진 않는다. 구취가 심하게 나지도 않고 얼굴에 트러블이 심하게 나지도 않았다.

"잠은 잘 자요?"

"한 번 누우면 쭉 자는데 잠이 잘 들지 않아요."

"가슴이 두근거리거나, 어지럽진 않아요?"

"어지럽진 않고요. 가슴이 두근거리는 느낌은 종종 있어요."

"…자꾸 힘들어서 한숨을 자주 쉬게 되고요. 일이고 뭐고 다 하기 싫어요."

"메슥거리지는 않아요?"

"소화가 잘 되지 않고 좀 메슥거리는 느낌이 있어요. 침이 자꾸 고이구요."

"열이 확 하고 위로 치받는 느낌은 없어요?"

"그런 느낌 있어요."

"자다가 소변이 마려워서 자주 일어나곤 하나요?"

"자다가 한 번씩은 소변 보려고 일어납니다."

"요즘 살 빼려고 식사 줄이지 않았어요?"

"…네"

바쁜 마트에서 일하면서 충분히 쉬지는 못하고 영양 상태가 나빠지니 허탈감에 빠진 것으로 보였다.

"일단 이틀분만 줄 테니 한 번 먹어봐요."

이 환자에게 생각한 약은 자감초, 보중익기, 팔미, 시호가용골모려탕이었다. 자감초에 보중익기탕을 동시에 복용하도록 하면 심장이 빨리 뛰며 숨차고 기운이 쭉 빠지는 증상에 아주 좋은 효과를 보이곤 한다. 환자들은 종종 혹 마약이 아니냐며 극찬을 하기도 하는 훌륭한 처방이다. 여기에 환자는 만성적인 피로로 부신기능이 떨어져 보였으므로 팔미를 고려했고 – 야간뇨와 상열감을 생각하면 당연한 결과이다 – 불면과 가슴 답답함 등을 개선하기 위해 시호가용골모려탕을 고려한 것이었다.

사례)

하루가 지나고 환자가 재방문 했다.

"약 좀 먹으니까 편해요?"

"네. 어제 11시부터 잠이 오더니 정말 푹 잤어요. 아침에 일어났는데 컨디션도 좋고요. 혹 마약이 아닌가 생각했어요. 허허허"

하루치도 다 먹지 않았지만 출근길에 약을 놓고 온 환자는 약을 계속 이어서 먹고 싶어 다시 약국에 들른 것이다. 환자는 약을 먹고 난 후 트림이 잘 나왔고 방귀도 잘 나왔다고 한다. 앞으로 계속 약을 복용해야만 하는지 묻는 환자에게 몸이 어느 정도 회복될 때까지만 복용하면 된다고 말하고 추후 종합비타민 정도를 보충할 것을 추천했다.

위 처방엔 자감초탕, 보중익기탕, 팔미지황탕, 시호가용골모려탕이 등장합니다. 시호가용골모려탕과 팔미지황탕은 이미 여러 번 소개 했으니 이번 시간에는 자감초탕을 한 번 소개해 볼까 합니다.

자감초탕(炙甘草湯)

傷寒, 脈結代, 心動悸, 炙甘草湯主之.
治虛勞不足, 汗出而悶, 脈結心悸, 行動如常, 不出百日, 危急者十一日死
治肺 涎唾多, 心中溫溫液液者

상한, 맥결대, 심동계, 자감초탕주지
치허로불적, 한출이민, 맥결심계, 행동가상, 불출백일, 위급자십일일사
치폐 연타다, 심중온온액액자

상한론과 금궤요략 등에는 자감초탕을 결대맥 – 요즘 개념으로는 부정맥 – 에 쓰며 심동계를 치료한다고 되어 있습니다. 또한 허로하고 땀을 흘리며 답답한 증상에 쓰고, 폐를 고치며 묽거나 짙은 가래를 뱉고 속이 메슥 거리는 증상을 개선한다고 되어 있습니다. 보통 한방 초심자 들에게 자감초탕은 심장 질환을 개선시키는 약으로 알려져 있습니다. 하지만 심장 기능이 떨어져 숨이 차고 부정맥이 온 경우에만 자감초탕을 쓰려고 한다면 사용할 수 있는 기회는 매우 적을 것이라고 생각합니다. 따라서 자감초탕의

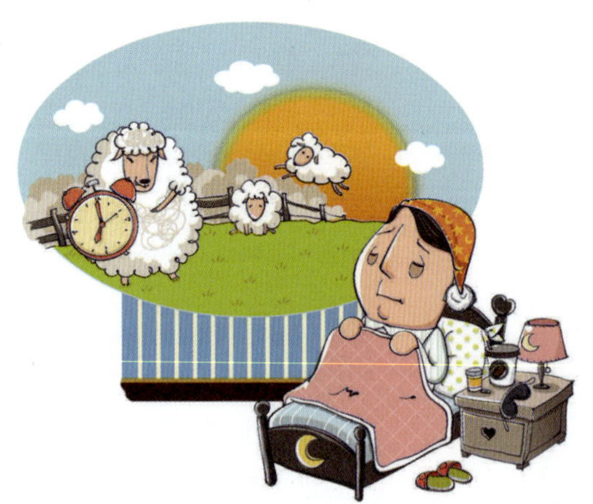

정확한 적응증을 살펴보고 다양하게 사용할 수 있는 경우에 대해 고민해 볼 필요가 있습니다.

조문에 소개된 내용들을 하나씩 정확히 해석해 볼까요?

傷寒, 脈結代, 心動悸, 炙甘草湯主之

상한으로 맥이 결대맥이고 가슴이 두근거리면 자감초탕을 쓴다고 합니다. 이게 무슨 뜻일까요? 상한에 걸려서 몸에 무리가 오면 영양 상태가 나빠지게 될 것이고—입맛은 줄고 소화기능이 떨어지고 감기와 싸우기 위해 에너지 이용만 증가된 상태— 영양은 부족한데 열이 계속 나는 등의 증상이 지속된다면 몸은 영양이 부족한 상태를 보상하기 위해서 심장을 무리하게 뛰게 할 것입니다. 부족한 영양을 몸 전체(특히 폐)로 보내기 위해선 더 많이 움직일 수밖에 없겠죠. 결대맥은 영양이 부족한 사람의 맥상으로 결맥과 대맥을 합쳐서 부르는 것입니다. 우리 약사들은 진맥을 할 수 없지만 그 의미를 가볍게 보자면, 결맥은 한 번 쉰 맥박이 다시 뛰기 위해 이어지는 맥이 빠르게 뛰는 것을 말하고, 대맥은 맥동이 중지된 뒤 한참 만에 이어지는 것을 말합니다. 또 심장이 무리해서 뛰기 때문에 가슴이 두근거리는 것이 밖에서 확인이 될 정도이거나 적어도 본인이 의식적으로 느끼는 정도가 된다면 심동계라고 볼 수 있습니다.

治虛勞不足, 汗出而悶, 脈結心悸, 行動如常, 不出百日, 危急者十一日死

'허로함을 치료하고 땀이 나며 가슴이 답답하고 맥이 불규칙하며 심장이 뛰는 느낌이 나면 백일 이내에 위급해지고 급하면 십일 이내에 문제가 생긴다'라고 표현이 되어 있습니다. 땀이 나며 가슴이 답답하다고 표현이 되어 있는데요. 허로함이란 체력이 떨어지고 피로감을 쉽게 느끼는 상태를 의미한다고 보시면 됩니다. 허로하면 영양 상태가 좋지 못하기 때문에 몸은 부족한 영양물질을 골고루 보내기 위해서 또 심박수를 늘리게 될 것입니다. 심박수가 늘어나고 혈이 부족한 곳(자감초탕에서는 보통 폐를 일컫습니다)에 피를 무리해서 공급하다 보면 열이 발생하게 될 것입니다. 이를 허열이라고 하지요. 이 상태의 열도 몸은 또한 열이라고 간주하기 때문에 열을 식히기 위해 땀을 방출하게 됩니다. 또 가슴에 열이 성해지니까 가슴은 답답하고 괴로워지겠지요.

治肺 涎唾多, 心中溫溫液液者

폐를 치료하고 침을 자주 뱉으며 메슥거리는 증상을 고친다고 되어 있는데요. 폐 기능이 떨어져 침을 뱉고 속이 메슥거리는 증상이란 어떤 상태를 말하는 걸까요? 안하던 운동을 갑자기 급하게 하면 속이 메슥거려 지면서 침이 자꾸 고여 뱉게 되는 상태가 옵니다. 충분한 훈련이 돼 있다면야 호흡을 조절하고 폐 기능을 고려하면서 운동을 하겠지만 운동을 해보지 않은 초급자가 갑자기 본인의 페이스도 고려하지 않고 심하게 운동을 하면 폐는 분명 무리하게 될 것이고, 갑작스레 건조해지게 될 것입니다. 폐가 갑자기 건조해 진다면 폐호흡에 문제가 생길 것이고 인체는 항상성을 유지하기 위해 점액물을 과도하게 만들어 내게 될 것입니다. 이때 그 정도가 지나치게 되면 구역질이 나거나 침이 심하게 고이게 됩니다. 이 상태가 만성화 된다면 항상 가슴이 답답하고 구역질이 나고 침을 자주 뱉는 증상을 보이게 될 겁니다.

위에 세 조문을 살펴보면 모두 영양 부족으로 인한 심동계에 도움이 되는 처방임을 알 수 있습니다. 그러면 자감초탕에 어떤 약물이 쓰였는지도 한 번 살펴볼까요?

본초

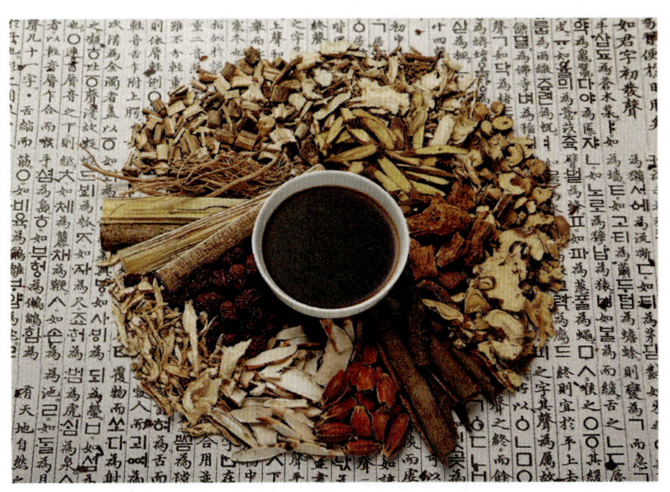

자감초탕은 자감초, 생강, 맥문동, 계지, 마자인, 인삼, 생지황 혹은 건지황, 대추, 아교로 구성되어 있습니다. **자감초는 감초를 구워서 만들어지는데 그 과정에서 감초의 부작용(스테로이드로서의 부작용)이 줄어든다고 합니다.** 맥문동, 마자인, 인삼, 생지황과 아교는 모두 보음제로 작용하는 약제들인데요. 이 처방만 본다면 심근에 작용을 한다기보다는 폐의 기능을 회복시켜서 영양이 전신으로 잘 분포되도록 하는데 초점이 맞춰져 있는 약이 아닐까 생각하게 됩니다. 이렇게 해석을 한다면 자감초탕이 강력한 피로회복제로 쓰일 수 있는 이유 역시 이해할 수 있게 됩니다. 여기서 한 가지 의문점이 발생하게 되는데요. **'폐가 어째서 심박동과 연관이 있을까?'**라는 부분입니다. 우리 몸은 영양을 두 경로를 통해서 공급받게 됩니다. 첫 번째로 소화 기관을 통해 음식의 형태로 영양을 공급받고 두 번째로 폐에서 영양이 실린 혈액에 깨끗한 산소를 더해서 온전한 영양이 되는 것이지요. 우리는 영양학적으로 비타민, 무기질 등 소화기관을 통한 영양의 흡수는 신경을 쓰지만 혈액의 양과 질을 높이는 방법은 조혈제 외에는 알고 있는 바가 적습니다. 폐가 적당한 수준으로 습윤해야지만 가스 교환이 잘 될 수 있다는 점은 잘 인식하지 못한다는 것이지요. 물론 우리 몸은 항상성을 유지해 폐가 일정한 습도를 유지할 수 있도록 하지만 병적 상태나 과도한 소비적 상황에서는 그 기능이 떨어질 수 있고 그로 인해 여러 문제가 발생하게 된다는 것입니다. 만약 소비가 과한 상태가 지속돼 폐가 건조해져서 산소 교환이 원활하게 이뤄지지 않는다면 심장은 그 상태를 개선하기 위해 빨리 뛰게 되고, 다른 한편으로는 점액이 성해져서 메슥거리는 증상도 수반되게 되는 것입니다. 다 살기위한 몸부림인 것입니다.

📋 응용

① 자감초탕은 갑상선 기능 항진증인 사람에게 사용할 때, 기가 막힌 효과를 보이기도 하는데요. 그 이유는 이렇습니다. 갑상선 기능항진증인 사람들은 갑상선 기능항진으로 에너지의 급격한 소비가 이뤄지게 됩니다. 그 속도를 몸에 있는 영양이 따라가지 못할 정도로 말이죠. 이럴 때 자감초탕으로 폐위(肺痿)를 개선해 주면 심동계가 진정이 되면서 증상을 호전시키게 되는 것입니다. 물론 병원 치료는 받아야 되겠지만 갑상선 질환자들이 느끼는 말도 안 되는 피로감에 뛰어난 효과를 보이는 처방임은 확실합니다.

② 자감초탕은 또한 체력이 떨어져서 마른기침을 계속 하는 사람들의 보약으로도 쓰일 수 있습니다. 백일해나 심장성 천식 등에도 쓰일 수 있습니다. 체력을 올려주고 보음을 시켜서 폐의 회복에 도움을 줍니다. 물론 폐음허를 보충해 주는 약은 맥문동탕이나 청상보하환 등이 있지만 이런 사람이 피로감을 느낄 때는 자감초가 좋은 선택이 될 수 있습니다.

③ 심하게 피로한데 잠이 들지 않는 불면증에 쓸 수 있습니다. 피로감이 심하면 그 보상을 위해 심박수가 증가하게 되고 그로 인해 뇌에 혈액이 빠르게 공급이 된다면 카페인을 마신 것처럼 각성 상태가 될 수 있습니다. 너무 힘들거나 신경을 많이 써서 불면이 온다고 말하는 환자의 불면증 치료제로 쓸 수 있습니다.

④ 부정맥에 쓸 수 있습니다.

⑤ 강력한 피로회복제로 사용할 수 있습니다. 자감초탕과 보중익기탕을 같이 쓰면 심한 피로감에 도움이 됩니다.

⑥ 마자인이 함유되어 있어 노인성 변비에 사용할 수 있습니다. 입이 마르고 심장이 빠르게 뛰는 노인의 변비에 사용하면 효과를 볼 수 있습니다.

⑦ 스트레스로 인한 불안장애에 사용할 수 있습니다.

📋 정리

지금까지 자감초탕에 관해서 살펴봤는데요. 자감초탕은 그 임상적 의미에서부터 실제 효과적인 부분까지 약사들이 관심을 기울일 필요가 있는 처방이라고 생각합니다. 또 자감초탕 하나에서 끝나지 말고 그 의미를 잘 활용해서 OTC나 건기식에 연결해서 사용해도 좋은 처방이라고 봅니다. 필자는 자감초탕의 개념을 로얄젤리 제품에 보중익기탕을 코엔자임과 연결해서 많이 사용하는데 갑상선 질환자에게 추천하면 만족할 만한 효과를 보곤 합니다. 또한 이런 환자들에게 토노겐이나 철분제 등 조혈제를 추천하기도 하는데 역시 만족할 만한 효과를 보기도 합니다. 자감초탕은 그 단일 처방으로는 응용할 기회가 많지 않을지 모르지만 그 방의를 정확히 이해하고 사용한다면 약사의 임상 폭을 크게 넓힐 수 있는 처방임에는 분명해 보입니다. 더 많은 약사님들이 자감초탕을 폭넓게 사용할 수 있기를 바랍니다.

> **Point**
> 1. 자감초탕은 부정맥에 사용하고 심동계를 치료합니다.
> 2. 자감초탕은 갑상선 기능 항진증인 사람에게 사용할 때 좋은 효과를 보입니다.
> 3. 심하게 피로한데 잠이 들지 않는 불면증에도 자감초탕이 좋습니다.

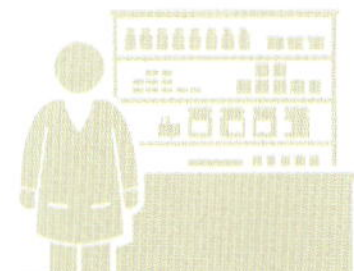

오령탕(烏苓湯)

수분 불균형에 탁월한 오령산

처방 전 갈증, 잔뇨감, 근육 수축 확인. 부작용 없는 명방(名方)
약리작용 응용하면 수분 정체 및 편재로 인한 질환에 효과적

시례)

"약사님, 더위 먹었을 때 먹는 약 있어요?"
"남자친구가 더위를 먹었다고 합니다."
"증상이 어때요?"
"밥도 먹지 못하고 물설사 하고 물토 하고 그래요."
더위를 먹었다는 말은 더운 열기가 몸 안으로 들어와서 나가지 않음을 말하는 것으로 더위를 먹는
증상은 여러 가지 형태가 있으나 위의 증상도 더위 먹음의 하나의 증상이 될 수 있다고 봅니다.
"소변은 잘 봐요? 몸이 아프다는 말은 하지 않고요? 갈증은요?"

오령산을 쓰기 위함입니다. 약국에서 편하게 쓸 수 있는 약은 오령산에 평위산이 섞여 있는 위령탕이 있습니다. 환자에게 확인할 것은 다만 위의 3가지 증상이면 되고 해당이 되면 오령산을 쓰면 됩니다.

이번 시간에는 오령산을 한 번 살펴볼까 합니다. 오령산은 필자도 오랜 기간 사용한 약이고 그 효과가 뛰어나기 때문에 많이 추천하는 약이기도 하지만 막상 그 의미를 정확히 설명하는 게 조금 어렵습니다. 오령산의 의미를 정확하게 살펴보고 어떻게 사용하면 좋을지 고민해 보도록 하겠습니다.

📋 오령산

오령산은 저령, 복령, 백출, 택사, 계지로 이루어져 있습니다. 백출과 복령이 위장관에 정체된 수분을 흡수시키고 계지가 그 수분을 순환시키며 택사와 저령이 소변으로 배출 시켜주는 기능을 하는 처방인데요. 여기서 한 가지 궁금증이 발생하게 됩니다. 오령산은 정체된 수분을 잘 제거되게 해주는 처방일 뿐인데 어떻게 열을 가라앉히고 물설사와 물토를 개선시키며 몸이 아픈 증상을 없앨 수 있는지 말입니다.

太陽病 發汗後 大汗出 胃中乾 煩躁不得眠
欲得飮水者 少少與飮之 令胃氣和則愈 若脈浮 小便不利 微熱消渴者 五苓散主之

태양병 발한후 대한출 위중건 번조부득면
욕득음수자 소소여음지 냉위기화즉유 약맥부 소변불리 미열소갈자 오령산주지

한사가 몸에 들어온 뒤 땀을 더욱 내면 몸의 진액이 고갈되어 번조 증상이 나오고 잠이 들기 어렵게 된다. 물을 마시게 되면 조금씩 마시게 되는데 이렇게 하면 위기가 곧 나아지지만 만약 맥이 부하고 소변이 잘 나오지 않고 미열이 나고 갈증을 느끼면 오령산을 쓴다.

이 말을 잘 생각해 봐야 됩니다. 태양병에 땀이 나는 증상인 계지탕증이 왔을 때 땀을 너무 흘리게 되면 자칫 몸의 영양이 다 고갈돼 허증에 빠지게 됩니다. 여름에 감기가 왔거나 체력이 떨어진 상태에서 땀을 너무 흘리게 되면 이런 상태는 쉽게 올 수 있습니다. 보통은 수분을 보충해 주면 그 증상이 호전되는데, 수분을 보충해 줌에도 불구하고 갈증이 난다면 수분이 정상적으로 위장관을 통해 흡수되고 조직까지 잘 도달하고 있지 않다고 생각해야 합니다. 어딘가에 수분에 정체돼 있다고 보는 것입니다. 이런 상태는 우리가 술을 심하게 많이 마셨을 때 종종 겪곤 하는데요. 몸이 이겨내지 못할 정도로 술을 마신 다음날 갈증은 나는데 물을 마시면 그대로 다 토해내고 물설사를 죽죽 하는 상태와 비슷합니다.

📋 본초

🟫 저령(猪苓)

저령은 강력한 이뇨작용을 합니다. 저령 8g을 정상인에게 투여시 소변 배출량이 62% 증가되며, Cl⁻의 배출량도 54.5% 증가한다고 알려져 있습니다. Hepatocrit 및 혈장 전해질 농도 등의 검사에서 저령은 혈액을 희석하거나 사구체 여과율의 변화를 야기하지 않는 것으로 보이는데 이는 저령의 이뇨작용이 신세뇨관에서 전해질 및 물의 재흡수를 억제하는 것에 기인하는 것으로 생각됩니다. 또 저령탕의 경우 요산이나 칼슘, 인산 등의 배설에 아무런 작용을 나타내지 않는데 비해, 오령산은 요로결석의 원인인 옥살산 칼륨(calcium oxalate)을 현저하게 억제한다고 보고되어 있습니다. 그러나 요로결석 환자에게 체외충격파 쇄석술을 적용한 후 결석의 완전한 제거에 소요된 기간을 측정한 결과 저령탕을 투여한 군에서는 16일, 투여하지 않은 군에서는 21.5일 소요되어 적당히 파쇄된 결석의 제거에 저령탕이 효과적임을 증명해 냈습니다.

🔶 복령(茯苓)

복령은 이뇨, 진정, 강장효과가 인정된 약물입니다. 그 중 우리가 기억해야 할 효능은 이뇨작용입니다. 복령은 신장염을 억제하는 기능이 있고, 심부전에 사용하는 푸로세미드(furosemide)에 비해 전해질 불균형이 낮게 유도됩니다. 또한 체액량 조절을 통해 심장 기능을 유의적으로 향상시킨다고 알려져 있습니다.

🔶 백출(白朮)

백출은 신장의 Na^+, K^+-ATPase 활성을 억제하고, 에탄올 추출물은 이뇨작용을 보입니다.

🔶 택사(澤瀉)

택사는 성인에게서 요량을 63% 증가시키고, Na^+와 요소 배설을 증가시킵니다.[1]

🔶 계지(桂枝)

계지는 초기 감기 시 피부의 땀구멍을 열어 땀을 배출시키며, 어깨와 등의 통증 및 사지관절의 동통을 완화시켜 기혈의 순환을 촉진시키고 양기 부족을 치료합니다.

📋 수분 균형 장애

체액, 물의 불균형에 관계된 일반적인 질병은 탈수, 수분 중독 및 부종 등이 있다. 탈수는 흡수된 수분의 양보다 방출되는 양이 많은 상황에서 발생한다. 땀을 흘리거나 계속되는 수분 방출에 의한 지속된 수분결핍에 의한 결과로 수분을 잃어버림으로써 세포외액은 점점 농축되어가며 수분은 삼투압에 의해 세포에서 나가게 된다. 지속적인 구토와 설사로 과도한 체액을 잃게 되는 질병에 의해서도 탈수가 일어난다. 필요한 수분의 부족으로 효과적으로 작용하지 못하므로 고열이 날 수 있다. …(중략)… 탈수가 되며 피부와 구강점막은 건조하고 체중은 줄어든다.

수분 중독은 저장의 세포외액의 존재로서 특징지을 수 있다. 이러한 상황은 순수한 물을 탈수된 사람에게 주입한 결과로 생기거나 신장이 방출할 수 있는 양보다 물을 많이 먹는 사람에게서 생겨날 수 있다. 어떠한 경우에도 물이 흡수됨으로써 세포외액은 세포보다 저장성이 된다. 그러면 삼투압에 의해 수분이 세포 안으로 들어감으로써 세포는 부풀게 된다. 수분 중독은 주로 세포외액의 나트륨 농도 감소와 관계있다. 이 증후군은 고통스러운 근육 수축 그리고 뇌조직의 팽창과 관련된 경련…이런 상태의 치료는 주로 수분섭취의 억제와 고장의 염용약 주입이 사용된다.[2]

「원색 인체와 질병」 John W. Hole, Jr

오령산 증은 부분적으로는 탈수와 수분 중독의 증상을 모두 보입니다. 땀을 과도하게 흘려서 수분이 부족한 상태가 됐는데 수분을 보충하는데도 불구하고 충분히 보충이 되지 않으며 구역과 설사 통증과 발열 증상을 보이니 말입니다. 하지만 어떻게 수분 중독과 탈수 증상이 동시에 나타날 수 있을까요? 이 상태를 윤영배 선생님은 「방제에서 사람으로」라는 저서에서 **'수분이 한 쪽으로 치우친 수분의 편재'**라고 표현 했습니다. 정상적인 상태에서라면 수분이 위장관을 통해 흡수가 되고 소변으로 빠져 나가면서 인체의 모든 조직에 적당량의 수분과 영양분을 공급하게 됩니다. 하지만 오령산 증이 발생하게 되면 물이 위장관에서 넘치고 흡수되지 않아서 세포 조직은 수분이 부족한 탈수 상태를 일으킨다는 말이지요. 언뜻 쉽게 이해가 되지 않는 표현이지만 이런 상태는 소아의 가성 콜레라에서 쉽게 볼 수 있습니다. 열이 심하게 나고 갈증을 느끼지만 물토를 하고 물설사를 심하게 하는 상태 말이지요. 그러면 왜 위장관에서 수분을 잘 흡수하지 못하게 되는 것일까요? 정확하게 말하면 혈관 내의 수분이 빠지지 않아, 혈관 안으로 수분이 흡수되지 못 하는 것이라고 보는 것이 맞습니다.[3]

혈관내의 노폐물이 섞여 있는 수분(水毒과 熱毒)이 소변으로 배출되지 않으면 위장관의 수분이 혈관으로 유입될 수 없게 되고 위장관에 수분이 정체되면 갈증이 나지만 물을 마셔도 흡수가 되지 않는 상태, 즉 소변은 나오지 않고(나올 소변이 없어서 나오지 않는 상태라고 보는 게 맞습니다) 물을 마시면 물총 같은 설사가 나거나 물을 토하게 되는 상태에 이르게 되는 것입니다. 근육은 수분이 말라서 통증을 느끼게 되고(계지탕증입니다) 소변으로 열이 배출되지 않아 미열이 나는 상태가 됩니다. 여기서 미열이 난다고는 하지만 고열일 수도 있습니다.

따라서 이 증상을 개선시키기 위해서는 소변을 빼내기만 해서 되는 게 아니라 우선 수분이 혈액으로 잘 흡수되어야 하고(복령, 백출) 그 수분이 혈액을 통해 전신에 순환이 되어야 하며(계지) 소변으로 병적 수분이 배출되어야 하는 것입니다(저령, 택사). 오령산의 약리작용을 응용한다면 탈수증과 수분중독, 부종 에도 적극적으로 대처할 수 있습니다. 단순히 정맥주사를 통해 수분을 공급하거나 전해질을 공급해주는 방법 보다는 환자의 상태를 좀 더 극적으로 개선시킬 수 있는 방법이라고 생각합니다.

이 개념을 정확히 인지하면 여러 상태에 응용할 수 있게 되는데요. 우선 술을 많이 마셔서 물만 먹어도 토하는 상태와 갈증이 심하게 나고 열이 수반된 환자에게 쓸 수 있습니다. 만성적인 편두통 – 혈관성 두통 – 에도 사용할 수 있습니다. 수분의 정체로 열독이 제거되지 않는 상태를 개선한다고 생각하면 이해가 쉽습니다. 또한 아이들에게 발생하는 가성 콜레라증에도 탁월한 효과를 볼 수 있고 – 로타바이러스로 고생 하는 아이에게 쓸 수 있는 좋은 처방입니다. – 아이들에게 수분을 공급하면서 열이 떨어지기만 기다리는 것보다는 좋은 방법이 될 수 있다고 생각합니다. 또 어지럼증(메니에르 증후군)을 개선하는데도 사용할 수 있습니다. 메니에르 증후군은 내이의 수분 정체가 그 원인이니 병적 수분을 혈관을 통해 배출시켜 주는 방법은 질병의 개선에 큰 도움이 될 수 있지요. 또한 안구건조증에도 사용할 수 있고 – 안구건조증은 수분의 편재로 인해 눈물층에 수분이 부족해지는 증상으로 볼 수 있습니다. – 위무력, 위하수, 급성 방광염,

멀미증, 일사병 등에도 사용할 수 있습니다. 또한 삼차 신경통에도 사용할 수 있는 처방이 됩니다.[4] 나열된 질환 모두 수분이 정체돼서 오는 질환이라고 생각할 수 있는데, 비슷한 이유로 생긴 질환에는 모두 사용할 수 있다고 생각합니다. 다만 갈증이 나고 몸이 아프며 소변이 시원하지 않은 증상만 확인하면 되는 겁니다. 비슷한 처방으로는 영계출감탕과 저령탕 같은 처방이 있습니다. 영계출감탕은 현운(眩暈) 및 위내정수(胃內停水)와 공통점은 있지만 갈증과 구토 증상이 없고 저령탕은 활석이 들어있어서 임증(淋症)을 개선시킬 수 있고 아교가 있어서 진액을 보충해 주면서 지혈 효과가 있습니다. 갈증이 날 때 사용할 수 있는 백호인삼탕은 구역을 수반하지 않고 팔미지황환은 복령, 택사는 있지만 숙지황이 있어 제하불인(臍下不仁)을 개선할 수 있습니다.

오령산은 그 개념을 정확하게 이해한다면 부작용이 거의 없는 아주 뛰어난 명방으로 환자의 질환을 약사가 적극적으로 개입할 수 있게 도와주는 약입니다. 다행히 한풍제약에서 올가와 같은(위령탕: 평위산에 오령산을 합방한 개념) 좋은 약이 나오고 있으니 약사님들이 적극적으로 사용해 보시길 추천합니다. 같이 사용하면 좋은 처방으로는 몸살기가 수반되었을 때 소시호탕과 같이 쓰면 좋고 두통이 심할 때 삼황사심탕을 합방하면 좋습니다. 또 어지럼증에 영계출감탕과 같이 쓰는 방법도 좋습니다. 지금까지 오령산에 대해 살펴봤습니다. 약을 정확히 이해하기란 쉽지 않습니다. 다만 정확히 이해하려고 노력하다 보면 좀 더 적극적으로 약을 사용할 수 있게 됩니다. 오령산은 정말로 안전하고 좋은 약입니다. 많은 약사님들이 부담 없이 적극적으로 이 약을 쓰게 되기를 기대합니다.

> **Point**
> 1. 오령산은 정체된 수분을 잘 제거되게 해주는 처방입니다.
> 2. 메니에르 증후군은 내이의 수분 정체가 원인이니 메니에르 증후군을 개선하는 데도 사용할 수 있습니다.
> 3. 술을 많이 마셔서 물만 먹어도 토하는 상태와 갈증이 심하게 나고 열이 수반된 환자에게 쓸 수 있습니다.

---

1) 한방약리학 한방약리학 편찬위원회
2) 원색 인체와 질병 John W. Hole, Jr
3) 임상방제학강좌 노영범
4) 임상방제학강좌 노영범

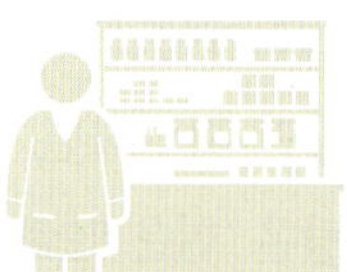

갈근탕, 감기에만 쓰지 마세요!

無汗 개선, 노폐물 배출, 영양 공급, 체력 회복 등에 효과
팔미, 천궁 등 약재 배합하면 어깨 뭉침, 축농증에도 응용 가능

약국에서 가장 많이 사용하는 한방제품은 갈근탕일 것입니다. 가장 효과가 빠른 제품도 갈근탕입니다. 요즘은 한방제품을 전혀 취급하지 않던 회사까지도 갈근탕을 생산 판매 할 정도로 갈근탕은 너나할 것 없이 생산하는 약이 되었습니다. 하지만 갈근탕은 쌍화탕과 달리 약성이 강한 마황이 다량 들어있기 때문에 조심해서 써야 됩니다. 땀을 많이 흘리는 사람에게 쓸 경우 기운이 너무 빠질 수도 있고, 오랫동안 장복할 경우 수면에 방해가 되거나 심장에 부담을 줄 수도 있는 약입니다. 그럼에도 불구하고 약사들은 갈근탕을 정확하게 이해하고 사용할 수 있어야 합니다. 정확히 썼을 때 오는 효과의 신속성과 정확성은 다른 약과 비교할 것이 아니기 때문입니다. 이번 시간에는 갈근탕에 대해서 알아보고 초기 몸살 외에 어떤 식으로 갈근탕을 사용할 수 있을지를 고민해 볼까 합니다.

우선 갈근탕의 정증인 태양병에 대해서 알아봐야겠지요?

태양병(太陽病)

太陽病 項背强几几 無汗惡風 葛根湯主之　　太陽與 陽明合病者 必自下利 葛根湯主之
태양병 항배강궤궤 무한악풍 갈근탕주지　　태양여 양명합병자 필자하리 갈근탕주지

태양병은 태양표허증과 태양표실증으로 구분해서 생각합니다. 갈근탕은 그중 태양표실증에 해당하는 상태에 사용되는 처방입니다. 몸이 건실하고 저항력이 있을 때 사용한다는 말입니다. 태양병은 고방에서 양병을 일컫는 태양, 소양, 양명의 첫 번째 단계에 해당하는 상태로 한사가 몸을 공격할 때 인체가 어떻게 반응하는지를 잘 설명하고 있습니다.

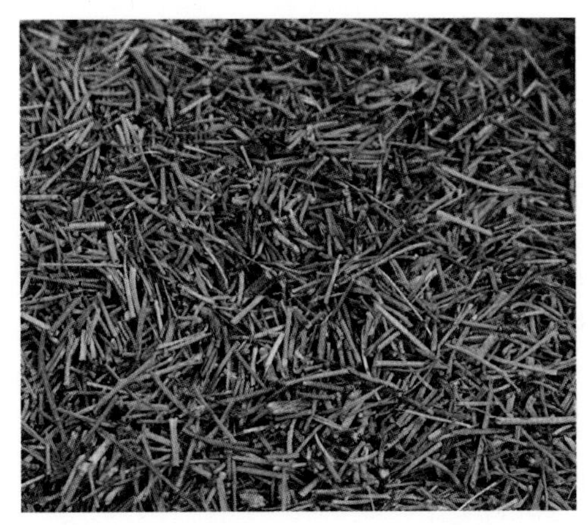

첫 번째 조문은 '한기가 몸을 공격해서 목덜미와 어깨가 당기고 땀이 나지 않으며 바람이 싫으면 갈근탕으로 치료한다.'라고 되어 있습니다. 이 조문은 너무나 보편적인 표현이라서 모든 약사님들에게 익숙하지 않을까 생각하는데요. 사람은 기본적으로 항온동물이라 땀으로 열을 조절하는 능력을 갖고 있습니다. 따라서 기온이 너무 급변하지만 않는다면 몸은 우리가 인식하지 못하는 동안에도 땀을 조금씩 흘려가면서 체온을 조절해 나갑니다. 열은 우리가 살아있는 동안 언제나 발생될 테니 말이죠. 그런데 갑자기 찬바람을 맞게 되면 인체는 급격한 체온 저하를 막기 위해 피부를 통한 열 방출을 억제하게 되고 결과적으로 피부는 땀을 내보내지 않으려고 할 것입니다. 또한 그 과정에서 근육 역시 열의 손실을 막기 위해 위축이 된다고 생각합니다. 거기에 열의 추가적 손실을 막기 위해 바람이 싫어진다고 생각해 보면 어떨까요? 사람이 정상적으로 살기 위해 체온이 아주 중요하다고 생각한다면 위의 변화는 생존을 위한 아주 중요한 과정으로 이해됩니다. 만약 몸이 건강하지 못해서 스스로 체온을 조절할 능력이 되지 않거나 체력이 떨어져서 자율신경이 정상적으로 작동하지 못한다면 위와 같은 방어 작용을 정확히 하지 못할 것입니다. 몸이 건강해서 정상적으로 자율신경이 작동하는 경우에나 위의 작용이 가능합니다. 이를 옛날 사람들은 태양표실증이라고 표현한 게 아닌가 생각합니다.

두 번째 조문은 '태양, 양명병이 있으면 설사를 하게 되고 이때 갈근탕을 쓴다'라고 되어 있습니다. 많은 약사님들이 첫 번째 경우는 많이 접해봤지만 두 번째 경우는 생소하다고 생각할 것 같습니다. 갈근탕 증의 가장 중요한 단서는 無汗입니다. 땀이 나지 않는 경우에만 갈근탕을 사용하는데 만약 갈근탕 증이 오래 지속되면 피부에 억류된 땀으로 인해 근육통의 단계를 넘어서 체액의 불균형을 유발하게 될 것입니다. 비슷한 개념으로 오령산이 있는데 오령산 증은 소변불리 증상이 나타나고 갈근탕 증상은 땀이 나지 않는 증상이 수반되는 것이죠. 둘 다 수분 배출에 문제가 생겨 설사를 유발한다는 점은 유사합니다. 땀이 지속적으로 배출되지 않으면 체액이 피부에 정체되게 되고 소화기관을 통한 정상적인 수분 흡수가 어려워지면서 소화관에 수분이 정체될 것입니다. 이렇게 해서 흡수되지 않은 수분이 장관에 남아있게 되면 구역과 설사를 수반하게 되는데 이때는 필히 오한과 두통, 무한 증상이 있어야 합니다. 이럴 땐 갈근탕이 훌륭한 설사약이 되는 것이죠.

오령산은 혈액으로 유입되어야 할 수분이 정체돼 연쇄적으로 장관에도 수분이 정체되는 것이며, 그 결과 소변이 잘 나오지 않는 상태가 되므로 갈근탕증과 구별됩니다. 따라서 오령산은 필히 구갈증을 수반하지만 갈근탕증은 구갈을 일으키지는 않습니다. 설사의 강도로만 본다면 오령산증이 훨씬 심각하지요. 그렇다면 갈근탕이 無汗을 개선시켜서 몸에 있는 노폐물을 배출시키는 것은 알겠는데 그게 어떻게 해서 감기에 도움이 되는지 궁금해집니다.

▌갈근탕(葛根湯)

갈근, 마황, 생강, 대추, 계지, 작약, 감초

갈근탕은 계지탕에 갈근과 마황을 더한 처방이라고 생각하면 됩니다. 계지탕은 감기 초기에 체력이 받쳐주지 못해서 땀이 나고 구역질이 나는 등 약한 사람의 감기에 쓰는 약인데 계지탕을 쓰면 작약, 대추, 감초 등으로 인해 체액과 영양이 보충되고 생강으로 인해 속이 편해지며 계지가 혈관을 확장시켜 영양이 잘 보충되게 해주는 기능을 합니다.

📋 계지(桂枝)

계지는 말초혈관의 확장을 통해 심장의 부담을 덜어주는 역할을 합니다. 상한론에서는 대체로 하법(下法)을 쓴 뒤에 생기는 衝에 사용하는데 체액 소모가 심해서 보상으로 맥박수가 빨라질 때 사용한다고 생각하면 됩니다. 따라서 임상적으로는 체액이 적고 혈압이 비교적 낮은 사람이 맥박수가 증가할 때 사용하는 약입니다.[1] 따라서 계지탕은 상대적으로 체력이 약한 사람의 체력 회복에 도움을 주는 처방이라고 생각하면 되는데요. 갈근탕에서는 이 계지탕에 갈근과 마황을 더한 것입니다.

📋 마황(麻黃)

마황은 크게 두 가지 목적으로 사용이 되는데요. 첫 번째는 기관지를 확장시켜 산소흡입량을 늘리는데 있고(ex, 환혼탕-마황, 행인, 감초로 이루어진 처방으로 혼이 돌아온다 하여 환혼탕이라고 합니다. 갑자기 기절했을 때 정신을 돌아오게 하는 처방이지요.) 두 번째로는 계지와 배오해서 발한을 시키는 데 사용합니다. 계지탕은 혈액 순환을 도와서 영양과 체액이 조직에 골고루 분포되게 하는 기능을 가지고 있고 마황은 교감신경을 항진시켜 한선을 자극하여 땀이 나게 하는 것입니다. 마황은 또한 심박수를 증가시키고 뇌혈관과 근육에 분포하는 혈관을 이완시키는 작용을 합니다. 필자는 이 작용을 중요하게 생각합니다. 계지탕이 가볍게 혈관을 확장시켜주고 피의 순환을 도와 몸이 한기를 몰아내게 해줬다면, 마황이 들어가 그 기능을 더욱 강화시켰다고 이해하는 것이죠. 저는 계지탕에 터보엔진을 단 것이 마황탕이라고 생각합니다. 여기에 갈근을 섞으면 갈근탕이 되는데 갈근은 어떤 역할을 하는지 살펴보겠습니다.

📋 갈근(葛根)

갈근은 우선 칡뿌리이니만큼 전분이 풍부해서 안정적인 영양 공급할 수 있는 약재라고 생각합니다. 갈근은 장관 내의 수분을 체표로 돌리는 작용을 하는데 '**갈근은 뿌리가 깊어서 양명의 물을 태양으로 뽑아 낸다.**'라는 식으로 설명을 하고 있습니다. 그 기능을 응용해서 발한 및 피부혈관 확장의 목적으로도 쓰고 항배강과 술 해독, 지사에도 응용을 하니 말입니다.

그럼 이제 다시 갈근탕이 감기 및 항배강에 어떻게 도움을 주는지 살펴보도록 할까요?

갈근탕은 두 갈래로 쪼개서 본다면 갈근, 작약, 대추와 마황, 계지, 생강으로 나눌 수 있습니다. 갈근, 작약, 대추는 진액과 영양을 넣어 근육과 조직의 회복을 돕고 마황, 계지, 생강은 발산 작용을 도와 발한을 시키며 노폐물의 배출을 돕습니다. 현대인들은 대부분 아파트에 살고 에어컨이 발달되어 있고, 또 걷기 보다는 운전을 많이 하기 때문에 근육 쪽으로 혈액이 갈 기회가 많지 않습니다. 근육에 젖산 등의 형태로 노폐물이 쌓여 있다면 혈액 순환을 통해 그 노폐물이 제거되어야 할 텐데, 체력이 약한 이들은 계지탕으로 충분하지만 체력이 강하고 근육이 딴딴하며 심층부까지 노폐물이 쌓여있는 환자라면 갈근탕으로 문제를 해결할 수 있겠지요. 초기의 항배강을 개선시키려면 갈근탕 정도로도 충분하나 만약에 그 증상이 오래되고 만성화 되었을 경우엔 갈근가출부탕(葛根加朮附湯)이 도움이 될 수 있습니다. 갈근탕의 마황이 심장에 무리를 줄 수 있는데 부자가 심장의 기운을 돕고, 마황과 백출이 이뇨 작용을 통해 노폐물을 더 잘 제거 해 낼 수 있기 때문이죠. 따라서 감기 초기에 혈액 순환에 문제가 생겨 노폐물이 몸 밖으로 잘 배출되지 않고 그로 인해 오한, 발열, 신체통 등이 오게 될 경우 갈근탕을 사용하면 노폐물을 몸 밖으로 배출시켜 주고 다시 혈액 순환이 잘 되도록 해줌으로써 몸의 통증도 없애주고 몸이 잘 회복될 수 있도록 해주는 것이 아닐까 생각합니다. 체력이 좋지 않거나 증상이 심각하지 않은 경우엔 계지탕 만으로도 충분한 효과를 볼 수 있지만 실증의 건장한 체력을 가지고 있거나 통증의 부위가 심부에 위치하고 계지탕으로 충분히 개선 시킬 수 없는 경우에는 갈근탕으로 그 증상을 개선할 수 있는 것입니다.

그리고 조금만 그 범위를 확대해 보면, 갈근탕이 단지 감기 증상을 없애는 데에만 그치지 않고 그 외에도 적용 가능하다는 것을 알 수 있습니다. 스트레스로 인해 어깨가 많이 뭉칠 때 갈근탕에 팔미를 사용하면 좋은 효과를 가져올 수 있고, **갈근탕에 진무탕**을 쓰는 것도 아주 잘 듣습니다. 만약 땀을 많이 흘리는 사람 이라면 그 의미를 이용해 쌍화, 오약순기산, 팔미를 같이 써도 갈근가출부탕의 개념이 됩니다. 갈근탕 가천궁신이는 앞서 보인 갈근탕의 기능에 천궁과 신이가 들어가 약물을 코로 인경시키는 개념인데 축농증을 없애는데 좋은 효과를 보일 수 있습니다. 코 점막에 노폐물이 차있는 경우라면 코가 심하게 흐르지는 않고 코가 막히는 증상이 나타날 것입니다. 갈천신은 그때 쓰는 약입니다.(소청룡탕과 구분이 되시나요?) 물론 땀을 많이 흘리는 사람에게는 주의를 하는 것이 좋습니다. 축농증의 화농이 심하다면 **배농산급탕과 갈근탕**을 같이 쓰면 더 강한 효과를 가져올 수 있겠지요. 편도염, 중이염 등에는 無汗을 확인하고 **길경탕**을 같이 쓰면 좋습니다. **젖몸살도 노폐물이 뭉쳐있는 것으로 본다면 갈근탕**을 써서 개선시킬 수 있습니다. 이외에도

① 눈다래끼나 결막염에도 갈근탕을 쓰면 효과가 좋습니다.
② **안면통에 백호인삼탕**과 같이 쓰면 좋습니다.
③ 피부염, 건선 등의 질환에도 갈근탕을 응용할 수 있습니다.

이렇게 갈근탕에 대해서 알아봤는데요. 기본적으로 갈근탕 하면 생각해야 할 것이 '영양을 넣어주고, 노폐물을 땀으로 빼내주는 약이구나'라는 점입니다. 영위조화를 돕는 약이라는 것이죠. 결과적으로 근육에 껴 있는 피로 물질을 제거할 때도 사용할 수 있고 젖몸살과 젖이 뭉쳐 수유에 어려움이 있을 때도 사용할 수 있습니다. 오래된 견비통에도 도움이 될 수 있고 피부염에도 사용할 수 있습니다. 모두 기육에 정체된 노폐물을 제거하는데 도움이 된다는 점만 기억하면 됩니다. 갈근탕은 그 방의를 정확히 알기만 해도 다양한 해석과 응용이 가능한 처방입니다. 단지 감기약으로만 쓰기에는 많이 아까운 약이라고 생각이 됩니다. 다만 주의할 것은 땀이 많이 나는가만 확인하면 되니 앞으로도 많은 선후배 약사님들이 이 처방을 기억하시고 많이 사용하시길 바랍니다.

> **Point**
> 1. 갈근탕은 계지탕에 갈근과 마황을 더한 처방으로써 감기 초기에 체력이 받쳐주지 못해서 땀이 나고 구역질이 나는 등 약한 사람의 감기에 쓰입니다.
> 2. 스트레스로 인해 어깨가 많이 뭉칠 경우 갈근탕에 팔미를 사용하면 좋은 효과를 볼 수 있습니다.
> 3. 갈근탕에 천궁과 신이가 들어간 갈근탕가천궁신이는 축농증을 없애는데 좋은 효과를 보입니다.

---

1) 임상 한의사를 위한 기본 한약처방 강의 주성완

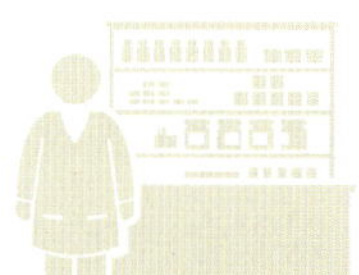

백호탕(白虎湯)

속열 내리는 대표 처방약, '백호탕'

열·땀 많고 구갈 심한 이열증 해소에 적격, 인삼 더하면 효과 증가
영양 골고루 전달해 위장관에 치우친 에너지 균형 잡는 역할도

약국에 있다 보면 환자들에게 자주 듣는 이야기가 있습니다. "우리 아이는 열이 많아서 삼(蔘)을 먹을 수 없어요", 내지는 "속열이 있어서 찬물만 마셔요"라거나, "조금만 움직여도 땀을 많이 흘려요"라는 등 속열에 대한 표현 말이지요. 어려서부터 유난히 더위를 많이 타고 에너지가 넘치는 친구들이 있습니다. 예전 에는 적었지만 요즘은 그런 성향을 가진 아이 들이 상대적으로 많아진 듯 보입니다. 아마도

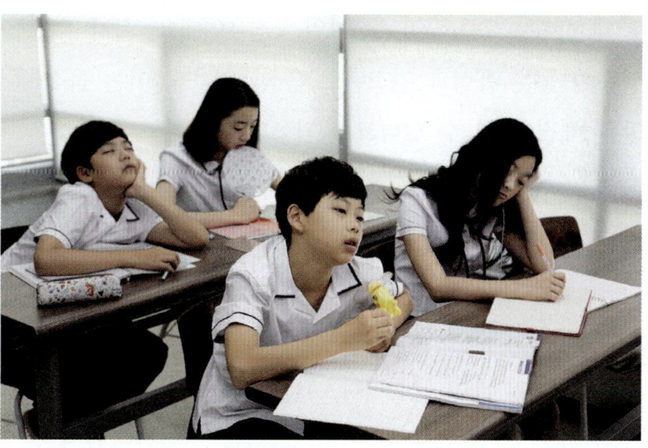

식습관이 서구화 된 데 그 원인이 있어 보입니다. 속열이라는 표현은 사전적으로 정의되어 있는 용어라기보다는 경험적으로 사용되는 용어이기 때문에 그 용어를 중심으로 환자와 상담하기에는 어려움이 따릅니다. 환자가 호소하는 속열과 우리가 알고 있는 열(염증으로 기인한 열)과는 본질이 다르기 때문에 그 정의를 내리는 일이 우선인 것 같습니다. 속열에 대한 처방으로 우선적으로 사용되는 처방은 백호탕입니다. 백호탕은 이열증 (裏熱證)에 사용하는 대표적인 약입니다.[1] 물론 승기탕류도 속열을 잡아주는 약이지만 이번 시간에는 백호제 위주로 살펴보도록 하겠습니다.

백호탕은 양경의 열을 조절할 때 사용하는 약이라고 합니다. 양경이란 태양, 소양, 양명경을 모두 가리키며, 표(表), 경(經), 부(腑)의 양의 부위에서의 열 증상을 말합니다. 표라도 기육간(肌肉間)의 열을 말합니다. 보통 양명에 이열증이 극심한 경우 태양, 소양경에 그 열이 파급되면서 전신적인 열 증상이 나타날 수 있습니다.[2] 사실 열이라는 것은 인체를 정상적으로 기능하게 하는 중요한 수단이기 때문에 나쁘다고는 할 수 없습니다. 하지만 그것이 병적으로 항진되면 문제가 되는 것입니다.

📋 그럼 이열증은 왜 발생하는 것일까요?

첫 번째로는 체질 자체가 열이 많은 경우겠지요. 이 경우는 어려서부터 열이 많거나 땀을 많이 흘리거나 에너지가 넘치는 경우에 해당된다고 봐야합니다. 예전에는 이런 체질이 문제가 되질 않았습니다. 열이 많으면 많이 나가 놀면서 그 열을 사용하면 되었으니 말입니다. 하지만 요즘에는 아이들을 학원, 학교 등에만 가두는 상황이 많아 열을 발산시키지 못해 문제가 되는 경우가 있습니다.

두 번째는 감기 등을 앓고 그 사열이 표에서 이로 들어온 경우가 있습니다. 감기 초기에는 태양(땀이 나지 않고 열만 있는 상태), 소양(땀이 나다가 안 나다가를 반복)의 단계를 거쳐 양명으로 열이 들어가면 오한(惡寒)은 없고 오히려 오열(惡熱)하며 땀만 나는 상태에 이르게 됩니다. 이를 양명열이라고 합니다.

세 번째는 요즘 많이 볼 수 있는 경우인데요. 열이 많은 음식을 자주 먹는 식습관이 그 원인인 듯 보입니다. 열량이 높은 음식과 인스턴트 음식, 열을 높이는 음식(홍삼 등)을 지나치게 복용하다 보면 어느새 열이 많은 체질이 될 수 있다고 생각합니다.[3]

📋 이열증의 증상은 어떻게 나타날까요?

① 갈증이 많이 생깁니다. 위장에 열이 많고 진액 소모가 많기 때문에 갈증이 자주 생기는데 찬 물을 많이 마십니다. 찬 아이스크림을 좋아한다던지 찬 과일만 찾아도 이에 해당합니다.

② 답답한 곳에 잘 들어가지 못하거나 열 자극을 싫어하는 상태입니다. 겨울에도 답답하다며 창문을 열거나, 사우나에도 잘 들어가지 못합니다.

③ 땀을 많이 흘립니다. 땀은 기본적으로 열을 식히기 위해 나는 것이므로 이열이 성할 경우엔 전신적인 다한출이 생기게 됩니다.

④ 가슴이 답답하고 맥이 크게 뜁니다. 에너지 소비가 과다해지면 진액의 손실이 발생하게 되고 진액의 손실은 다시 심박을 증가시키는 등의 행위를 통해 혈액의 추가 공급을 초래합니다. 따라서 심장에 무리가 오게 되고 답답한 증상이 오게 되는 것입니다.[4]

⑤ 피부와 입술이 건조해집니다. 땀을 많이 흘려 진액이 부족해지면 갈증도 많이 나고 피부도 건조해지겠죠.

그러면 이열(속열)에 대해서는 어느 정도는 정리가 된 것 같으니 이열(裏熱)을 다스릴 수 있는 백호탕에 대해서 알아볼까요?

📋 백호탕(白虎湯)

백호탕은 석고, 지모, 감초, 갱미로 이루어져 있습니다. 여기에 인삼만 추가하면 백호가인삼탕이 되는 것이므로 우선 백호탕의 본초를 살펴보고 해석해 보면 좋을 거 같습니다.

📋 석고(石膏)

석고는 $CaSO_4 \cdot 2H_2O$로 칼슘을 중심으로 이해하는 것이 좋습니다. 석고는 칼슘의 안정적인 공급원으로 번조 및 동계를 진정시키는 효과를 보입니다. 용골, 모려도 칼슘으로 작용하는 약제인데 모두 진정 기능이 있는 약제들입니다. 석고는 체온 조절 중추를 억제하여 열을 내리는 기능을 하고 그 과정에서 발한을 억제합니다. 석고는 갑상선 항진증과 같은 대사 항진을 개선하는 역할을 하는 것으로 보여 집니다. 실제로 갑상선 항진으로 인한 다한, 전신 발열에는 많은 도움이 되지만, 오래 사용할 경우 부갑상선의 기능 이상을 초래할 수도 있다고 합니다.[5] 또한 혈액을 심폐(心肺) 주위로 모이게 하여 열로 인해 뇌에서 소모된 혈액을 공급해 주는 역할을 하기 때문에 번갈(煩渴)을 다스리게 합니다.[6]

📋 지모(知母)

지모 역시 석고와 같이 열을 내리는 기능이 있는 약입니다. 갈증이 나거나 가슴이 답답한 증상을 개선하기 위해 사용하는데 마른기침, 뼛골이 쑤시고 조열이 나며 식은땀이 나는 증상에 진액을 생성하여 치료를 하는 기능이 있습니다. 백호탕에서야 지모가 석고에 밀려 부각되지 않지만 지모도 진액을 보충해서 열을 내려주는 약으로 석고 못지않게 중요한 역할을 합니다.

📋 감초(甘草), 갱미(粳米)

갱미는 비위 기능을 도와 기운이 나게 하고 갈증을 멎게 하는 기능이 있다고 합니다. 아마도 열을 끄는 약만 쓰기에 위장 기능이 상할 수 있어서 완충의 역할로 감초와 갱미가 사용이 된 것으로 생각합니다. 여기에 인삼을 더해주면 백호가인삼탕이 되는데 이것은 백호증이 심해서 땀을 너무 많이 흘려 진액이 소모된 경우에 진액을 더해주기 위해 인삼을 넣어준 것이라고 해석하시면 됩니다.

백호탕은 열을 내리고 기운이 나게 하며 진액을 생기게 하는 약입니다. 열을 내리는 약으로 석고는 체온조절중추를 조절해서 열이 과하게 생산되지 않도록 하고 지모는 폐와 위의 열을 내려 열을 식히는 기능을 하며 갱미와 감초로 약의 부작용을 줄이고 석고 등으로 위를 상하지 않게 만든 약인 겁니다.

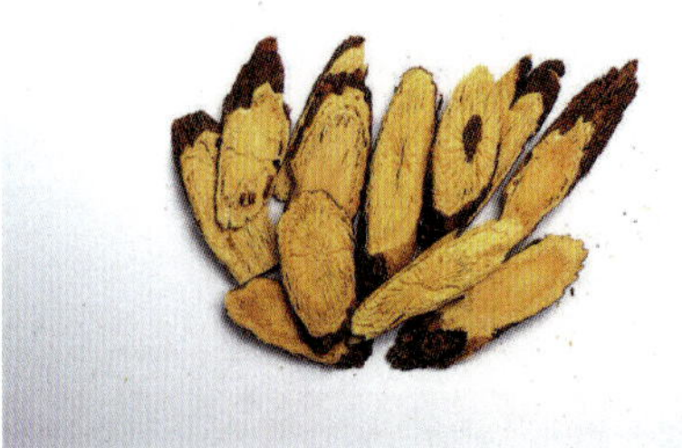

傷寒論日, 三陽合病 腹滿身重, 難以轉側 口不仁, 面垢, 譫語遺尿, 發汗則語甚, 下之則 額上生汗, 手足厥冷, 若自汗出者, 白虎湯主之.

상한론왈, 삼양합병 복만신중, 난이전측 구불인, 면구, 섬어유뇨, 발한즉어심, 하지즉 액상생한, 수족궐냉, 약자한출자, 백호탕주지

상한론에 이르길 삼양의 합병으로 배가 그득하고 몸이 무거우며 몸을 움직이기 힘들고 섬어(헛소리, 잠꼬대 등)를 하며 소변을 조절하지 못하거나 지리고, 땀을 내는 치료를 하면 섬어가 심해지고 하법을 사용하면 이마에 땀이 나고 수족이 냉해지고, 만약 스스로 땀이 나면 백호탕으로 치료한다.

몸이 무겁고 몸을 움직이기 힘들다는 것은 양명열로 인해 기가 잘 돌지 못해 곤란하다는 것이지 아주 움직이지 못하는 증상을 말하는 것은 아닙니다. 복만은 위열이 심해서 복부가 팽팽해진 것을 말하는 것으로 실증의 변비와는 다소 다른 상태입니다. 겉으로 보기에는 팽만해 보이지만 누르면 쉽게 들어가는 상태를 말합니다(위에 열이 많다면 냄비에 물을 끓이듯이 압력이 증가하게 됩니다. 따라서 실체는 없이 압력이 증가해서 답답해지는 것입니다). 축구공에 공기가 꽉 차 있는 것 같은 상태라고 생각하면 됩니다. 만약 복부를 눌러도 들어가지 않으면 방풍통성산이나 대승기탕의 증이라고 보시면 됩니다. 구불인(口不仁)은 입과 혀의 감각이 둔해져서 맛을 잘 느끼지 못하는 것을 의미하기도 하고, 맛을 잘 느끼지 못하나 많이 먹는 상태를 의미하기도 합니다. 그리고 면구(面垢)는 얼굴이 지저분해 보이고 눈곱이 생기는 상태를 말합니다. 진액이 빠져서 그렇게 되는 것이라고 생각됩니다.[7] 실제 임상에서 얼굴이 얼룩덜룩한 사람에게 이열증을 확인하고 육미와 백호를 중심으로 약을 쓰면 피부가 맑아지는 것을 볼 수 있습니다. 요즘 혀가 맛을 못 느낀다며 약국을 방문하는 환자들을 보곤 합니다. 다만 이 경우 음식 맛을 구분하지 못하는 것이지 밥을 먹지 못하는 상태는 아니라는 점을 기억해야 합니다.

섬어는 위장관의 에너지 소비가 지나치게 커서 뇌로 충분한 양의 혈액이 공급되지 못하는 상태라고 생각해 볼 수 있습니다. 에너지의 소비가 한쪽으로만 치우쳐 있어 뇌와 손, 발 등 다른 조직으로 충분한 양의 혈액이 공급되지 않게 되고 그로 인해 기억력이 떨어지거나 헛소리를 하거나, 잠꼬대(이를 가는 것

도 포함)를 심하게 하게 되고 손발 역시 차가워 질 것입니다.

즉 백호탕은 위장관의 에너지 소비가 지나치게 항진돼 있어 오히려 몸 구석구석 충분한 영양을 받지 못하고 에너지 불균형이 온 상태를 개선하는 약이라고 볼 수 있습니다. 백호탕증을 가지고 있는 사람은 힘도 좋고 체격도 좋은 사람입니다. 단 그것이 병적으로 치우쳐 기운이 없고, 피부가 거칠고, 손발이 냉하며, 땀을 많이 흘리는 등의 증상을 보이게 되는 것입니다. 이럴 때는 흥분을 가라앉게 만들고 영양이 골고루 퍼져 나갈 수 있도록 해야 되는데 여기에 적합한 약이 백호탕(백호가인삼탕)인 것입니다.

📋 그러면 백호탕은 어떻게 응용할 수 있을까요?

① 기본적으로 백호탕은 체질적인 열을 내릴 때 사용할 수 있습니다. 백호탕은 에너지가 과항진되어 열이 나는 것을 조절하기 때문에 냉수를 자주 찾거나, 가슴이 답답하고 열이 많은 사람의 체질개선제로 사용할 수 있습니다.

② 구내염에 쓰면 효과를 보는 경우가 많습니다. 약국에서 사용하는 구내염용 비타민과 연고류를 사용했을 때 효과가 없다면 생약으로 접근해 보는 것도 좋습니다. 백호탕은 위장관의 열과 염증을 억제하는데 효과가 있으므로 만성적이고 호전되지 않는 구내염을 치료하는데 있어 백호탕을 잘 사용하면 도움이 됩니다. 필자는 소시호와 팔미에 백호제를 사용하는데 단기간 사용해도 만족할 만한 효과를 보곤 합니다.

③ 구취의 제거에 도움이 됩니다. 구취는 위장관의 기능이 떨어지거나 위장의 열이 너무 뭉쳐있을 때 발생하는 것인데, 백호제와 향사평위산, 인진호탕을 같이 쓰면 아주 심한 구취의 제거에 도움이 됩니다.

④ 아토피의 치료에 사용할 수 있습니다. 다한증으로 진액이 부족해지면 피부가 건조해 질 수 있고 그로 인해 아토피가 온 경우라면 사용할 수 있습니다. 체격이 좋은 사람의 손발이 벗겨질 때(ex. 한포진)에도 사용할 수 있으니 참고하시면 좋습니다.

⑤ 여름에 더위 먹은 증상에 사용할 수 있습니다. 찬 물을 계속 찾고 찬 음식만 먹으려고 하는 증상에 사용할 수 있습니다.

⑥ 다한증에 사용할 수 있습니다. 갈증을 많이 느끼고 열이 많은 체질의 다한증 치료에 사용하면 좋은 효과를 볼 수 있습니다.

이렇게 속열(이열증)과 백호(가인삼)탕에 대해서 알아봤습니다. 과립제로는 인삼백호탕이 나오고 있으니 한방을 시작하는 약사님들도 한 번 고려해 보고 잘 사용해 보시길 권합니다. 약사의 임상은 약사가 얼마만큼 정확하게 약을 아는가에 따라 크게 달라질 수 있습니다. 백호탕 하나를 이해하는데도 이렇게 기억해야 할 내용이 많습니다. 물론 이와 다른 의견을 가진 약사님들도 계시겠지만 임상가로서 이정도의 내용은 반드시 꼭 숙지하면 좋지 않을까 생각합니다. 얼마 전 승기탕류의 약이 판매가 부진한 이유로 생산이 중단됐습니다. 익수제약에서 소화제 물약 형태로 나오던 것인데 더 이상 사용하지 못하게 되어 많이 아쉬웠던 기억이 있습니다. 백호탕과 같은 약도 임상의 중요성과는 달리 수요가 부족하면 사라질 수도 있는 약이라고 생각합니다. 더 많은 약사님들이 사용하는 방법 외에는 달리 방법이 없습니다.

> **Point**
> 1. 백호탕은 에너지가 과항진 돼 열이 나는 것을 조절하기 때문에 체질적인 열을 내릴 때 사용할 수 있습니다.
> 2. 만성적이고 호전되지 않는 구내염을 치료할 때 백호탕이 좋습니다.
> 3. 갈증을 많이 느끼고 열이 많은 체질의 다한증 치료에 사용하면 좋은 효과를 보입니다.

---

1) 한방입문강좌 이재희
2) 기초에서 응용까지 핵심 상한론 48처방 배현
3) 기초에서 응용까지 핵심 상한론 48처방 배현
4) 기초에서 응용까지 핵심 상한론 48처방 배현
5) 임상 한의사를 위한 기본 한약처방 강의 주성완
6) 임상방제학강좌 노영범
7) 임상방제학강좌 노영범

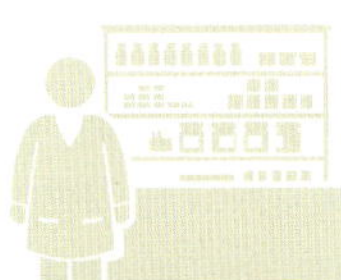

lecture 14 시함탕(柴陷湯)

기침 오래가는 환자, '시함탕'이 답입니다

병원약으로도 해결 안 되는 기침과 흉통에 효과 탁월
결흉·협심증부터 늑막염·초기 결핵까지 사용 가능

필자가 운영하는 약국 근처엔 이비인후과와 같은 감기 전문 의원들이 많이 있습니다. 간혹 이비인후과의 강한 진해제를 복용하고도 기침이 떨어지지 않아 불만인 환자들이 있습니다. **이럴 때 한자들에게 판매를 하면 좋은 효과를 보곤 하는 약이 시함탕**입니다. 시함탕은 소시호탕과 소함흉탕을 더한 개념의 약으로 오래되고 염증성이 심한 기침에 아주 좋은 약입니다. **시함탕은 소시호탕과 소함흉탕을 더한 것**이라고 했는데 소시호탕

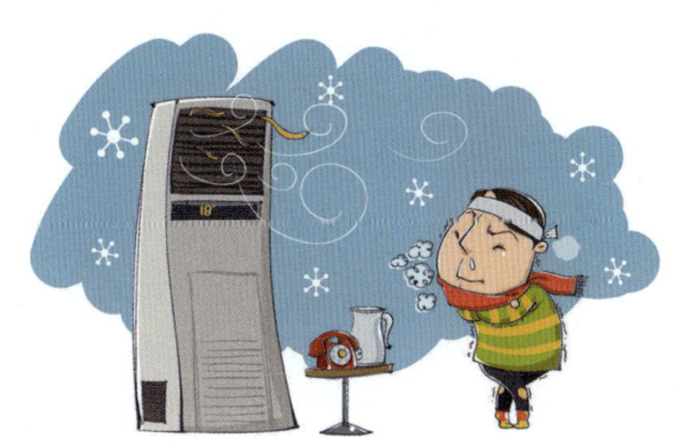

이야 이미 여러 번 그 의미에 대해 공부를 해온 바 있으니 이번 시간에는 **소함흉탕의 의미를 짚어보고 그 응용 방법에 대해 살펴볼까 합니다.**

① 小結胸者 正在心下 按之卽痛 脈浮滑者 小陷胸湯主之
　　소결흉자 정재심하 안지즉통 맥부활자 소함흉탕주지

소결흉은 심하에 있으며 누르면 통증이 있고 맥이 부하고 매끄럽다. 소함흉탕으로 치료한다.

② 寒實結胸 無熱證者 與三物小陷胸湯
　　한실결흉 무열증자 여삼물소함흉탕

한실결흉에는 열이 없더라도 소함흉탕을 쓴다.

소함흉탕을 이해하기 위해서는 결흉이라는 개념을 먼저 이해해야 합니다.

결흉[1]

① 사기가 가슴 속에 몰려서 명치 밑이 그득하고 아프며 만지면 단단한 감이 있는 증. 흔히 태양병(太陽病) 때 너무 일찍이 설사 시켜서 표열(表熱)이 속으로 들어가 가슴 속의 수음(水飮)과 합쳐져서 생기거나 태양병이 양명병(陽明病)으로 전이되어 양명실열(陽明實熱)이 뱃속의 수음과 결합해서 생긴다. 결흉은 원인과 증상에 따라 대결흉(大結胸)·소결흉(小結胸)·열실결흉(熱實結胸)·한실결흉(寒實結胸)·수결흉(水結胸)·혈결흉(血結胸) 등으로 나눈다.

② 사기가 가슴 속에 몰려 뭉친 것.

결흉은 수음과 열사가 합쳐져서 생긴다고 되어 있는데 그러면 수음이 무엇인지를 우선 알아야 될 것 같습니다. 수음은 몸 안에 수습(水濕)이 엉겨 있는 것을 말하는데, 소화기능이 좋지 않아서 운화(運化)가 되지 못하고 명치 밑에 수습이 몰려서 병을 일으키게 된다고 합니다. 우리가 음식을 섭취하면 우선 소화가 된 뒤에 그 영양이 혈액을 타고 순환하다가 폐에서 산소를 받아 종기(宗氣)를 형성한 뒤 전신을 돌게 됩니다. 그러나 어떤 이유로 인해 진액이 몸의 어딘가에 병적으로 정체가 되면 이를 담음이라 부르게 되는데 이것을 앞에서 말한 수음의 정체로 보는 것입니다. 이런 담음은 그 위치에 따라 위장관의 담음 (영계출감탕), 흉격에 정체된 담음(지음, 소청룡탕으로 조절) 또 사지에 정체된 담음인 일음, 그리고 협하에 정체되어 나타나는 담음인 현음 등으로 구분합니다. 이 담음이 몸에 정체된 상태에서 열성 질환을 앓게 되거나 지나친 하법(下法) 등으로 체액의 손실이 생겨 수음과 열사가 뭉쳐서 심하부가 긴장하고 심하게 아프게 되면 이것을 결흉이라고 부르는 것입니다. 결흉은 또한 대결흉과 소결흉으로 나눌 수 있는데, 대결흉은 대사되지 않은 물이 사열과 결합돼서 그 범위가 굉장히 넓고 심한 통증을 보이며(대함흉탕으로 치료), 소결흉은 담음과 사열이 결합한 것이므로 그 부위는 크지 않고 심와부(心窩部)에 단단히 뭉쳐 열담을 형성하는 것입니다. 소결흉을 소함흉탕으로 치료하게 됩니다.

이런 증상에는 무엇이 있을까 궁금할 수도 있는데요. 가볍게는 **늑막염부터 깊은 가래가 수반된 염증성 폐질환, 또 결핵과 같은 질환도** 결흉이라고 볼 수 있습니다.

소함흉탕은 반하, 황련, 괄루인으로 이뤄져 있습니다. 굉장히 단순한 처방입니다. 괄루인은 하늘타리 씨앗으로 아래와 같은 효능이 있습니다.

괄루인(瓜蔞仁)

① 거담 작용이 있습니다.

② 항염증 작용이 있고 종양을 없애는 작용을 합니다.

③ 항암 작용을 합니다.[2]

④ 열담을 없애줍니다.

📋 열담

비(脾)의 기능이 떨어지거나 수액의 순환과 배설에 장애가 발생하면 수액은 인체를 정상적으로 자윤하지 못하고 비정상적으로 쌓여 병리물질이 됩니다. 이렇게 생긴 비정상적인 수액을 담음이라고 합니다. 눈으로 보이는 가래와 같은 물질도 담이라고 하지만, 우리 눈에는 보이지 않는 부종 등도 담으로 봅니다. 담이 짙지 않고 색이 옅으면서 거품 같거나 젤리 같은 덩어리 진 상태를 한담(寒痰)이라고 합니다. 반대로 누렇고 걸쭉하며 심할 경우 황록색을 띄는 담을 열담(熱痰)이라고 합니다. 한담을 치료하기 위해선 온화한담(溫化寒痰)을 하고, 건강, 세신, 반하, 진피, 백개자와 내복자 등을 쓰고, 열담을 치료하기 위해선 청열화담(淸熱化痰)하여 저패모, 천패모, 천축황, 담낭성, **괄루인**, 천화분 등을 씁니다.[3]

열담은 비위 기능이 좋지 못해 생긴 담에 염증이 포함된 증상을 말합니다. 담에 염증이 포함돼서 색이 짙어지고 점도가 높아지게 되면 우리 몸이 스스로 그것을 배출하기는 어려울 듯 합니다. 이때는 단지 건조해서 생기는 마른가래를 없애는 맥문동 정도의 약으로는 어렵고, 염증을 없앨 수 있으며 담을 제거하는 괄루인이 필요한 겁니다.

📋 황련(黃連)

황련은 흥분을 가라앉히고 염증을 줄이는 기능이 있다고 봅니다. 흉중의 열을 괄루인과 상보적으로 없애기 위해 사용된 것으로 보입니다. 황련은 열을 끄는 기능이 있기 때문에 소함흉탕 증을 가진 환자의 혀는 매우 붉은 경우가 많으며 또한 열담을 수반하므로 혀에 두터운 황색 태를 가진 것을 볼 수도 있습니다.

반하는 이미 많이 살펴봤지만 위장관의 담을 제거하기 위해서 사용된 것입니다.

결국 결흉을 없애기 위해 담과 열 그리고 염증을 없애는 약을 사용한 것이 소함흉탕의 방의가 됩니다. 열담으로 흉통을 호소하는 여러 증상에 사용이 가능한 약이 아닐까 생각합니다.

📋 소함흉탕 및 시함탕을 사용할 수 있는 증상

① 소함흉탕은 우선 명치끝이 쓰리고 아픈 위염 및 소화불량에 쓸 수 있고, 만성적인 위염에 반하사심탕과

함께 사용할 수 있습니다. 반하사심탕과 한 끗 차이인 소시호탕(소시호탕은 반하사심탕에서 황련을 빼고 시호를 넣은 것으로 이해하면 됩니다)과 합방되어 있는 시함탕 역시 기침에만 사용할게 아니라 잘 해결되지 않는 **흉통을 수반한 위염**에 사용이 가능합니다.

② **기침할 때 흉통이 수반되는 심한 기침에도 사용이 가능한데 마치 담이 결린 것과 같이 가슴이 들썩이며 뻐근함을 느끼는 정도의 기침에 아주 좋은 효과를 보입니다.** 필자는 약국을 방문하는 환자의 대부분이 태양병과 소양병의 범위 안에 있다고 생각하는데, 이러한 환자가 병원약을 아무리 써도 해결이 되지 않는 기침에 시함탕을 쓰면 잘 해결 되는 것을 볼 수 있습니다. 그 이유는 병원에서 처방 가능한 약은 오래 복용할수록 소화기능이 떨어져 담음이 잘 생기게 되고 항히스타민제 등의 복용으로 기관지 점막이 많이 건조해질 테니 시함탕의 괄루인이 큰 효과를 보이는 것이 아닌가 생각합니다.

③ 소함흉탕은 협심증과 흉통을 제거하는데도 큰 효과를 볼 수 있습니다. **관상동맥 질환이 있어 흉통을 호소하는 환자에게 약국에서 쉽게 줄 수 있는 약이 크게 없는데 소함흉탕이나 시함탕을 잘 쓰면 환자의 고통을 덜어주는데 도움이 될 수 있으니** 기억하시면 좋습니다. '임상의를 위한 상한론 강좌'를 보면 관상동맥 3갈래 중 2갈래가 막혔던 사람이 소함흉탕과 과루해백지실탕을 가감한 약을 먹고 1달 만에 관상동맥 3갈래가 다 뚫렸다고 소개가 되어 있습니다. 약국에서 관상동맥환자에게 쓸 수 있는 제품이라고는 낫토키나제나 아스피린 정도일거 같은데, 환자에게 1주 단위로 소함흉탕 관련 처방을 소개하고 사용해 보게 하는 것은 매우 의미가 있을 것 같습니다.

④ 또한 근골격계 질환으로 어깨 결림이나 가슴 부위 통증을 제거하는 데도 도움이 될 수 있는데 열담이 형성돼서 혈액 순환에 문제가 생기면 어깨를 통과해서 팔 쪽으로 이동하는 순환계에 압력이 가해지게 되면서 통증이 유발된다고 보는 것입니다. 이때는 심하부의 통증과 상지의 통증이 같이 수반되는지를 확인하는 것이 중요할 것 같고, 만약 환자가 흉통과 어깨 결림을 동시에 호소한다면 소함흉탕이 좋은 대안이 될 것 같습니다.

⑤ 코나 가래가 노랗고 끈끈하나 그 양이 많지 않고 얼굴이 벌게지는 증상에도 사용할 수 있습니다. 이런 사람의 경우 낮보다는 밤에 증상이 악화되는 성향을 보이는데 이런 상태에서 흉통까지 느껴진다면 시함탕을 사용하는 것이 좋습니다.

그러나 판매용으로 공급되는 시함탕의 표지에는 '기침, 기침으로 인한 흉통' 이라고만 표시가 되어 있어서 약사님들이 시함탕의 사용 범위를 잡는데 어려움을 겪을 수 있다고 생각합니다. 하지만 소함흉탕은 늑막염과, 결핵 증상, 협심증, 짙은 가래를 수반한 기침과 흉통을 수반한 견비통(사실 이 부분은 협심증의 증상과 비슷하다고 생각합니다)에도 사용할 수 있는 좋은 처방입니다. 필자는 기침 감기 환자가 약국을 방문했을 때 과립을 여러 가지로 나눠서 사용합니다. 인후건조가 심하면서 가래가 뱉어지지 않는 기침을 하며 얼굴이 붉어질 정도로 기침을 한다고 하면 맥문동탕을, 콧물 가래가 수반되면서 심하유수기를 보이면 소청룡탕을, 만성적으로 기침을 하고 진액의 충분한 보충이 필요해 보이면 청상보하환을, 너무 심한 기침에 잠을 잘 수 없을 정도이며 열감이 심할 때는 마행감석탕을 맥문동탕과 같이 줍니다.

또 가래의 점도가 짙고 염증이 수반된 기침 가래일 때는 환자에게 흉통의 유무를 확인하고 시함탕을 주는데 이렇게 약을 쓰다 보면 환자의 만족도도 높아지고, 병원 약으로도 해결이 잘 되지 않는 기침에 큰 효과를 볼 수 있어 반응이 매우 좋습니다. 소함흉탕과 시함탕은 그 임상 범위가 협심증부터 늑막염, 초기 결핵과 같은 질환까지 사용이 가능한 아주 훌륭한 약입니다. 소함흉탕을 어느 선까지 사용할지는 각자 약사님들의 능력에 달려있다고 생각합니다. 하지만 이런 좋은 약을 많은 약사님들이 잘 사용할 수 있다면 약사의 임상 폭은 훨씬 넓어지지 않을까 생각합니다. 더 많은 약사님들이 자신감을 갖고 시함탕(소함흉탕)을 다양한 목적으로 사용할 수 있기를 바랍니다.

Point

1. 시함탕은 소시호탕과 소함흉탕을 더한 약으로써 오래되고 염증성이 심한 기침에 좋은 약입니다.
2. 흉통을 수반한 위염에 사용하면 좋습니다.
3. 소함흉탕은 협심증과 흉통을 제거하는데도 큰 효과를 볼 수 있습니다.

---

1) 네이버 지식백과 한의학대사전
2) 한방약리학 한방약리학 편찬위원회
3) 한의학을 말하다 탕원

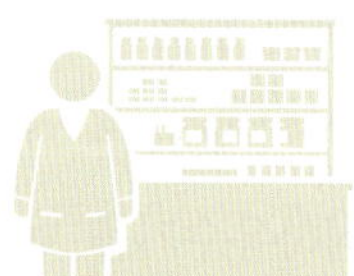

lecture 15　진무탕(眞武湯)

진무탕, 설사약으로만 사용하지 말자!

소화기능 저하·새벽 설사·어지럽고 기침할 때도 명방
영양 충분한 바이톤·토노겐 병용하면 효과 두배

사례

예전에 약사가 되고 얼마 되지 않았을 때의 일입니다. 당시는 의약분업 초기였기 때문에 환자들이 가끔 처방전이 필요한 약들을 사려고 약국에 오는 경우가 많았습니다. 그날도 젊은 남성이 영양제 주사를 사려고 약국에 들렀습니다.

"영양제 주사 살 수 있을까요?"
"주사제는 의약분업으로 인해 약국에서 판매가 어렵게 됐습니다."
"그럼 다른 방법이 없을까요?
환자의 상태가 너무 좋지 않아서 약을 복용할 수가 없습니다."
"환자 상태가 어떠신데 그래요?"
"먹기만 하면 설사를 하고 기운이 너무 없어 해요"
"혹시 추위를 많이 타시나요? 어지럽다는 말을 하진 않고요?"
"예. 어지러워서 잘 일어나 앉지도 못하고 자꾸 누우려고 합니다."

환자의 약을 구매하러 온 사람은 근처 교회 목사였고, 환자의 건강 상태가 너무 악화되어 더 늦기 전에 주사라도 맞히려고 약국에 온 것이었습니다. 환자는 어찌 되었건 밥을 먹을 기력도 없고 또 먹기만 하면 설사를 해서 먹는 음식으로는 영양을 채워 줄 수도 없는 상태였습니다. 환자에게 영양주사를 줄 수는 없으니 환자의 상태를 개선시킬 방법이 뭐가 있을까 고민이 되더군요. 일단 환자는 체력이 엄청 떨어져 있는 상태였습니다. 밥을 먹기만 하면 설사가 나니 영양을 올리기 어려운 상태입니다. 또 대사 기능이 너무 떨어져서

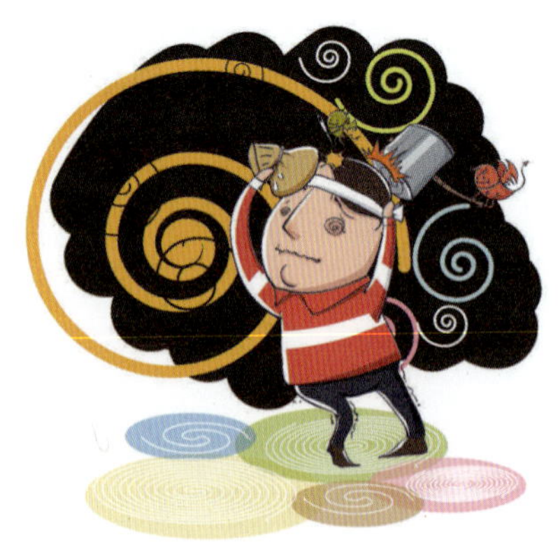

오한을 심하게 느끼고 있었고, 그런 이유들로 몸이 다 아픈 상태였지요. 몸을 따뜻하게 해주면서 설사도 멎게 해주고 어지럼증을 개선해줘야 하는데 무슨 약을 처방해 주면 좋아질까요?

필자는 그때 진무탕에 로징푸로(요즘 나오는 제품으로는 바이오톤과 유사한 제품이었습니다)를 7일간 복용하도록 했습니다. 양허로 인해 몸의 대사 기능이 극도로 떨어져서 소화도 시키지 못하는 상태에 영양을 채워주면서 위에 부담을 주지 않는 방법으로 이만한 방법이 없다 싶었죠. 1주일 뒤에 환자는 거동이 가능할 정도로 호전이 되었고, 그렇게 몇 번 약을 복용한 뒤 정상적인 생활을 하게 되었습니다. 필자는 그 경험을 너무 소중하게 생각하기에 진무탕을 많이 소개하고 다니는데 요즘은 조제용 덕용포장으로도 진무탕을 구하기가 참 어렵습니다. 한중제약 정도에서나 나오고 다른 회사에선 구하기 어려운 제품이 되었습니다. 그래서 이번 시간에는 진무탕을 소개해 볼까 합니다. 진무탕을 다시 여러 제약회사에서 생산하도록 하려면 우선 많은 약사님들이 사용하는 게 우선일 테니 말이죠.

📋 진무탕(眞武湯)

진무탕은 복령, 작약, 생강, 백출, 포부자로 이루어진 약입니다. 1) 부자설 2) 맥침 3) 전신 혹은 국소 부종(浮腫) 4) 진수음 5) 설사 증상을 개선시키기 위해서 사용됩니다.

> 太陽病, 發汗, 汗出不解, 其人仍發熱, 心下悸, 頭眩, 身 動振振欲擗者 眞武湯主之
> 태양병, 발한, 한출불해, 기인잉발열, 심하계, 두현, 신 동진진욕벽산자 진무탕주지
>
> 태양병으로 땀을 내게 하고, 汗出해도 몸이 풀리지 않고 계속 발열하며, 가슴이 두근거리며 어지럽고, 몸이 흔들려서 땅에 넘어지려 할 때 진무탕을 사용한다.

> 少陰病, 二, 三日不己, 至四, 五日腹痛, 小便不利, 四支沈重疼痛, 自下利者, 此爲有水氣, 其人或咳, 或小便利, 或下利, 或嘔者, 眞武湯主之
> 소음병, 이, 삼일불기, 지사, 오일복통, 소변불리, 사지침중동통, 자하리자, 차위유수기, 기인혹해, 혹소변리, 혹하리, 혹구자, 진무탕주지
>
> 소음병이 2, 3일이 되어도 낫지 않고 4, 5일에 이르러 배가 아프고, 소변이 잘 나오지 않고, 사지가 무겁고 아프며, 설사를 하면 수독이 있는 탓이다. 그 사람이 혹은 기침하고 혹은 소변이 잘 나오고, 혹은 잘 나오지 않거나, 혹은 토하는 사람은 진무탕을 사용한다.

첫 번째 문장을 해석하자면 한법을 사용해 땀을 내면 원래 열이 식어야 하는데 계속 열이 난다고 되어 있습니다. 아마도 허열을 말하는 것이겠죠. 에너지가 충분치 않은데 한법을 사용하면 진액이 고갈되어

그것을 보상하기 위해 심장이 빨리 뛰고 그 과정에서 순환 혈류량이 증가하게 되어 열이 발생하는 것을 묘사한 것입니다. 어지럽고 몸이 흔들린다는 표현은 수독 증상을 의미합니다. 두 번째 문장을 보면 복통이 있고, 소변이 잘 나오지 않으며 사지가 무겁고 아프고 설사가 난다고 되어 있습니다. 이 문장에서도 보면 기침을 하고 소변이 잘 나오거나, 잘 나오지 않거나, 토 한다고 말하고 있는데 이것도 수독을 묘사하는 것이라고 볼 수 있습니다. 이럴 때 진무탕을 사용한다고 표현되어 있습니다. 진무탕에는 몸을 데우는 부자에 복령, 백출 등 수독을 제거하는 약이 들어있는데 그 의미를 이해하기 위해선 우선 신양허를 이해해야 합니다.

양허(陽虛)

양허는 일반적으로 기허(氣虛)가 더 진행된 상태를 말합니다. 양허는 크게 체온의 저하와 성 에너지의 감퇴를 의미합니다. 그 중에서 우리가 주목해야 할 것은 체온 저하로 인한 한증(寒症)을 말하는데 한증은 외부 온도가 떨어지는 환경을 접하면 빈번하게 발생한다는 점과 주된 증상 가운데 하나가 통증이라는 점을 기억해야 합니다. 또한 체온이 저하되는 새벽에 증상이 심해지는 신설(辰泄)과 오경설(五更泄)을 기억하면 좋습니다.[1][2] 원양이 쇠약해지면 추위를 타는 것 외에 신진대사의 감퇴와 약화가 나타나며 심박완만(心縛緩慢), 혈압강하(血壓降下), 기초체온하락(基礎體溫下落), 소한(少汗) 혹은 무한(無汗), 소화기능 감퇴, 반위애역[3] 등의 증상이 나타나게 됩니다.[4] **결국 양허라는 상태는 기운이 극단적으로 떨어져서 신진대사 자체에 문제가 생긴 상태를 말하는 것인데, 왜 이 증상이 수독을 유발하는지 이해해야겠지요?**

체력이 극도로 떨어진 상태에 이르게 되면 소화에 문제가 생기게 됩니다. 즉 정상적인 영양의 공급에 문제가 생기고 그로 인해 혈액에 충분한 영양이 공급되지 못합니다. 따라서 그것을 보상하기 위해 심장이 급하게 뛰지만 적절한 정도의 영양을 조직에 공급하지는 못합니다. 또한 그 증상으로 담음이(담음은 脾의 기능이 떨어질 때 발생하는 것입니다)발생하고 기허 증상으로 인해 수분과 혈액 등의 체액이 몸의 구석구석에 침습하게 됩니다. 그로 인해 몸이 무겁고 차갑고 아픈 상태에 이르게 되는 것입니다. 따라서 이 증상을 극복하기 위해서는 양기를 넣어주고(부자, 건강), 침습된 수분을 개선시키는 약제를(복령, 백출) 써야 합니다.

진무탕증의 설사는 새벽 설사가 그 특징이며, 극단적인 소화기능 저하로 인해 음식이 전혀 소화되지 않고 설사로 나오는 청곡하리(清穀下利) 증상을 보입니다.[5] 물론 음식이 소화되지 않고 변으로 나오는 저산증도 있으므로 구별해야 합니다. 하지만 이렇게 좋은 진무탕도 부자가 있기 때문에 조심스러운 약사님들이 있습니다. 물론 부자는 그 약성이 강해 항상 조심해야만 합니다. 하지만 그 약이 가진 가치가 크다면 우리가 제대로 알고 신중하고도 적극적으로 써야 되지 않을까요?

🔶 부자(附子) Aconiti latedalis radix preparata

천오(川烏, Aconiti tuber)
초오(草烏, Aconiti ciliare tuber)

부자는 심혈관계에 도움을 주고, 신경계에 작용하며 중추진통 작용과 항염증 작용도 갖고 있습니다.

🔶 심혈관계에 대한 작용

부자의 주성분인 aconitine 및 mesaconitine의 경우 Na^+-channel의 neurotoxin binding site 2에 강하게 결합하여 Na^+-channel을 활성화시켜 지속적인 Na^+ 이온의 세포 내 유입을 가져오고 동시에 세포 내 Ca^{2+} 이온의 농도를 높이게 되어 결과적으로 심근의 수축력을 증가시키게 됩니다.

제2부
약재별
생약 이야기

🔶 체온에 대한 작용

부자의 체온 상승 또는 혈액 순환의 개선 작용에 대한 연구는 많이 진행되어 있습니다. 특히 가공부자 말을 경구로 복용하였을 때 사람의 피부 온도가 1~1.5℃가 상승한다고 보고되어 있습니다. 아울러 aconitine 및 mesaconitine에 의해 렛트의 대동맥 이완이 관찰되는데 이는 NO의 유리에 의한 혈관 평활근의 이완 작용입니다. 특히 이런 혈관 평활근의 이완에 의한 동맥의 저항 감소는 말초의 혈액 순환을 촉진하는 결과를 가져오며 결과적으로 말초의 체온 상승을 가져옵니다. 또한 위장관의 소동맥에 대해서도 mesaconitine 등의 투여에 의해 혈관이 이완되며 이는 말초의 혈액 순환을 촉진하는 결과를 초래합니다.[6] 이와 같이 부자는 심혈관의 기능을 개선함으로써 영양의 고른 분포와 체온의 상승을 통한 한증을 개선시키는 기능이 있습니다.

부자는 그 용도를 정확하게만 이해하고 사용하면 큰 문제없이 사용할 수 있습니다. 필자의 경우 팔미의 형태로 많이 사용하고 있는데 판매용으로 나온 부자제의 경우는 크게 걱정하지 않고 사용해도 된다고 생각합니다.

결국 진무탕은 **체력이 극단적으로 떨어져서 기허를 비롯해 양허가 온 사람이, 소화기능이 약해져서 음식을 먹으면 바로 설사를 한다던가, 새벽에 설사를 하고 온 몸이 아프며 붓고, 담이 폐로 가면 기침을 하거나 머리로 올라가 어지러운 증상을 나타낼 때 사용하는 명방(明方)인 것입니다.** 진무탕은 한기를 몰아내고 위장 기능을 올릴 수 있는 약입니다. 그 자체에는 좋은 영양이 있다고 보기 어려우니 위에 부담이 적은 영양제를 추가해 주는 것이 좋습니다. 필자는 이런 경우에 바이톤 내지는 토노겐을 자주 응용하니 약사님들도 참고하시면 도움이 되지 않을까 생각합니다. 진무탕은 이런 의미를 잘 이용할 경우 각종 호흡기

질환부터 소화기질환, 심장질환, 신장질환, 근육계질환, 피부질환까지 증에 부합하는 경우라면 언제든지 사용 가능한 좋은 처방입니다. 다만 만성적인 설사약으로만 사용하기엔 아쉽고 아까운 처방이라고 생각합니다. 이번 시간에 진무탕을 소개한 것은 이 약이 우리 약사들의 역량을 키우는데 도움이 되는데도 불구하고 많은 약사님들이 사용하지 않기에 자꾸만 제약회사들에게 외면 받는 현실이 아쉬워 소개하는 것입니다. 약을 잘 사용하기 위해선 그 의미를 정확하게 이해하고 다양한 용도로 응용할 수 있게 되어야 합니다. 단지 한 증상에만 약을 쓸 경우 사용에 한계가 생겨 자주 쓸 기회를 얻지 못할 수 있기 때문이지요. 진무탕은 '몸이 찬 사람의 설사에 도움이 된다'라고 다들 알고 계실 겁니다. 하지만 그 이상의 의미를 가진 약이라는 것을 이번 기회에 알게 되셨으니 다들 진무탕을 잘 이용해 보시길 바랍니다.

> **Point**
> 1. 진무탕증의 설사는 새벽 설사가 특징이며, 극단적인 소화기능 저하로 인해 음식이 전혀 소화되지 않고 설사로 나옵니다.
> 2. 진무탕은 한기를 몰아내고 위장 기능을 올릴 수 있습니다.

---

1) 임상 한의사를 위한 기본 한약처방 강의 주성완
2) 새벽 설사를 말합니다.
3) 반위(反胃):식후에 복부가 창만하고 먹은 것이 소화되지 않으며, 아침에 먹은 것을 저녁에 토하거나 저녁에 먹은 것을 아침에 토하는 것을 주요 증상으로 하는 병증이다. 애역(呃逆): 딸꾹질
4) 한의학을 말하다 탕원
5) 기초에서 응용까지 핵심 상한론 48처방 배현
6) 한방약리학 한방약리학 편찬위원회

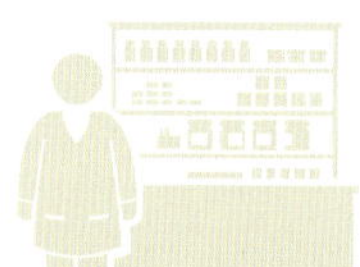

lecture 16 사역산(四逆散)

약국에서의 '사역산' 활용법

어혈증, 시호증에 계지복령환과 함께 쓰면 좋아
신경증 심하고 수족 냉하다면 당귀작약산과 합방

필자가 자주 사용하는 한방제품 중 하나는 사역산입니다. 사역산을 속시탈과 같은 위장약과 같이 쓰면 꽉 막힌 식체 증상이나 복통 등에 탁월한 효과를 보입니다. 하지만 그런 효과가 있음에노 불구하고 판매하기 좋은 낱포 형태의 사역산을 취급하는 한방 회사가 많지 않아 항상 아쉽게 생각하고 있습니다. 이러다가 사역산도 조제용 덕용포장만 나오게 되는 게 아닐까 걱정이 됩니다. 더 많은 약사님들이 사역산을 잘 알고 자주 사용해야만 그런 걱정을 안해도 되겠죠? 그래서 이번 시간에는 사역산을 소개해 볼까 합니다.

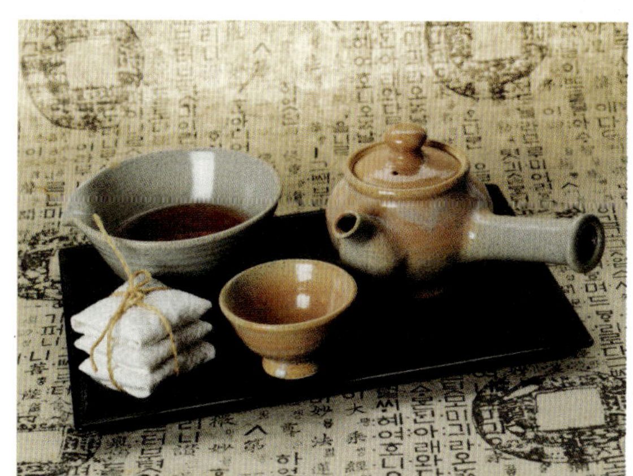

📋 사역산(四逆散)

사역산은 그 이름에서 알 수 있다시피 **기기울결(氣機鬱結)로 인해 기가 전신을 주행하지 못해서 발생되는 수족역냉(手足逆冷)을 치료**하는데 사용되는 약입니다. 역냉은 손가락이나 발가락 끝에서 시작하여 심장과 가까운 쪽으로 냉이 올라오는 증상을 말하는데, 대부분 말초혈액 순환장애로 인해 시작됩니다.[1] 언뜻 손발을 따뜻하게 만들어 주는 약으로 생각할 수 있습니다. 하지만 사역산의 본초를 살펴보면 딱히 따뜻한 성질의 약재가 관찰되지는 않습니다. 시호, 작약, 지실, 감초로 이루어진 약은 부자나 오수유와 같이 몸을 데워주는 역할을 할 것으로 보이진 않습니다. 사역산은 시호, 작약, 지실, 감초로 이루어진 약으로 작약과 감초(ex. 작약감초탕)는 근육을 이완시켜 주고 통증을 완화시키기 위해 쓰였음을 쉽게 예상할 수 있습니다. 긴장을 풀어주는 약이지요. 시호와 지실을 알아봐야겠지요?

🎁 시호(柴胡)

시호는 스트레스를 받고 있는 상황에 쓰이는 약입니다.

① 간동맥의 과항진을 막아주고
② 이담 작용으로 디톡스 및 호르몬 대사에 영향을 주며
③ 간문맥의 활성화 및 그에 따른 기타 상부 소화기계 순환 능력을 강화시킵니다.

임상적으로 질문을 할 때는

① 지금 스트레스를 많이 받는지?
② 가슴이 자주 답답한지? 한 번씩 가슴이 꽉 막힌 느낌이 있는지(가슴이 미어진다고 하죠)?
③ 깊은 숨이 잘 안 쉬어지고 숨이 가쁜지?
④ 기름기 많은 음식을 먹었을 때 소화가 잘 되는지?
⑤ 대변이 물에 둥둥 떠 있는지? 냄새가 심한지?
⑥ 입이 쓴지?를 확인하면 시호증이 있는지 확인할 수 있습니다.

시호는 단미에서는 큰 효과가 없어 보통 황금이나 지실과 병용해서 사용하는 경우가 많아서 황금과 섞어 쓸 때는 소시호탕, 시호계지탕, 지실과 쓸 때는 사역산, 대시호탕, 가미온담탕이 있고 강력한 이담 작용을 하는 것으로 예상하고 있습니다. 시호는 스트레스 초·중기에 많이 쓰는데 대부분 혈압이 높은 사람에게 좋은 효과가 있고 가장 흔한 부작용은 무기력입니다. 물론 약국에서 사용하는 과립 형태의 시호제는 큰 부담 없이 사용하셔도 무방하다고 생각합니다.[2] 시호 추출물은 반복적인 구속 스트레스 모델에서 보이는 기억력 감퇴를 회복시킵니다. Lee 등은 렛트를 이용한 연구에서 반복된 통제에 의한 스트레스가 야기하는 우울증과 불안한 행동이 시호의 투여에 의해 개선됨을 보고했고, 시호의 메탄올 추출물은 tail suspension test에서도 현저한 항우울 효과를 나타낸다고 합니다.[3][4] 스트레스로 인한 우울증을 개선하는 약입니다.

🎁 지실(枳實)

그럼 지실에 대해서도 살펴봐야겠지요?

지실은 장의 연동운동을 촉진시키고, 장의 구석구석까지 때가 끼어있는 것을 긁어내는 역할을 한다고 합니다. 이급후중(裏急後重), 대변을 보고 싶은 느낌은 오는데 막상 대변을 보면 잘 나오지 않고 뒤가 묵직하다고 느끼는 경우에 대표적으로 쓸 수 있는 약물이 지실입니다.[5] 정상적인 동물에게 지실 추출물을 투여하면 위장관 운동의 수축 리듬이 증강된다고 합니다. 지실의 헥산 추출물은 결장 말단의 **종주근의**

운동성을 **증가**시키고, 위궤양 모델에서 현저한 위 손상 억제활성을 가지고, 위 배출 시간에는 영향을 미치지 않으면서 **소화관 운동 촉진 작용**을 가진다고 합니다. 이런 기능이 지실의 파기소적(波氣消積) 효능을 의미한다고 생각합니다.[6) 7)]

결국 사역산을 살펴보면 스트레스로 인해 위장운동이 정상적으로 되지 않고, 이담 작용이 잘 되지 않으며 가슴이 답답하고 근육통이 있을 때 사용하는 처방인 것입니다.

기기울결 개선과 수족역냉 치료

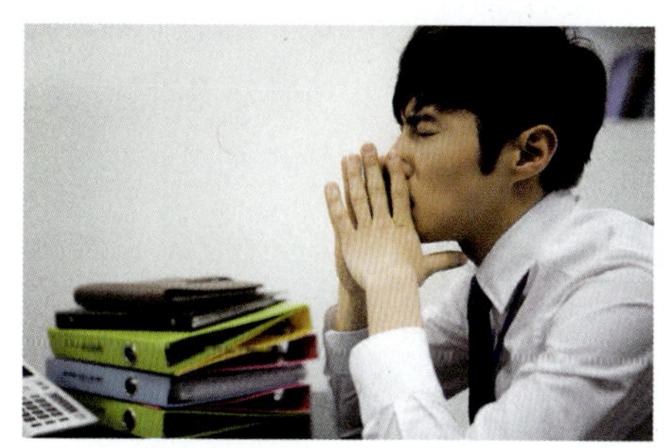

사역산이 기기울결을 개선하고 수족역냉을 치료한다는 것은 어떤 의미일까요? 본초만 봤을 경우엔 사역산은 단지 신경성 소화불량과 복통에 좋은 약으로 보일 뿐인데 말입니다. 간은 간주소설(肝主疏泄)이라 하여 체내의 모든 氣가 원활하게 소통되도록 조절하는 역할을 합니다. 하지만 스트레스를 지나치게 받으면 울화가 쌓여 간기울결이 된다고 합니다.[8)] 간은 시시각각 엄청난 양의 음식물과 여러 생화학적인 물질들을 대사하고 합성하는 여러 일을 하는 장기로 소(疎)와 설(泄)이 잘 되지 않을 때 간의 역할에 제한이 오게 됩니다. 소화가 잘 되지 않고 가슴이 답답하며 피로 물질이 제거되지 않는 등의 일들이 발생하게 되겠죠. 이런 상태는 또한 스트레스로 인해 자율신경의 정상적인 기능이 저해됨으로써 순환에도 문제를 일으키게 될 것입니다.

레이노 현상

레이노 현상(Raynaud's phenomenon): 레이노 현상은 일시적인 손발가락의 허혈이 특징인데 임상적으로는 추위에 노출되었다가 따뜻해지면 손발가락이 창백하게 되었다가 청색증과 발적이 차례로 나타납니다. 정서적인 스트레스가 또한 이러한 현상을 유발합니다. 교감신경절제술이나 알파차단제 약물들이 일부 레이노 환자들의 증상의 빈도나 강도를 감소시키는 것으로 알려져 있습니다.[9)]

레이노 현상을 살펴보면 사역산에서 말하는 수족역냉(手足逆冷)이 관찰됩니다. 결국 스트레스로 인한 수족역냉은 교감신경 과항진이 그 중요한 원인이라고 생각할 수 있습니다. 교감신경이 지속적으로 항진될 경우 혈관은 수축이 되고(수족냉증) 소화는 안 되고 가슴은 답답해지겠죠. 간기울결과 교감신경 과항진은 같은 의미로 봐도 큰 지장이 없어 보입니다. 이것을 기울치궐(氣鬱致厥)이라 하고 다음과 같이 설명합니다.

기울치궐

기울치궐(氣鬱致厥) : 간기가 울결되면 기기가 불리해지고 양기가 내부에 조폐되어 사지로 도달할 수 없으니 역시 수족궐냉이 조성된다. 그러나 본증은 수족궐냉이 그다지 심하지 않으며 일반적으로 수족불온 또는 손끝 및 발끝의 냉증 또는 수족이 때론 차고 때론 따뜻한 증상을 나타난다. 본증은 늘 가슴이 답답하고 배가 빵빵하고 답답하며, 긴 한숨을 내쉬길 좋아하고 정신이 유쾌하지 않은 증상 등을 같이 보인다. 간기가 소통되지 못하므로 기타 장기의 기능에 영향을 미쳐 기침, 두근거림, 소변불리, 복통, 설사와 이급후중 등의 증상이 나타날 수 있다. 본증의 치료는 사역산을 사용한다.[10]

하지만 필자는 기울의 결과로 수족냉증이 온다고 보는 것은 다소 순서에 무리가 있다고 보기 때문에 수족역냉과 소화불량은 스트레스로 인한 교감신경 과항진의 결과로 동시에 오는 것이 아닐까 생각합니다. 여기서 주의해야 할 점은 몸 자체의 에너지가 부족해서 몸 전체가 차가워지는 경우와 달리 몸은 따뜻한데 손발만 찬 경우가 사역산증이라는 것을 기억해야 합니다. 시호는 스트레스를 개선시키고 염증을 없애며, **지실은 시호와 같이 쓰일 때 강력한 이담 작용을 하며 위장관의 운동능력을 향상시켜 줍니다.** 또한 작약과 감초는 혈액이 근육으로 잘 공급되게 해줘서 근육의 혈허를 개선시켜 통증을 없애는 역할을 하는데 이 모든 작용은 교감신경이 지나치게 항진된 것을 개선하는데 도움이 되는 것으로 보입니다. 따라서 사역산을 단순히 소화제 목적으로만 이해하거나, 수족냉증에 도움이 되는 약으로만 이해하면 안 될 것 같습니다.

📋 사역산의 응용

① 스트레스를 받고 손발이 찬 사람에게 사용 가능합니다.
② 담석증과 복통, 위가 꽉 막힌 느낌이 드는 사람에게 도움이 됩니다.
③ 기관지염, 천식, 늑막염 등 기침 증상에 쓸 수 있습니다.

사역산은 어혈증과 시호증, 이급후중이 있을 경우 계지복령환과 같이 쓸 때 좋은 효과를 기대할 수 있고, 신경증이 심한 사람이 수족이 냉하고 빈혈증상이 있을 때 당귀작약산과 합방해도 좋은 효과를 기대할 수 있습니다. 또한 어지럼증에 영계출감탕과도 많이 합방하며, 스트레스성 매핵기 증상에 반하후박탕과도 같이 쓸 수 있습니다. 현대인의 질병은 대부분이 스트레스로 인한 경우가 많은 것 같습니다. 필자는 소시호탕과 시호계지탕, 사역산, 시모탕과 같은 시호제를 자주 응용하는데 환자의 증상을 개선하는데 아주 탁월한 효능을 보이는 경우가 많습니다. 아마도 충분치 못한 여가 시간과 지나친 업무 스트레스, 운동 부족, 수면 부족 등이 현대인의 건강에 나쁜 영향을 미치기 때문이 아닐까 생각합니다. 약사의 역할은 이러한 내용들을 잘 숙지한 뒤 환자에게 궁극적인 도움을 주는 것입니다. 생약을 잘 응용하기만 해도 환자의 삶에 큰 도움을 줄 수 있으니 말이죠. 사역산, 정말 좋은 약이니 많이들 기억하시길 바랍니다. 만성 피로와 소화불량 수족냉증 등도 잘 이해하여 보다 적극적으로 사역산을 응용하는 약사님들이 늘어나시기를 기대합니다.

> **Point**
> 1. 사역산은 손가락이나 발가락 끝에서부터 시작해 심장과 가까운 쪽으로 냉이 올라오는 수족영냉의 증상을 치료합니다.
> 2. 어혈증과 시호증, 이급후증이 있을 경우 계지복령환과 사역산을 함께 쓰면 좋습니다.

제2부

약재별
생약 이야기

---

1) 한의학을 말하다 탕원
2) 임상한의사를 위한 기본 한약처방 강의 주성완
3) 한방약리학 한방약리학 편찬위원회
4) Tail suspension test나 구속 스트레스 모델은 스트레스를 실험하기 위해 자주 쓰이는 방법으로 쥐를 좁은 곳에 고정시켜 스트레스를 주거나 꼬리를 테이프로 붙여 메달아 놓고 얼마나 저항을 하는가 등을 테스트 하는 것입니다.
5) 임상방제학강좌 노영범
6) 한방약리학 한방약리학 편찬위원회
7) 위장관의 근육은 환형근과 종주근으로 이루어져 있습니다. 환형근은 둥글게 장을 조여 주는 근육이고 종주근은 아래로 쭉쭉 음식물을 내려 보내는 근육인데요. 순대 만드는 과정을 생각하면 쉽게 이해할 수 있습니다. 순대 속을 넣어주고 아래로 밀어 넣어야 순대의 가장 끝까지 순대 속을 채울 수 있는데 밀어 넣어주는 역할을 하는 것이 종주근 입니다. 결국 종주근이 잘 움직이지 않으면 우리가 먹은 음식물이 아래로 잘 내려가지 않게 되겠죠.
8) 소(疏)란 위로 밖으로 풀어준다는 것으로, 시호, 청피, 향부자, 천궁 등을 생각해 볼 수 있을 것이고, 설(泄)이란 아래로 쏟아 버린다는 것으로, 어혈(瘀血)을 대변과 함께 내리는 것을 가리키는 것으로 대황이나 도인, 당귀 등을 생각해 볼 수 있습니다.
9) 해리슨 내과학 대한내과학회 편
10) 기초에서 응용까지 핵심 상한론 48처방 배현

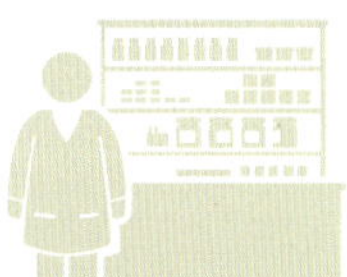

lecture 17 오적산(五積散)

임상 스펙트럼을 높여 매출 증진, '오적산'

위장염, 관절통, 감기 등에 효과. '만병통치약'
'소화기능-박하후박탕, 혈허-당귀작약산' 효과

다양하게 응용할 수 있는 약들이 있습니다. 약국에서는 과거와 달리 직접 제조가 어렵기 때문에 가능하면 다양한 적응증을 가진 약을 발견하는 것이 약국을 경영하는데 도움이 됩니다. 비타민D도 골밀도 증가에 대한 기능만 알려졌을 때는 골다공증과 뼈의 건강에만 추천을 했지만, 다양한 임상적응증이 알려지고 난 뒤에는 약국의 효자 품목이 되었던 것처럼, 다양한 적응증을 가진 제품을 발견하고 여러 방향으로 사용할 수 있다면 약국 매출을 높이는데 크게 도움이 될 것입니다. **이러한 제품 중 대표적인 제품에 오적산이 있습니다. 한(寒), 담(痰), 식(食), 기(氣), 혈(血)의 적(積)을 없앤다** 하여 오적산이라고 불리는데 그 적응증을 보면, 위장염, 허리 통증, 신경통, 관절통, 월경통, 두통, 냉증, 갱년기 장애, 감기[1]와 같이 만병통치약과 같은 설명이 붙어 있습니다. 만약 처음 오적산을 접하는 약사라면 이 광범위한 설명에 의심이 들어 관심 조차 기울이지 않을 수도 있고, 위장염과 관절통에 동시에 사용할 수 있다는 부분에서 의아함을 가질 것 같습니다. 현대 약물학을 공부한 우리에게 위장염과 관절통이 동시에 개선된다는 내용은 분명 자연스러워 보이지는 않으니까요. 그래서인지 오적산은 판매가 쉬운 형태로 생산되고 있지 않거나 아예 생산을 하지 않는 제약회사도 있는 그런 처방입니다. 하지만 그 내용을 자세히 들여다 보면 약사들의 임상 스펙트럼을 엄청나게 넓힐 수 있는, 다양한 응용이 가능한 약이라는 것을 알 수 있고, 매출 증진에도 도움이 될 약이기 때문에 이번 시간에는 오적산을 한 번 꼼꼼히 살펴볼까 합니다.

오적산(五積散)

당귀, 천궁, 작약, 창출, 후박, 진피, 반하, 백지, 지실, 길경, 건강, 계지, 마황, 감초, 생강, 대추로 이루어진 처방입니다. 16가지로 구성된 약이지요. 오적산이라는 이름에서 알 수 있듯이 오적산은 다섯 가지 積(적체됨)을 없애기 위해 사용되는 처방입니다. 寒적, 痰적, 食적, 氣적, 血적의 다섯 積을 제거하는데 사용이 되는데요. 그 처방 구성을 보면 반하후박탕, 평위산, 사물탕, 당귀작약산, 이진탕, 영계출감탕의 의미가 그대로 실려 있습니다. 발한제로 창출, 마황, 계지, 생강이 있고, 건위제로 후박, 진피, 반하,

건강, 백복령, 백지, 감초가 구성되어 있습니다. 기적은 길경지실탕과 반하후박탕의 의미로 풀어내고, 혈적은 사물탕과 당귀작약산의 의미로 풀어내며, 식적은 평위산의 의미로, 한적은 계지탕의 의미로, 담적은 이진탕의 의미로 풀어내는 처방입니다.[2] 이렇게 오적산은 氣,血,食,寒,痰의 순환불리로 생기는 적체를 모두 다스리는 처방으로 다섯 가지 적을 제거하는 과정에서 각종 동통완화제로도 활용할 수 있는 것입니다. 그럼 그 처방의 면면을 한 번 살펴봐야겠죠?

◈ 반하후박탕(半夏厚朴湯)

반하후박탕은 반하, 후박, 복령, 생강, 소엽으로 이루어진 처방입니다. 목에 무엇인가가 계속 걸리고 막힌 느낌(梅核氣)을 없애는 처방으로 알려져 있습니다. 반하는 담을 제거하는 기능을 하고 복령은 이수 작용을 합니다. **소엽의 rosmarinic acid와 caffeic acid가 항불안 작용과 항우울 작용이 있다고 합니다.** 평소에 소화기능이 약한 사람이 스트레스를 받아 담음이 정체됐을 때 쓰이는 약으로 스트레스성 질환에 쓸 수 있는 대표적인 처방이라고 볼 수 있습니다. 무기력하고 안색이 창백하며 맥이 약하거나 예민한 사람에게 좋고 건강염려증, 매핵기를 제거할 수 있습니다. 또한 소시호탕이나 마황탕, 갈근탕, 계지탕 등과 합방해서 사용될 때 좋은 효과를 기대할 수 있는 처방입니다.

◈ 평위산(平胃散)

평위산은 창출, 진피, 후박, 감초, 생강, 대추로 구성된 처방입니다. 평위산은 조습건비(燥濕建脾), 화중제만(和中除滿)하는 대표적인 소화기계의 실증 처방입니다. 창출은 위장 내의 수독을 다스리고 조직의 수분을 흡수하며, 후박은 위장관의 연동운동을 촉진시켜 노폐물을 배설시켜 창만(脹滿)[3]을 다스리고, 진피는 창출, 후박의 작용을 원활히 수행하기 위해 위장의 기능을 강화시키는 이기행담(理氣行痰) 작용을 가지고 있고, 감초는 소화 흡수를 도우면서 위장 기능을 조정하며 다른 약물들을 조화시키는 작용을 합니다. 음식이 소화 되지 못하고 위장관에 정체돼 있으면 속은 답답하고 소화 부족의 상태가 되며 음식을 먹고 싶은 생각이 없게 됩니다. 또 이런 상태가 지속되면 위장관에 습이 차게 되고 이는 곧 담으로 발전하게 되지요. 진피는 위장에 뭉친 음식의 움직임을 좋은 방향으로 약간 흩뜨려 놓는 역할을 한다고 보면 되고, 후박은 뭉친 음식물을 아래로 내려가게 해주는 것이죠. 따라서 평위산은 위장 기능이 좋지 않아 소화가 잘 되지 않는 상태를 개선함으로써 담이 생성되지 않도록 하는 기능을 한다고 보면 됩니다.

◈ 이진탕(二陳湯)

이진탕은 반하, 진피, 복령, 감초, 생강으로 구성되어 있습니다. **담음과 모든 담의 통치방입니다.** 담 이라는 것은 비위의 기능이 떨어져서 습이 생기고 이 습이 담이 된다고 하는데 가래와 같이 우리 눈에 보이는 유형의 담과 우리 눈에는 보이지 않지만 우리가 통상적으로 일컫는 '담 결린다'고 말하는 담 역시 무형의 담이라고 볼 수 있습니다. 습담이 몸의 기육에 정체되면 몸이 무겁고 힘든 상태가 되는데 이 담음이 위장관에서 생성되지 않도록 하는 기능을 하는 처방이라고 볼 수 있는 것이지요. 반하는 구역질을 멈추고 위장관의 담(정체된 수분)을 제거하는 기능을 하고, 복령은 이수 작용을 도와 위장관과 기육에 정체된 수분을 제거하는 기능을 하며 생강, 감초, 진피는 위장관의 기능을 도와 담이 잘 생성되지 않게 해주는 기능을 한다고 보여집니다. **이진탕은 담이 아직은 위장관에 정체되어 있는 증상에 쓰는 약이라고 생각할 수 있으며 구토, 오심, 현운, 위내정수에 도움을 준다고 생각하시면 좋습니다.**

◈ 영계출감탕(苓桂朮甘湯)

처방명에서 알 수 있듯이 복령, 계지, 백출, 감초로 이루어져 있는 약입니다. 우리가 마시는 물은 위장관을 통해 흡수가 되고 흡수된 물은 전신을 순환하여 영양의 공급을 돕고, 노폐물을 제거하는데 중요한 역할을 합니다. 하지만 어떤 이유로 **물의 흡수와 분포 배설에 문제가 생긴다면 이는 병을 유발하게 됩니다.** 대부분 찬 음료를 많이 마시거나 과로 등으로 위장 기능이 떨어졌을 때 문제가 발생하게 되고, 타고난 비위 기능이 떨어진 사람에게도 이런 문제가 빈번히 발생할 수 있습니다. 영계출감탕은 과도하게 유입된 수분이 담의 형태가 되어 순환을 방해하는 것을 치료합니다. 위장이 정상적으로 수분을 흡수하지 못하기 때문에 소변 불리가 수반되고, 입술이 마르는 정도의 갈증을 느끼게 됩니다. 수분이 혈액에 정상적으로 공급이 되지 않고 담이 혈액의 순환을 방해하는 것을 상상해 보면 좋을 거 같습니다. 영계출감탕은 상기증을 개선시킬 수 있는데, 이는 담음이 혈액 순환을 방해하고 심폐 기능을 떨어뜨림으로 인해 발생하는데 가슴이 답답하고 숨이 차는 느낌을 호소하게 됩니다. 또 **머리쪽으로 향하는 혈액의 순환을 방해함으로써 머리가 멍해지거나 두통이 오는 증상과, 몸의 위치를 바꿀 때 어지럼증을 유발하는 체위성 현운(기립성 현운, 머리를 돌릴 때 심해지는 어지럼증 등)을 개선하는 효과가 있습니다.** 이런 담음은 내이의 순환장애를 유발시켜 이명을 일으키기도 하기 때문에 꼼꼼히 공부할 필요가 있는 처방이 아닐까 생각합니다.

◈ 사물탕

당귀, 작약, 천궁, 숙지황으로 이루어진 처방입니다. 혈액과 관련된 처방의 가장 기본방으로 단일로 사용되기보다는 여러 처방에 합방돼 많이 사용되고 있습니다. 사용 빈도가 높아서 반드시 이해해야 하는 처방이며, 이 사물탕을 정확하게 숙지하면 한방에서 혈액을 어떻게 이해하는가를 알 수 있습니다. **숙지황은 生精塡髓(생정전수)라 하여 혈액을 만들어 내는데 가장 중요한 역할을 한다고 합니다.** 지황을 가공할 때 생성되는 5-hydroxymethyl-2-furaldehyde는 지황 가공 중에 saccharine에 의해 생성되는데, 이 성분이 헤모글로빈에 결합하게 되면 정상 적혈구나 sickle cell 모두 헤모글로빈의 산소 친화력이 증가하게 된다고 합니다.[4] 피를 만드는 기능과 함께 피의 질을 좋게 하는 역할을 하는 것으로 짐작할 수 있겠지요. 당귀는 보혈활혈(補血活血)의 기능을 하는데 혈액의 보충과 더불어 혈액이 잘 순환되도록 합니다. 당귀 추출물은 적혈구의 응집 속도를 감소시키고 적혈구의 변형능 감소를 억제하며(유동적이게 하며), 삼투압으로 인한 용혈을 현저하게 감소시켜서 혈구의 이동을 원활하게 합니다. 또한 관상동맥의 저항을 감소시키고 순환량을 증가시키며 경동맥의 비후를 감소시킨다고 합니다. **결국 혈구의 질과 순환에 있어 당귀는 아주 중요한 약이라는 사실을 알 수 있습니다.** 천궁은 파숙혈(破宿血), 양신혈(養新血)하니 혈액을 조직까지 공급시켜 주는 역할을 하면서 노폐물을 제거하고, 좋은 혈액을 그 조직에 공급해 주는 작용을 합니다. 천궁은 혈장에서 PT time(프로트롬빈 time)을 연장시켜 혈액의 응고를 억제한다고 합니다. 또한 혈관평활근의 자발적 수축과 Ca^{2+} 진폭을 용량 의존적으로 억제함으로써 혈관을 확장시킵니다.[5] 따라서 **천궁은 혈액이 뭉치지 않도록 하고 혈관을 확장시킴으로써 순환이 잘 되도록 하는 기능을 한다고 이해하면 좋겠지요.** 마지막으로 작약은 **혈관을 튼튼**하게 해서 천궁, 당귀, 숙지황 등으로 생성된 양질의 혈액이 잘 공급될 수 있게 해주는 역할을 하는데, **혈관을 확장하고 동맥경화를 억제하고 혈압 상승 효과를 가짐으로써 혈류량을 증가시키는 기능을 합니다.**[6] 이러한 이유로 사물탕은 혈액의 공급이 잘 되지 않음으로 인해 발생되는 여러 질환에 사용될 수 있는 것입니다. 염증이나 통증 등이 그 치료 목적이 될 수 있습니다.

🎁 당귀작약산(當歸芍藥散)

당귀작약산은 당귀, 자약, 복령, 백출, 택사, 천궁으로 이루어진 처방입니다. 사물탕과 오령산의 합방의 의미를 가진 처방으로 체질 감별 없이 혈허에 유효한 처방입니다. 이런 당귀작약산을 응용할 수 있는 증상을 정리하자면 1)혈허로 인해 입술, 혀, 안검, 손, 발톱이 파리해지는 경우와 2)수독으로 인해 위내정수, 진수음(振水音)이 있으면서 아침에 잘 붓는 경우, 3)현운, 4)어깨가 무거운 증상, 4)낮에 피로감이 심하고, 6)눈이 침침한 경우에 활용할 수 있습니다. 혈장량은 많고 혈구가 부족하다면 심한 빈혈이 초래되겠죠? 결국 당귀작약산은 담음으로 인한 혈액의 질 저하와 혈구 자체의 부족으로 인한 빈혈과 부종, 무기력감 등을 개선할 때 반드시 기억해야 되는 처방으로 철분제와 동시에 사용하면 아주 빠른 효과를 볼 수 있기 때문에 적극 추천하는 처방입니다. 만성 재발성 빈혈에도 아주 좋은 약이지요.

📋 오적산의 기능

이렇게 오적산을 이해하기 위해 여러 처방들을 확인해 봤는데요. 오적산을 이해하려다 보니 담의 생성 원리와 그 병증의 진행 방향을 이해하는 쪽으로 발전하게 되었습니다. 결국 소화기능의 저하와 그로 인한 담의 생성 그리고 그 담으로 인한 병증의 발생과 어혈로 인한 병에 대한 모든 부분에 오적산이 쓰일 수 있음을 알 수 있습니다. 따라서 오적산은 소화기능이 나쁘고 몸이 잘 붓고 아프며 근육통이 잦고 어지럼증이 있는 등 컨디션이 떨어진 사람들에게 아주 좋은 처방이 될 수 있다고 생각합니다. 항상 몸이 무겁고, 담이 있으며 쉽게 살이 찌는 사람에게는 다이어트의 목적으로도 쓸 수 있고, 관절 등이 잘 붓는 사람에게는 소염제와 더불어 쓸 수 있으며, 통풍 환자에게도 응용할 수 있습니다. 감기 몸살이 오래돼 몸이 무겁고 소화기능이 떨어진 사람들에게 줄 수 있고, 소화기능이 나쁜 빈혈환자에게도 응용할 수 있겠지요. 또한 어지럼증, 현운 등의 증상에도 좋은 효과를 보일 수 있습니다. 담병이라는 것이 칼로 자르듯 한 가지 증상만 딱 떨어지게 오는 것이 아니기 때문에 오적산을 잘만 이해한다면 응용할 바는 매우 많으리라 생각합니다. **오적산은 어혈과 담병의 전반에 다 사용할 수 있는 좋은 처방입니다.** 정확한 이해를 바탕으로 약을 사용하다 보면 응용할 수 있는 범위는 넓어질 수밖에 없습니다. 약사님들이 자세히 공부하고 곱씹어서 이 처방을 편하게 사용할 수 있으면 참으로 좋을 것이라 생각합니다.

> **Point**
> 1. 오적산의 적응증에는 위장염, 허리 통증, 신경통, 관절통, 월경통, 두통, 냉증, 갱년기 장애, 감기 등이 있습니다.
> 2. 오적산은 氣, 血, 食, 寒, 淡의 순환불리로 생기는 적체를 모두 다스립니다.
> 3. 오적산은 소화기능의 저하와 그로 인한 담의 생성, 그리고 담으로 인한 병증의 발생과 어혈로 인한 병에 사용 가능합니다.

---

1) 한국신약 선치원(오적산 파우치)에 기록된 적응증
2) 임상방제학강좌, 노영범
3) 창만: 복강 안에 액체가 괴어 배가 불러오는 상태
4) 한방약리학 한방약리학 편찬위원회
5) 한방약리학 한방약리학 편찬위원회
6) 한방약리학 한방약리학 편찬위원회

lecture 18　계지가출부탕(桂枝加朮附湯)

진통제만큼 효과 빠른 '계지가출부탕'

견비통 순식간에 개선, 부작용 적고 근본적 해결 도움
만성 피로, 비만 등의 원인되는 부신피로증후군에 계지탕 효과

뒷목이 뻣뻣해져서 힘들 때 사용할 수 있는 제품은 많이 있습니다. 우황청심원이나 거풍지보단과 같은 처방은 다빈도로 사용되는 좋은 약들입니다. 하지만 그 약들만으로 해결되지 않는 뒷목 당긴 증상에 아주 좋은 처방이 있습니다. 계지가출부탕입니다. 계지탕에 부자를 섞고 습을 제거하기 위해 백출을 섞은 처방인데, 그 처방의 단순함에 비해 아주 강력한 효과가 있습니다. 계지가출부탕의 모체인 계지탕은 그 자체로 쓰기 보다는 다른 약제를 섞어서 계지가용골모려탕,

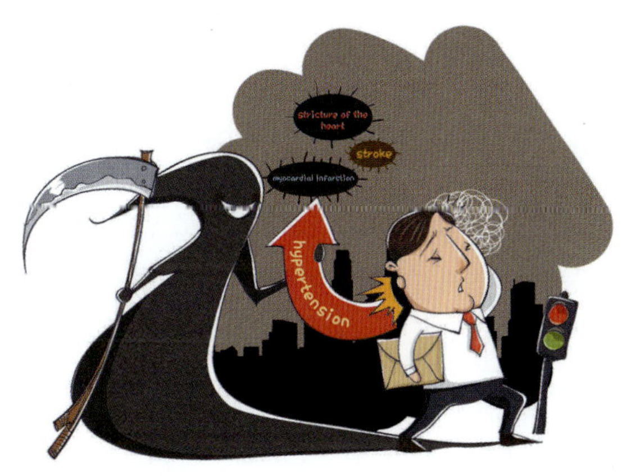

소건중탕, 쌍화탕, 계지부자탕 등으로 변형방을 더 많이 씁니다. 마치 계지탕은 너무 단순해서 그대로 쓰기엔 좀 부족한 듯한 느낌마저 듭니다. 하지만 계지탕을 잘 이해해야지만 다른 처방들도 제대로 사용할 수 있습니다. 우선 계지탕을 한 번 살펴보겠습니다.

계지탕은 계지제의 기본방으로 계지, 작약, 감초, 생강, 대추로 이루어진 처방입니다. 계지탕은 태양병의 허증에 쓰이는 약으로 두통, 체통, 기상충과 발열, 한출, 오풍을 치료 목표로 합니다. 태양병은 겉에서 寒에 저항하는 것을 의미하는데 저항하는 힘은 강하고 안에서 받쳐주는 힘이 부족하면 그것을 태양병의 허증이라고 말합니다. 영약위강(營弱衛强)의 상태입니다. 설사를 하거나 땀을 많이 흘리는 등의 이유로 몸이 필요로 하는 영양분이 부족해지면 한사가 침범했을 때 영양의 불균형이 발생하게 됩니다. 영양이 충분치 않아 전신에 필요한 만큼의 영양을 고르게 보낼 수 없게 되는 것입니다. 이럴 경우 두통과 전신통증 그리고 발열, 오풍, 한출 등의 증상이 오게 됩니다. 이때는 영양을 고르게 보충해 주면서 순환이 잘 되도록 하는 것이 그 치료법이 될 수 있습니다.

계지탕에서 계지는 생리 기능을 촉진하고 땀구멍을 윤(潤)하게 합니다. 한선을 열어줘서 발한, 해열을 하며 체표사지말단의 혈관을 확장시켜 혈액 순환을 촉진시킵니다. 또 진통, 강심 및 신진대사의 촉진을 통해 각종 신경통, 두통, 견비통, 체통 등에 쓰일 수 있으며 협심증, 심근경색, 위경련에도 쓰일 수 있습니다.[1][2] 작약은 혈관을 수렴하고 혈액이 잘 돌게 함으로써 통증을 가라앉히는 기능을 합니다. 혈관을 단단하게 하는데 혈관이 약해서 혈액이 유출되는 상황을 개선하고 혈압을 상승시키는 작용을 함으로써 피가 조직에 잘 도달하도록 합니다. 체액 양을 늘려주는 감초와 함께 사용하면 혈액량을 늘리면서 동시에 강하게 전달 되도록 하기 때문에 근육의 급격한 통증을 가라앉히는데도 사용할 수 있습니다. 생강은 발한을 돕고 소화 기능을 좋게 해줍니다. 대추는 현대적인 의미로 볼 때 종합비타민과 같이 영양을 넣어주는 기능을 합니다.

이렇게 구성된 계지탕에 부자를 섞으면 계지부자탕이 됩니다. 계지부자탕의 부자는 양허 증상을 개선 하는데 쓰이는 약으로 양허는 일반적으로는 기허가 더 진행된 상태를 이야기 합니다.

기허(氣虛)와 양허(陽虛)

기는 원음과 원양의 상호작용으로 발생하는 물질운동으로 세 가지 주요 작용을 합니다. 첫째는 장부의 기능을 촉진하고 물질의 운송과 배설을 촉진하며 심장박동과 혈액 순환을 촉진하는 작용을 합니다. 이 기능이 약해지면 기허라 합니다. 장부 기능이 떨어지고 물질의 운송과 배설에 장애가 생깁니다. 심장박동 이 느려지고 힘이 없으며, 가슴이 두근거리고 불안하며, 맥이 가늘고 약해집니다. 입맛이 떨어지고 속이 더부룩하며 소화가 잘 되지 않고 식후에 졸음이 옵니다. 호흡이 짧아지고 목소리가 작아지며, 가슴이 답답하고 헛기침을 합니다. 방광의 기능이 약해지고 소변이 약해지며 시원하게 보지 못하게 됩니다. 대장 기능이 약해지면 배변이 잘 안되고 변비가 생깁니다. 순환계통의 기능이 약해지면 혈류가 원활하지 못해 어혈이 생깁니다. 둘째는 전신을 돌면서 외부 사기의 침범으로부터 인체를 지키는 방어 작용을 합니다. 기의 방어 작용이 떨어지면 면역력이 떨어지고 땀구멍의 개폐가 정상적으로 이루어지지 않아 숨이 가쁘고 식은땀이 나며 감기에 잘 걸리게 됩니다. 셋째는 고섭작용으로 장부를 원래 위치에 고정시키는 작용과 인체에 필요한 물질을 정상적으로 체내를 순환하며 운반되도록 합니다. 이 기능이 저하되면 장부가 원래의 위치에 고정되지 못해 위하수나 자궁하수 등이 잘 발생하기도 하고 혈액과 진액 같은 물질의 비정상적인 유실이 생겨 월경량이 과다해지는 등의 증상이 생기기도 합니다.

양허는 일반적으로 기허가 심해지면 발생하는 것인데, 체온이 떨어지고 성 에너지가 감퇴됩니다. 양허로 인한 한증은 외부 온도가 떨어지는 환경을 접할 경우 빈번하게 발생하고 주된 증상 가운데 하나가 통증 입니다. 양허 증상이 발생하면 신진대사가 떨어지고 심박이 약해지며 혈압과 기초체온이 저하됩니다. 이때 부자를 사용하면 좋은 효과를 보게 됩니다.[3][4]

계지부자탕 증은 계지탕 증에 양허 증상이 추가된 것이기 때문에 손발이 차고 추위를 호소합니다. 부자는 심근 수축력을 높여 강심작용을 하고 체온을 상승시키며, 혈관평활근을 이완시켜 말초혈액 순환을 돕고 체온을 올립니다.

이 처방에 백출을 추가한 것이 계지가출부탕인데 백출은 습을 제거하는 기능을 가지고 있습니다. 백출은 위장관의 습을 제거하는 기능이 있고 창출은 근육조직의 습을 제거하는 기능이 있다고 합니다.

습이란 체내에 수분이 과도하게 쌓여서 생기는 것입니다. 음식을 통해 들어온 수음은 비의 운화를 통해 인체가 이용할 수 있는 정화물질로 바뀌고 나서 인체를 자윤하고 인체의 각종 활동에 필요한 물질을 제공하는 기초가 됩니다. 하지만 비의 운화 기능에 문제가 생기면 인체에 들어간 수음은 인체가 이용할 수 있는 정화물질로 전환되지 못하고 이 수액이 체내에 과도하게 누적돼 정상적인 생리활동에 나쁜 영향을 미치게 됩니다. 이를 내습이라고 말합니다. 수습이 과다하게 쌓이면 팔다리가 붓고 무거우며, 부종이 생기고, 설사를 하는 등의 증상이 나타납니다. 내습을 잘 기억하면 만성 비염과 비만에 대한 상담을 할 때도 도움이 됩니다. 만성적인 비염과 기가 허한 사람의 비만 또한 습담에서 출발하기 때문입니다.[5) 6)]

따라서 내습한 사람이 양허증까지 있어서 몸이 차고 무거우며 근육에 정상적인 진액 공급이 되지 않아 경련성, 마비성 증세를 보일 때 사용하면 좋은 처방이 계지가출부탕인 것입니다.

계지가출부탕증은 일반적으로 몸이 쑤시고 아프면서 무거운 증상을 가장 기본으로 합니다. 양허증이기 때문에 몸이 춥고 손발이 찬 증상을 보입니다. 표가 실하지 못하므로 땀을 흘리는 경향이 있습니다. 또 순환이 잘 되지 않고 조직 간액이 증가돼 있어 몸이 무겁고 통증이 발생합니다. 계지가출부탕은 관절통과 근육통 모두에 사용할 수 있습니다.

하지만 계지가출부탕증을 이 정도로만 사용하기는 조금 아깝다는 생각이 듭니다. 그래서 평소 필자가 가지고 있던 생각을 조금 더 설명해 볼까 합니다.

계지탕은 영약위강(榮弱衛强)에 쓰는 약입니다. 영양은 충분치 못한데 소비만 많은 상태가 영약위강이고, 이것이 계지탕증입니다. 한사가 공격하는데 체력이 약해 땀을 흘리고 기상충이 일어나는 것이나, 영양 공급을 충분히 하지 않고 일만 하거나, 제대로 음식을 섭취하지 않고 음주나 과로를 하는 등 영약위강의 예는 얼마든지 있습니다. 그로 인해 허열이 생기거나 부종을 호소하는 사람들도 많이 있습니다. 어깨가 뭉치고 뒷목이 당기는 증상을 호소하는 사람들은 대부분 영약위강이라고 생각해도 괜찮을 듯합니다. 무리해서 운동을 하다가 근육이 손상되는 것도 일종의 영약위강이라고 생각합니다.

스트레스로 신진대사에 문제가 생기고 살이 찌고 대사증후군이 오고 성욕이 떨어지거나 손발이 차가워지는 증상과 계지가출부탕증이 비슷합니다. 만성피로와 비만 등의 원인이 되는 부신피로 증후군 환자에게 딱히 쓸 처방이 없을 때 계지탕에서 시작해도 좋지 않을까 생각합니다. 부신피로 증후군 환자는 필요할 때 코티솔이 제대로 분비되지 않아서, 해당(解糖)이 잘 되지 않고 영양을 제때에 공급하지 못하는 증상을 보입니다. 따라서 혈당이 떨어지면 단 음식만 찾게 되고 혈압이 떨어지면 짠 음식만 찾게 됩니다. 그래서 달고 짜게 먹습니다. 코티솔이 적당한 시기에 나오지 않아 저장된 지방을 잘 이용하지 못하고 그때마다 에너지를 음식으로 보충하게 돼서 복부비만이 심해지기도 합니다. 계지탕은 그 처방을 보면 영양이 다양하게 있다기 보다는 편중된 진액을 골고루 분포되도록 돕는 약이기 때문에 부신피로증후군인 사람에게도 도움이 될 수 있습니다. 게다가 부종과 양허를 개선할 수 있는 백출과 부자가 추가된 계지가출부탕 내지는 계지가영출부탕은 부신피로증후군을 가진 사람의 피로와 비만에도 도움이 되리라 생각합니다.

또 계지탕은 몸은 비대한데 피부가 건조하거나 입이 마르고 코가 맹맹한 사람에게도 사용할 수 있는 약입니다. 코가 맹맹하거나 입이 마르는 사람이 영양은 충분해 보이지만 국소 부위의 건조감을 호소한다면 이것도 영양이 제대로 분포되지 않기 때문일 수 있고, 그런 사람이 손발이 차다면 계지출부탕을 사용하면 됩니다.

필자는 계지가출부탕증인 사람이 견비통이 심하거나 항강통(목이 당기거나 저린 증상)이 심할 때 갈근탕과 진무탕을 사용합니다.[7] 갈근탕의 마황의 작용으로 더 빠르고 강하게 효과가 나기 때문에 좋아하기는 하지만 체력이 약하거나 잠을 잘 자지 못하는 사람은 각성 작용이 있을 수 있어 확인 후 사용하는 게 좋습니다. 그럴 때는 계지가출부탕만 쓰거나 오령산을 같이 쓰는 것도 좋은 방법입니다.

생각보다 견비통을 호소하는 환자는 많이 있습니다. 그런 환자에게 진통제를 쓰는 것보다는 계지가출부탕을 사용한다면 환자는 통증도 가라앉고 견비통을 근본적으로 개선할 수 있습니다. 꼭 손발이 차가운 사람이 아니더라도 단기간에 효과를 볼 수 있는 약이니만큼 많은 약사님이 이용하시면 어떨까 생각이 드는 좋은 처방입니다.

필자도 대표적으로 영약위강한 사람입니다. 체격이 크고 몸이 잘 붓고 손발은 많이 찬 편인데, 갈근탕과 진무탕 처방을 복용하고 뒷목이 당기는 증상이 순식간에 사라지는 것을 경험한 적이 있습니다. 소위 거짓말처럼 사라진다고 해도 좋을 정도로 빠른 효과가 있었습니다. 계지가출부탕은 그 효과의 즉효성에도 불구하고 사용하는 약사님들이 많지 않습니다. 아마도 그 설명이 안면마비, 반신불수 등 매우 심각한 질환에 사용하도록 되어 있기 때문이 아닐까 생각합니다. 필자가 사용해 본 결과 매우 속효성이고 근본적인 약이라고 생각합니다. 물론 필자의 개인적인 견해이니 더 좋은 방법을 사용하시는 약사님들도 계실 것입니다.

다만 처음 한약을 공부하시는 약사님이나 견비통에 효과적인 약을 찾고 계신 약사님들이라면 안심하고 쓰시라고 권하고 싶습니다. 진통제 만큼 효과가 빠르고 부작용도 적으며 근본적인 해결에 도움이 되는 좋은 처방이라고 생각합니다.

> **Point**
>
> 1. 계지가출부탕증은 일반적으로 몸이 쑤시고 아프면서 무거운 증상을 기본으로 합니다.
> 2. 허열이 생기거나 부종을 호소, 어깨가 뭉치고 뒷목이 당기는 영약위강의 상태에 계지탕을 사용하면 좋습니다.
> 3. 만성 피로와 비만 등의 원인이 되는 부신피로증후군 환자에게 딱히 쓸 처방이 없을 때 계지탕으로 시작해도 좋은 효과를 볼 수 있습니다.

---

1) 임상방제학강좌 노영범
2) 계지는 IL-1α의 생성을 억제해서 해열 작용을 합니다. 마취시킨 동물에서 cinnamaldehyde의 경우 말초혈관을 이완시키고 cinnamic acid와 cinnamicaldehyde는 isoproterenol로 유도된 급성 심근경색에 유의적인 보호 효과를 가지고 있습니다.
3) 한의학을 말하다 탕원
4) 임상 한의사를 위한 기본 한약처방 강의 주성완
5) 기초에서 응용까지 핵심 상한론 48처방 배현
6) 한의학을 말하다 탕원
7) 방제에서 사람으로 윤영배 – 이 책에서 저자는 계지가출부탕보다 진무탕 합 갈근탕이 훨씬 효과적이라고 소개하고 있습니다. 다만 진무탕합갈근탕은 마황이 있어 체력이 약한 사람이 먹을 경우 불면을 호소하기도 합니다. 필자는 체력이 진무탕합갈근탕이 항강통 내지는 견비통에 가장 효과적이라고 생각하고, 그 다음으로 계지가출부탕합오령산 내지는 계지가출부탕 단일로 사용하는 방법을 추천합니다.

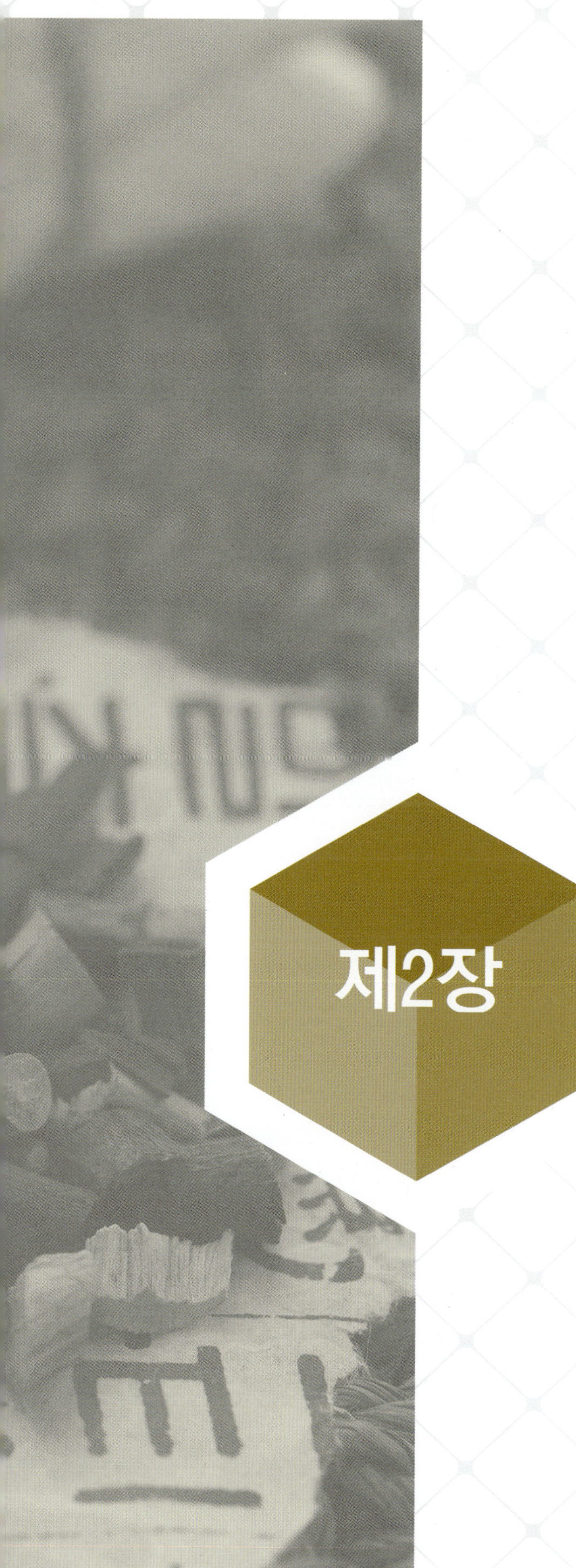

제2장 질환 분류

MEMO

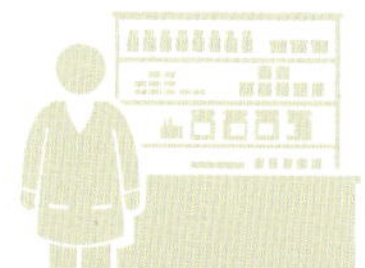

수족냉증

수족냉증에 적합한 한약 처방은?

환자 상태에 따라 당귀사역탕, 온경탕, 사역탕 응용 필요
약재·처방 개념 정확히 이해하고 생약 사용해야 도움

사례 1) 30대 중반 여성. 자궁을 들어낸 뒤 손발이 시려서 정상적인 생활을 할 수 없다고 합니다. 입술이 마르고 손발이 많이 건조합니다. 아랫배가 많이 차다고 합니다.

사례 2) 여름부터 겨울까지 항상 손발이 차다고 합니다. 겨울이 되면 손이 시려서 정상적인 생활을 할 수 없다고 합니다. 한기를 많이 느끼고 동상에 잘 걸립니다.

사례 3) 심한 수족 건조증을 가진 남성 환자. 입술도 건조하고 아토피도 심하다고 합니다.

겨울에 동상을 호소하는 환자들에게 쉽게 건네줄 만한 약이 없습니다. 일반약 건기식을 통틀어 봐도 딱히 기억나는 약이 없습니다. 하지만 생약의약품 중 온경탕, 부자제, 당귀사역탕 (오수유생강탕)과 같은 약을 잘 쓰면 동상을 쉽게 다룰 수 있습니다. 이번 시간에는 수족냉증에 도움을 줄 수 있는 위의 처방을 살펴보고 약들을 어떻게 하면 잘 사용할 수 있을지를 고민해 보고자 합니다.

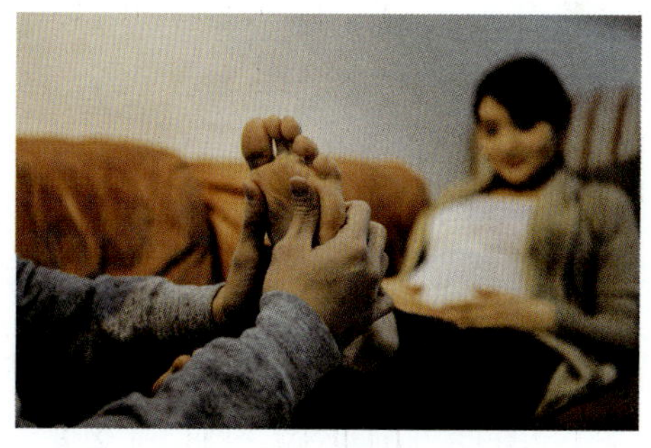

우선 알아야 될 처방은 당귀사역탕입니다. 당귀사역탕은 궐한에 쓰는 약인데 궐한이란 바깥에서부터 오는 한기란 뜻으로 자각하는 냉기와 통증이 있는 상태를 말합니다. 우리가 추위에 노출되면 손발이 시리고 아프게 되는데 이것을 궐한이라고 말합니다. 이에 반해 궐냉이라는 표현도 있는데 이것은 대사 기능이 떨어지거나 몸이 약해서 사지가 차가워진 상태를 말합니다. 통증이 반드시 있지는 않고 평소에 생활하는

데는 지장이 없지만 손을 만지면 차가운 경우를 말합니다. 이 두 개념을 정확히 알아야만 부자제를 쓸지 당사오를 쓸지를 결정할 수 있기 때문에 기억해야만 합니다. 하나는 바깥에서 온 추위(한기)이고 하나는 안에서부터 시작된 시림(한기)입니다.

🔸 당귀사역탕(當歸四逆湯)

당귀사역탕은 계지탕[1]에서 출발을 합니다. 계지탕에서 생강을 빼고 대추를 늘린 뒤 당귀, 세신, 목통을 더한 처방이라고 보면 되는데 계지탕에서 출발했다는 것만으로도 우리는 환자가 한사에 노출되었다는 것을 짐작할 수 있습니다(마황탕과 계지탕증 등 태양병 약은 한사가 몸에 들어올 때 사용되는 약입니다). 계지탕에 당귀, 세신, 목통을 더한다면 혈이 부족한 증상과 발표(냉기를 몰아내는 기능)를 도우며 수분의 정체를 개선시켜 혈류 순환이 잘 되도록 하는 것입니다. 당귀사역탕은 딱히 따뜻한 약제를 사용하진 않았지만 순환을 도와주거나 수기를 제거함으로써 한기를 몰아내는 처방입니다. 여기에 오수유와 생강을 더하면 오수유의 열감으로(고방에서는 오수유, 건강, 부자를 열을 보충하는데 사용합니다) 한기가 개선되고 생강을 높게 넣어서 수기(생강은 수기를 조절하는 기능이 있습니다)를 조절합니다. 오수유와 생강을 더한 당귀사역가오수유생강탕은 내유구한(內有久寒)을 없앨 때 사용합니다. 내유구한(內有久寒)이란 침한고랭(沈寒痼冷)이라고도 불리며 찬 기운이 장부에 쌓여서 병이 된 상태를 말합니다. 일반적으로 속이 냉하다고 하는 경우는 하복부가 찬 경우가 많지만 손발이나 가슴 등이 차다고 말할 수도 있습니다. 손발이 차면서 하복냉이 심한 여성에게서 증상을 자주 관찰할 수 있습니다. 오수유가 들어있는 당귀사역가오수유생강탕을 살펴봤으니 종종 비교가 되는 온경탕도 한 번 살펴보는 것이 좋겠죠?

🔸 온경탕(溫經湯)

온경탕은 오수유, 당귀, 천궁, 작약, 인삼, 계지, 아교, 목단피, 생강, 감초, 반하로 이루어진 처방입니다. 처방을 살펴보면 당귀, 천궁, 작약(사물탕)이 보이는데요, 기본적으로 온경탕은 보혈(사물탕의 기본 작용점)에 좋은 약이라는 것을 알 수 있습니다. 아교는 궁귀교애탕에 들어가는 약으로 보혈 기능과 자궁 기능을 튼튼하게 하는 작용을 합니다. 단백질과 가수분해물이 주성분이기 때문에 혈구를 건강하게 하고 생리불순이나 자궁 출혈, 코피, 혈변 등을 조절할 때 사용합니다. 목단피는 대표적인 어혈제로 계지복령환이나 대황목단피탕이 대표적인 처방인데 진정 기능과 혈액을 잘 돌게 하는 기능을 가지고 있습니다. 이 두 약제는 여성의 생리불순과 하혈 등에 매우 효과가 좋아서 부인과 질환에 쓰일 수 있습니다. 여기에 반하가 있는 것으로 보아 온경탕은 또한 소화기능을 돕고 담음을 제거하고자 하는 것으로 보입니다. 물론 앞서 본 것과 같이 오수유가 들어있기 때문에 오래된 한기를 제거하려는 의도도 있습니다. 따라서 온경탕은 속이 냉하고 혈액 순환이 잘 되지 않으며 혈액이 부족한 사람에게 좋은 약으로 보이는데, 실제로 아랫배가 차고 입술과 피부 및 손발이 많이 건조하며 수족이 저린 감을 없애는데 좋은 처방입니다. 온경탕에서 주의해야 할 점은

이 처방을 소개하는 대부분의 서적이 온경탕을 부인과 질환으로 단정하고 있어서, 이 약을 단지 여성에게만 사용하게 되는 우를 범하는 것인데, 온경탕은 증상만 정확하다면 남성에게도 좋은 효과를 낼 수 있는 약이라는 것을 이해하는 게 중요합니다. 처방에서 볼 수 있듯이 온경탕은 부인과 약인 아교와 목단피가 들어있기는 하나 기본적으로 한기를 없애는 오수유와 반하, 사물탕이 들어있기 때문에 몸을 따뜻하게 하고 피를 공급해서 피부의 한기와 건조를 개선할 수 있는 처방입니다. 따라서 소화기능이 떨어지고 영양이 부족하며 몸이 찬 사람이라면 성별에 상관없이 그 처방을 응용할 수 있습니다. 다시 말하면 온경탕은 소화기능이 좋지 않고 속이 냉하며 영양 상태가 좋지 않은 사람의 피부질환, 수족냉, 구순건조, 수족건조 등에 쓸 수 있는 처방입니다. 또 하나 기억해야 할 처방이 있는데요. 그 처방은 바로 사역탕입니다.

🧊 사역탕(四逆湯)

사역탕은 감초, 건강, 부자로만 이루어진 단순한 약입니다. 건강, 부자가 들어있기 때문에 아주 뜨거운 약이라고 볼 수 있습니다. 약국 임상에서 부자제를 쓸 일은 많지 않지만 이한증을 개선시키기 위해서는 잘 기억해야 하는 약입니다. 이한증이란 말은 몸이 한랭하다는 뜻이기도 하지만 다른 뜻으로는 수독을 의미한다고 볼 수 있습니다. 내장에 수독이 있을 경우 토하고 설사하며 식은땀이 날 수 있는데 설사가 남에도 불구하고 갈증을 크게 보이지 않는 특징을 보입니다. 이 경우는 속은 차갑기 때문에 따뜻한 것을 좋아하고 오히려 허열이 뜨기 때문에 진한가열(眞寒假熱)이라고 말하며 열을 식히기 위해 오히려 속을 데워주는 부자제를 사용해야 합니다. 뜨거운 약을 쓰는데 열이 식는다는 개념은 현대의학만을 가지고는 이해할 수 없습니다. 병적 상태의 열을 허열 이라고 하는데, 현대인에게서 참으로 많이 볼 수 있는 증상입니다. 몸이 너무 힘든 상태에서 찬 음료만 많이 마시다 보면 장내 수독이 많고 영양은 좋지 않은 상태가 될 수 있습니다. 현대인의 생활에서 많이 볼 수 있는 증상입니다. 이럴 때 몸은 그 보상을 위해 혈류를 증가시키고 그로 인해 열이 생기게 됩니다. 이를 허열이라고 말하고 이 증상을 진한가열이라고 말하는 것입니다. 물론 약국 임상에서는 사역탕을 쓸 일은 많지 않고 팔미지황탕이나 진무탕과 같은 약을 더 많이 씁니다.

속은 뜨겁지만, 손발이 찬 사람도 있습니다. 궐역이라 하여 간기가 울결돼서 양기가 사지로 도달하지 못해 수족궐냉이 생기는 경우를 말합니다. 속이 뜨거운 이열증에서 출발하기 때문에 소변은 진하거나 붉고, 찬 음료만 마시려고 하는데, 손발이 찬 경우에 사역산이 도움이 됩니다. 사역산은 따로 자세히 다루고 여기서는 가볍게 소개만 하고 넘어 가겠습니다.

🟫 처방 응용

이제 몸을 데우는 처방은 대략적으로 살펴본 것 같은데요. 이제부터는 어떻게 이 처방들을 응용할 수 있을지를 살펴보겠습니다. 저는 우선 당사오 처방을 동상에 많이 씁니다. 당귀사역탕은 궐한에 쓰는 약이므로 겨울철에 동상이 와서 손발이 많이 차고 통증까지 느끼게 되었을 때 사용하면 좋습니다. 하지만 과립을 쓰다 보면 가감이 가능하지 않아 오히려 당귀사역가오수유생강탕을 쓸 경우 겨울철마다 손발에 동상이 잘 오는 사람들의 내유구한을 바로잡아 줄 수 있습니다. 필자는 당사오와 팔미를 종종 같이 쓰는데 팔미증(야간뇨, 아침 요통, 족번열) 증상이 같이 보이는 환자에게는 큰 걱정 없이 사용해도 될 것 같습니다. 기간도 길 필요 없이 10일 전후로 투약하면 효과를 볼 수 있습니다. 또 궐냉과 궐한이 동시에 오는 경우도 있는데, 그때는 온경탕과 당사오를 같이 써도 좋습니다. 물론 오수유가 두 배로 늘어나는 것이라 걱정할 수 있는데 과립은 그 부작용을 초제처럼 크게 걱정하지 않고 사용해도 된다고 생각합니다.

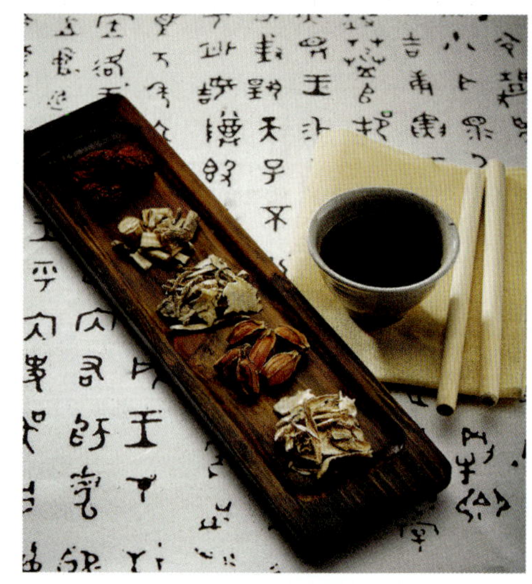

이전에 자궁적출을 한 여성 환자를 상담한 적이 있었는데, 수족냉증이 너무 심해서 겨울철에 외출도 하지 못할 정도였지만, 두 증상이 다 보여 온경탕과 당사오를 함께 썼더니 크게 효과를 봤습니다. 두 경우가 같이 올 수도 있다는 점을 기억하면 좋을 것 같습니다. 온경탕증은 소화불량과 피부 건조를 수반하는데 이 증상을 보이면서 손발이 너무 차서 통증을 느낄 정도가 된다면 적극적으로 사용해 볼 것을 권장합니다. 한 번은 남성인데 지나치게 심한 손 습진으로 스테로이드 연고를 다량으로 구입하려고 약국에 방문한 적이 있습니다. 이 경우엔 남성인데도 불구하고 온경탕을 써서 오랜 습진과 아토피를 개선시킬 수 있었습니다. 구순건조와 소화기능 불량, 하복냉이 있다면 남성에게도 온경탕을 쓸 수 있습니다. 약에 대해 정확하게 이해만 한다면 쓰지 못할 약이 없습니다. 온경탕을 이해한다면 온경탕에 소화효소와 유산균 그리고 영양이 될 수 있는 단백질 영양제를 같이 주면 온경탕의 효능이 더 좋아질 수 있다는 생각을 하게 됩니다. 물론 처음부터 단백질 영양제까지 주기엔 환자의 소화기능이 너무 나쁠 경우 감당하지 못할 수도 있습니다. 따라서 처음에는 온경탕과 효소 제품에 유산균만 같이 투여하다가 소화기능이 좋아지면 아미노산 영양제를 추가적으로 주는 편이 더 효과적으로 환자의 상태를 개선시킬 수 있다고 생각합니다. 요즘은 효소에 영양소를 포함한 건강기능식품들도 나오고 있는데, 온경탕 중인 사람의 아토피에 한약을 쓰기 부담스럽다면 이런 제품도 좋은 선택이 될 수 있습니다.

지금까지 동상에 쓸 수 있는 처방을 간략하게 살펴봤습니다. 동상은 단지 추운데 나가서 몸이 상하는 개념으로만 보기에는 뭔가 부족합니다. 속에서부터 문제가 시작되었는지 밖에서부터 상했는지를 잘 살펴보고 환자에게 접근하면 더 정확히 접근할 수 있습니다. 개념을 정확히 인지한 뒤에 생약의약품을 사용한다면 환자에게 도움이 되는 처방을 제공할 수 있습니다. 한약을 처방하는 개념을 이해한다면 환자에게 줄 수 있는 처방의 가짓수가 확 늘어납니다. 다만 한약을 잘 쓰기 위해서만 한약을 공부하는 것이 아니라 다양한 약제와 처방에 대한 이해를 높이기 위해서 한약을 공부한다고 생각하면 좋겠습니다. 더 많은 약사님들이 동상 처방을 잘 사용하게 되기를 기대합니다.

> **Point**
>
> 1. 당귀사역탕은 겨울철에 동상이 와서 손발이 많이 차고 통증까지 느끼게 되었을 때 사용하면 좋습니다.
> 2. 온경탕은 아랫배가 차고 입술과 피부, 손발이 많이 건조하며 수족에 저린감이 있을 때 사용하면 좋습니다.

---

1) 계지, 작약, 감초, 대추, 인삼: 태양병이지만 몸이 약한 사람에게 쓸 수 있는 처방으로 계지는 혈관을 확장시키고 작약은 혈관을 강화시켜 피가 잘 나아가도록 합니다. 생강, 대추, 인삼, 감초는 체액을 채워주는 역할을 합니다. 계지탕은 임상적으로 영양이 몸의 구석까지 잘 가도록 해주는 역할을 하기 때문에 근육을 이완시키고 통증을 완화시키는 작용을 합니다.

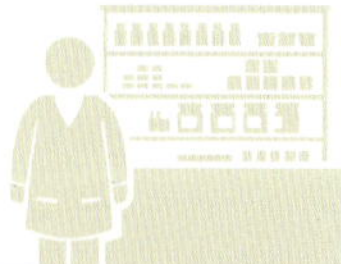

부인과 질환

부인과 질환, 시술보다 안전하게 제거 가능합니다

자궁에 물혹·근종 두 가지 겹쳐 있으면 조경종옥탕 사용
간단한 디스크 증상 작약감초와 소경활혈탕이 신속한 효과

사례) 37세 여성으로 눈 밑에 다크서클이 매우 심했습니다. 다크서클을 가진 일반적인 경우처럼 아랫배가 차고 구취가 나는 소화기능 불량증의 환자였습니다. 또한 소화기능과 더불어 생리불순이 동반된 빈혈증과 만성 두통 그리고 견비통을 동반한 상태였습니다. 자궁에 4cm의 근종이 있는데, 결혼을 앞두고 있어서 수술을 받지 못하고 상태를 지켜보는 중이었고, 만성 소화불량으로 소화제를 달고 사는 중이였습니다.

위의 환자는 처음에는 다크서클을 잡아 달라고 온 경우입니다. 피부 톤이 매우 좋지 않았고, 눈 밑에 심한 다크서클이 있는 상태라서 기본적으로 반하사심탕증이 있는가를 확인해 보았습니다.

반하사심탕

반하12. 건강. 인삼. 감초. 대추. 황금 각 6. 황련 2
소양병증에 속하며 심하비, 심하비경, 오심, 구토, 복명 혹은 설사 및 위내정수가 있는 자

필자는 반하사심탕을 여러 가지 목표점을 갖고 응용하는 편입니다. 빨대에 물을 가득 채우고 윗부분을 살짝 눌러주면 빨대 아래쪽으로 물이 새어나오지 않는 것처럼 소화기에 물이 차있는 상황을 상상하면 됩니다. 이 상태가 반하사심탕증입니다. 속이 답답하고 메슥거리고 배에서 소리가 나고 화장실을 자주 다니게 되면서(화장실을 급하게 가지만 잠시 후 다시 변이 마려운 사람) 설사는 아니지만 푹 하고 퍼지는 변을 누는 사람(장이 뜨겁기 때문에 압력이 올라간다고 봐야 될 듯합니다. 열을 식히는 황금이나 황련으로 교정합니다), 자꾸 침을 뱉고 싶은 사람에게까지 반하사심탕을 응용합니다. 다시 말해 장에 물이 많은 사람에게 쓸 수 있는 약입니다. 반하사심탕은 또한 다크서클이 심한 사람에게 응용할 때도 효과를 볼 수 있습니다. 물론 반하사심탕의 다른 증상까지 있다면 가장 좋겠죠. 그런데 환자와 상담을 계속 이어가 보니

환자는 심한 변비와 두통, 어지럼증 견비통도 호소하고 있었습니다. 아침에 심하게 붓는다는 이야기도 하기에 반하사심탕에서 조경종옥탕으로 처방을 변경하기로 하였습니다. 조경종옥탕은 사물탕의 개념과 당귀작약산 계지복령환 온경탕의 합방과 같은 처방입니다. 부인과 질환이 심할 때 필자가 자주 사용하는 처방입니다. 조경종옥탕으로 처방을 전환했다면 환자에게 또 다른 증이 있지 않나 확인하는 게 좋습니다. 조경종옥탕의 주요 적응증인 수족냉증, 하복냉, 대하, 근종의 유무 등을 확인해 보았는데, 환자는 나머지 증상도 정확하게 갖고 있었습니다.

자궁에 물혹이 있을 경우에 당귀작약산이 적당하고 근종이 있을 경우에는 계지복령환이 좋은데, 두 가지 증상이 겹치는 경우가 많기 때문에 조경종옥탕을 사용하는 것이 좋습니다. 실제 임상에서도 조경종옥탕을 사용하여 근종을 없애는 경우가 있습니다. 환자에게도 자궁적출을 비롯한 외과적 시술보다는 약물로 부작용 없이 혹을 제거할 수 있다면 바람직한 게 아닐까 생각합니다. 또한 조경종옥탕의 작약은 변비에도 탁월한 효과를 갖고 있는데, 장 근육의 지나친 긴장을 완화시켜서 일차적으로 배설을 도와주므로 여성의 염증성 질환을 호전시키는데 도움이 됩니다. 환자는[1] 자궁에 4cm 크기의 근종이 있어서 병원에서도 지속적으로 검사를 받고 있는 중이었기 때문에 조경종옥탕이 더욱 필요하다고 생각이 되었습니다.

당귀작약산

당귀, 천궁, 백출, 작약, 복령, 택사

사물탕에 이뇨제가 첨가된 처방이라 볼 수 있습니다. 당귀, 천궁은 혈을 잘 돌게 하며 월경을 조절하고, 작약은 진경, 진통 작용을 돕고(작약감초탕 같은 약은 작약과 감초만 가지고서도 웬만한 근이완제 보다 더 강력한 진통 작용을 보입니다) 월경통을 치료합니다. 백출, 복령, 택사는 습열을 없애고 설사를 멎게 합니다(백출, 복령, 택사는 대부분 함께 다니는 약으로 이수, 이뇨에 많이 쓰는 본초입니다. 기억해 두면 좋습니다).

개인적으로는 한약을 시작하는 약사님들이 당귀작약산을 많이 알았으면 좋겠다고 생각합니다. 여성의 생리와 관계된 질환에 있어 여성 환자의 많은 수가 당귀작약산증을 가지고 있기 때문입니다. 어깨가 뭉치고, 두통, 어지럼증이 수반되고 생리 전 즈음에 몸이 붓거나 평상시에도 아침에 잘 붓는 분들에게 당귀작약산을 판매하면 좋은 결과를 볼 수 있습니다. 또한 빈혈이 심한 여성에게도 철분과 같이 줄 경우 좋은 경과를 기대할 수 있습니다. 단 소화를 돕는 약이 없어서 가끔 소화장애를 호소하기도 합니다. 비타민씨 산이나 소화제와 함께 복용시켜도 됩니다.

온경탕

오수유, 반하, 맥문동, 당귀, 천궁, 작약, 인삼, 계지, 아교, 목단피, 생강, 감초

궁귀교애탕의 부방으로 음혈을 없애고 기혈을 잘 돌게 하고 월경을 고르게 합니다. 맥문동, 당귀, 천궁, 백작약, 아교는 음혈을 보하고(피를 만드는 약 – 사물탕 – 에 지혈에 도움이 되는 아교를 써서 피를 보충한다는 뜻) 월경을 고르게 하며 목단피, 반하는 어혈과 담을 풀어주고 허열을 없앱니다(목단피는 대황목단피탕, 청위산 등에서도 볼 수 있는 약인데, 어혈에 쓰는 약물입니다. 또한 반하는 반하사심탕, 반하후박탕 등에서도 볼 수 있는데, 담을 없애는 기능이 강해서 소화기능장애에 사용할 수 있는 약이기도 합니다. 온경탕 증이 있는 사람의 소화기능장애에 도움이 됩니다). 오수유와 계지는 하초를 덥혀주고 피를 잘 돌게 합니다(오수유는 당귀사역가오수유생강탕에도 대표약제로 사용되는데, 하복냉 등 한냉성 질환의 개선에 많이 중요한 약물입니다. 계지는 혈관을 확장시켜 피의 순환을 돕는데, 우리가 스트레스를 지속적으로 받아서 혈관이 좁아졌을 때도 사용하는 약입니다. 그래서 계지를 사용하면 피가 잘 돌게 됩니다). 인삼은 원기를 보하고 감초는 약성을 조화시킵니다. 개인적으로는 온경탕을 많이 좋아하는데 그 이유는 온경탕을 잘 쓸 경우 엄청나게 드라마틱한 효과를 볼 수 있는 약이기 때문입니다. 온경탕은 기본적으로 아랫배가 차고 입술이 건조하고 손발이 건조한 증상에 상열감, 메슥거림이 수반될 경우 쓰는 약입니다. 이 온경탕을 잘 쓰면 생리불순 뿐 아니라 생리불순에 수반된 아토피의 개선에도 뛰어난 효과를 보여줍니다. 한 번은 국내 모 제약의 스테로이드 연고를 장기간 연용해서 사용하던 젊은 남성의(20대 중반) 구순건조와 손의 심한 습진에 온경탕을 주고 기가 막힌 효과를 본 적도 있습니다. 증만 정확하게 맞는다면 엄청난 효과를 볼 수 있는 처방입니다.

계지복령환

계지, 목단피, 도인, 작약, 복령

계지는 경맥을 잘 통하게 하고 어혈을 풀어주며, 작약은 급박 증상을 완해시켜 통증을 가라앉힙니다. 그리고 도인은 목단피와 함께 어혈을 풀어주고 배꼽 밑에 징을 풀어주며, 복령은 담을 없애고 이수시켜 줍니다.[2]

계지복령환은 대표적인 구어혈제인데 좌소복급결이라 하여 배꼽 왼쪽 아래에 뭉친 어혈을 풀어주고 근종을 없애는데 좋습니다. 부인과 질환으로 약국에 들른 환자 중에 자궁에 혹이 있다 하여 산부인과에서

자궁을 들어내자고 한 경우라면, 자궁을 들어내거나 혹을 제거하는 외과적 수술 전에 한 번 권해줄만한 약이라고 생각합니다. 필자는 밑져야 본전이니 한 번 꼭 복용해 보라고 권합니다. 현대의학에선 여성의 자궁에 문제가 있다면 자궁의 전부 혹은 일부를 제거하는 쪽으로 치료의 방향을 잡는데, 이것은 남성에게 있어 고환에 약간의 문제가 있다고 고환을 잘라내는 것과 비슷한 경우가 아닐까 생각합니다. 자궁이 아이를 임신할 때만 필요한 기관이 아닌 것은 현대의학에서도 많이 인정되고 있는 부분입니다. 자궁을 걷어내고 난 후 삶의 질을 생각했을 때 환자에게 수술을 하기 전 다만 한 두 달이라도 계지복령환을 복용하도록 권할 수 있는 자신감이 우리 약사들에게 있으면 좋겠습니다.

조경종옥탕

> 향부자, 숙지황, 당귀, 오수유, 천궁, 목단피, 현호색, 진피, 백작약, 건강, 백복령, 육계, 숙애, 생강

조경종옥탕은 심한 생리통에도 좋은 약이고, 여성의 불임에도 쓸 수 있는 약입니다. 하복냉을 개선시켜주고, 변비와 견비통에도 탁월한 작용을 가진 약입니다. 동료 야사님들이 관심을 가지고 많이 응용하시길 바라는 처방입니다.

여성의 생리불순은 크게 당귀작약산증과 온경탕증 계지복령환증으로 나누어서 설명할 수도 있습니다. 하지만 대부분의 경우 온경탕증과 계지복령환 당귀작약산의 증상을 모두 갖고 있는 경우가 많기 때문에 한꺼번에 해결 할 수 있는 조경종옥탕을 사용하는 것이 실패의 확률을 줄이는 좋은 방법이 됩니다. 당귀작약산이나 계지복령환을 사용할 경우 소화에 문제가 와서 환자가 약 복용을 포기하는 경우가 발생할 수 있는데, 온경탕의 현호색, 진피 등은 아주 효과가 좋은 소화제이기 때문에 비교적 부작용 없이 사용할 수 있는 처방입니다. 위의 환자는 장의 상태가 많이 좋지 않았고 만성적인 변비가 있었으며 자궁에 근종까지 있었으므로 장의 상태를 좋게 할 필요가 있다고 생각했습니다. 기본적으로 장의 기능을 좋게 하기 위해서는 유산균과 오메가-3의

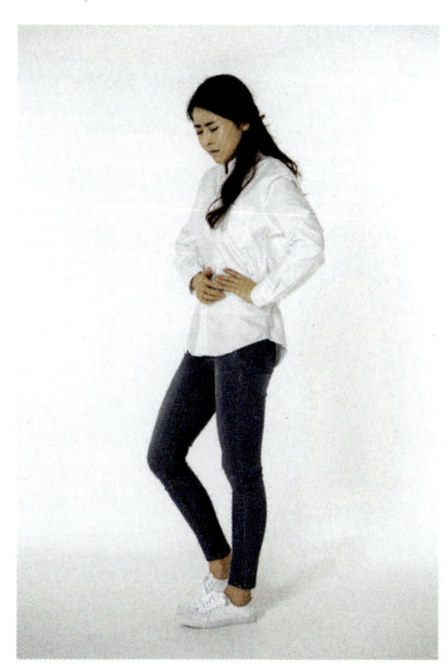

보충이 적당합니다. 오메가-3는 염증성 대장질환, 크론병의 재발을 억제하는데 도움이 될 수 있습니다.[3] 따라서 위의 환자에게는 조경종옥탕과 오메가-3, 유산균에 훼리친 철분을 추천했습니다. 시중에 판매되는 조경종옥탕은 1일 2회 복용하도록 되어있는데, 필자의 경우는 자궁근종이나 수종을 없애는 것이 임상적 목표일 경우엔 1일 3회씩 복용하도록 권합니다. 경과는 1주일이 채 지나지 않아 확인할 수 있었는데, 환자가 약국에 내방했을 때 경과에 대해 물어보니 첫째 변비가 많이 개선되었고 소화불량과 더불어 하복냉,

수족냉, 생리 시 덩어리진 생리혈 감소와 더불어 구취도 많이 개선되었다고 합니다. 어깨 결림과 두통, 어지럼증이 사라졌고 눈 밑의 다크서클도 반 이상 줄어들었습니다. 현재는 환자에게 부인과 정기검진 시에 근종의 크기 변화를 확인하고, 약국에 재방문해서 결과를 알려달라고 부탁한 상태입니다.

약국 약으로 자궁의 혹을 제거한다고 하면 나이 드신 약사님들은 수긍을 하시는 분들이 많이 계시겠지만, 요즘 세대 젊은 약사들은 받아들이기 어려울 거라고 생각합니다. 하지만 지금 우리 약사들은 우리에게 갖춰진 충분히 경쟁력 있는 재료(한방제제, 일반약, 건기식)들을 가지고 다양한 질병의 관리에 깊게 관여하는 것이 바람직하다고 생각합니다. 계지복령환 만으로도 충분히 근종을 줄여줄 수 있고, 당귀작약산이나 조경종옥탕으로도 충분히 부인과 질환에 접근할 수 있습니다. 다만 적응증만은 잘 숙지해서 정확한 처방을 선택할 수 있다면 좋을 것 같습니다.

> **Point**
> 1. 자궁에 물혹이 있을 경우에는 당귀작약산, 근종이 있을 경우에는 계지복령환, 두 가지 증상이 겹치는 경우에는 조경종옥탕이 좋습니다.
> 2. 온경탕은 기혈을 잘 돌게 하고 월경을 고르게 합니다.
> 3. 조경종옥탕은 심한 생리통에도 좋고, 여성의 불임에도 사용할 수 있습니다.

---

1) 면역혁명 아보 토오루
2) 알기쉬운 약국의 한방 임상 정동환
3) 오메가 뉴트리션 곽재욱

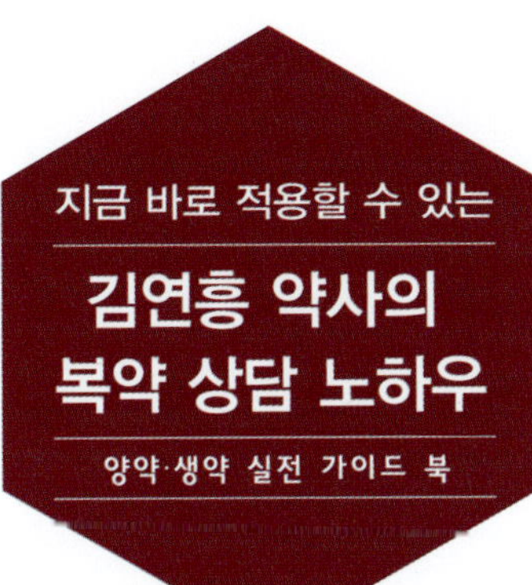

초판1쇄 인쇄 2018년 3월 29일
초판2쇄 발행 2022년 8월 22일

지 은 이 김 연 흥
발 행 인 정 동 명
발 행 처 도서출판 정다와

디 자 인 현 승 찬
에 디 터 박 진 아
인　　쇄 (주)재능인쇄

도서출판 정다와
주　　　소 경기도 과천시 뒷골1로 6 용마라이프 B동 2층
전　　　화 02)3481-6801
팩　　　스 02)6499-2082
홈 페 이 지 www.kmpnews.co.kr

등　　　록 2008년 12월 30일(신고번호 2008-000161)
I S B N 978-89-6991-013-4(93510)
값 18,000원

도서출판 정다와 출간 리스트

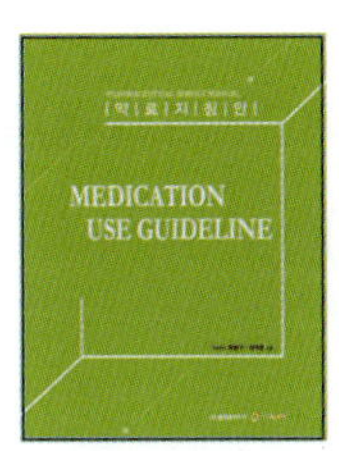

약료지침안

유봉규·김태준 지음 | 416쪽 |
가격 27,000원

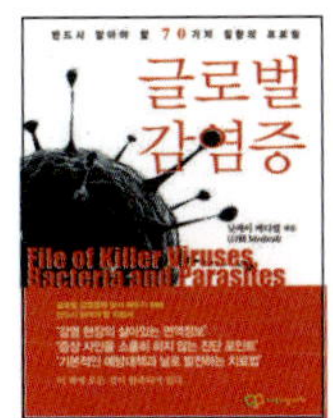

글로벌 감염증

닛케이 메디컬 편저 | 380쪽 |
가격 15,000원

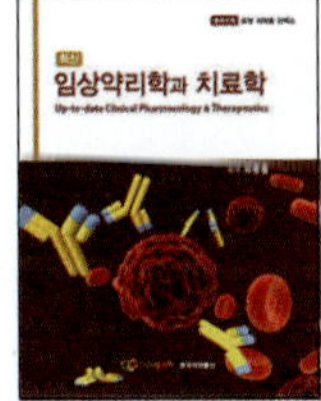

최신 임상약리학과 치료학

최병철 지음 | 본책 328쪽 |
부록 224쪽 | 가격 47,000원

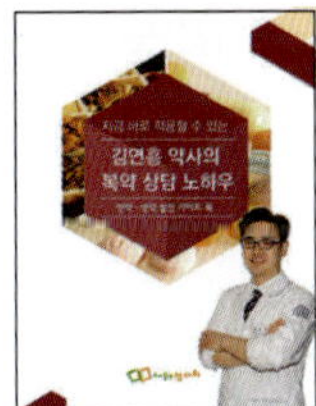

김연흥 약사의
복약 상담 노하우

긴연흥 지음 | 304쪽 |
가격 18,000원

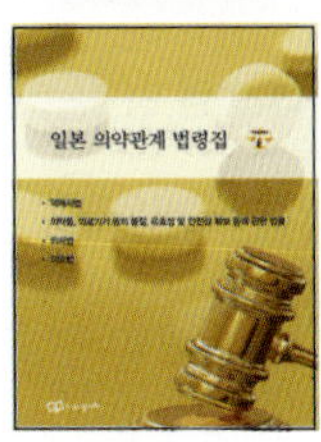

일본 의약관계 법령집

도서출판 정다와 편저 | 368쪽 |
가격 30,000원

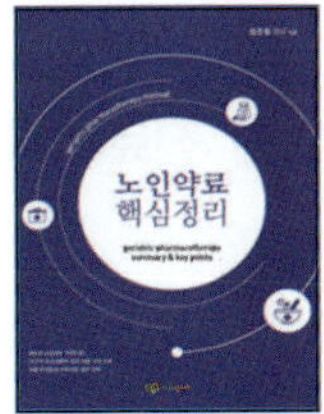

노인약료 핵심정리

엄준철 지음 | 396쪽
가격 25,000원

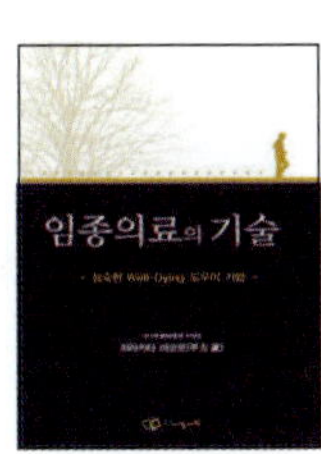

임종의료의 기술

히라카타 마코토 지음 | 212쪽 |
가격 15,000원

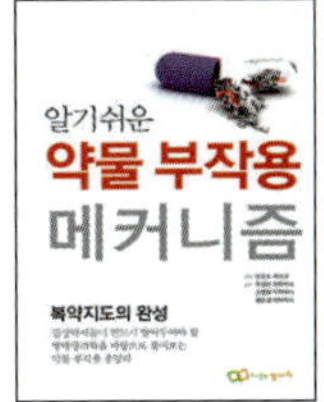

복약지도의 완성
알기쉬운 약물 부작용
메커니즘

오오츠 후미코 지음 | 304쪽
가격 22,000원

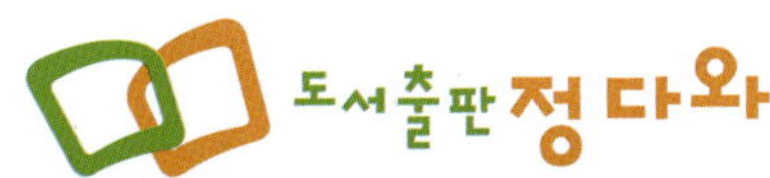

도서출판 정다와 출간 리스트

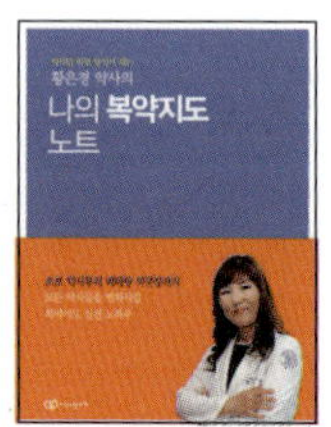

따라만 하면 달인이 되는
황은경 약사의
나의 복약지도 노트

황은경 지음 | 259쪽
가격   19,000원

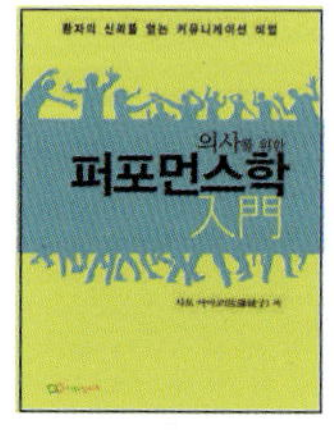

환자의 신뢰를 얻는 커뮤니케이션 비법
의사를 위한 퍼포먼스학 입문

사토 아야코 지음 | 192쪽
가격   12,000원

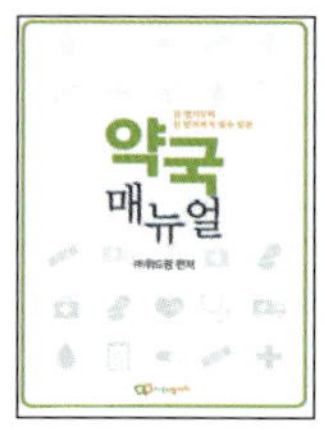

문 열기부터 문 닫기까지 필수 실천
약국 매뉴얼

(주)위드팜 편저 | 248쪽
가격   23,000원

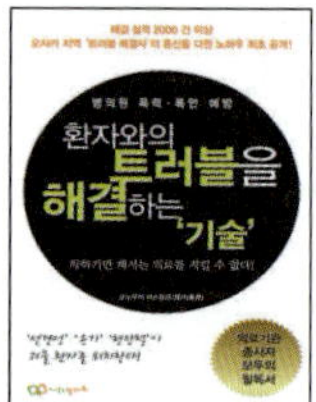

병의원 폭력·폭언 예방
**환자와의 트러블을
해결하는 '기술'**

오노우치 야스히코 지음 | 231쪽 |
최덕주 옮김
가격   15,000원

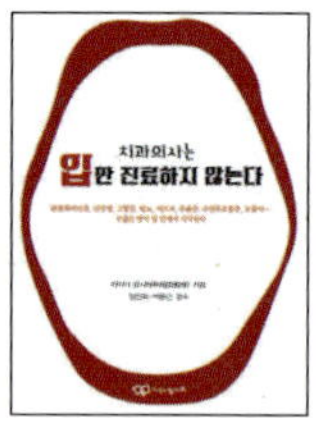

수많은 병이 입 안에서 시작된다
**치과의사는 입만 진료하지
않는다**

아이다 요시테루 지음 | 176쪽
가격   15,000원

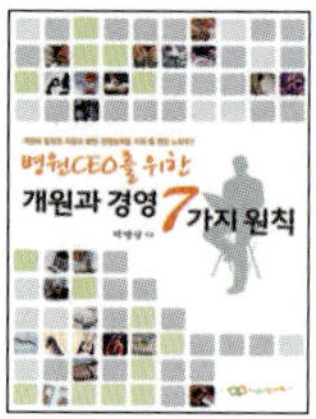

개원에 필요한 자질과 병원 경영능력을
키워 줄 현장 노하우
**병원 CEO를 위한 개원과
경영 7가지 원칙**

박병상 지음 | 363쪽
가격   19,000원

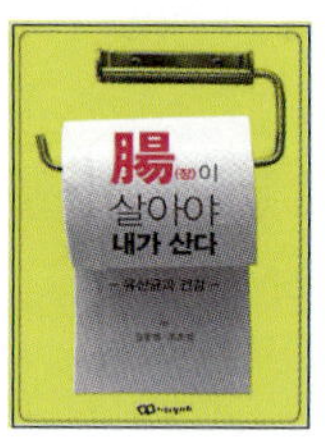

유산균과 건강
腸(장)이 살아야 내가 산다

김동현·조호연 지음 | 192쪽
가격   15,000원

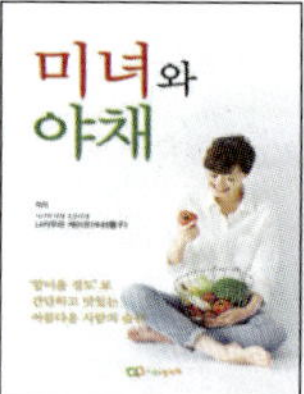

미녀와 야채

나카무라 케이코 지음 | 208쪽
가격   13,000원

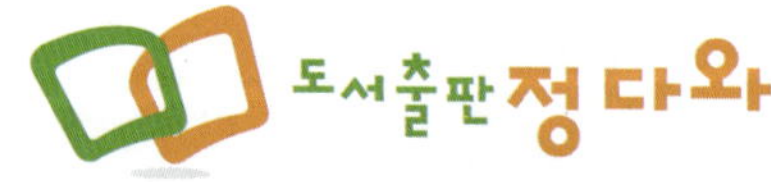